神经定位诊断
——解剖·影像·临床

NEUROLOCALIZATION
DIAGNOSIS
—— ANATOMY-IMAGING-CLINIC

李 贺 吴圣贤 唐 伟 —— 主编

海峡出版发行集团 | 福建科学技术出版社
THE STRAITS PUBLISHING & DISTRIBUTING GROUP | FUJIAN SCIENCE & TECHNOLOGY PUBLISHING HOUSE

图书在版编目（CIP）数据

神经定位诊断：解剖·影像·临床 / 李贺 , 吴圣贤 , 唐伟主编 . —
福州 : 福建科学技术出版社 , 2021. 12（2025. 1 重印）
ISBN 978-7-5335-6507-7

Ⅰ . ①神… Ⅱ . ①李… ②吴… ③唐… Ⅲ . ①神经系
统疾病 – 诊断 Ⅳ . ① R741.04

中国版本图书馆 CIP 数据核字（2021）第 135971 号

书　　名　神经定位诊断——解剖·影像·临床

主　　编　李贺　吴圣贤　唐伟

出版发行　福建科学技术出版社

社　　址　福州市东水路76号（邮编350001）

网　　址　www.fjstp.com

经　　销　福建新华发行（集团）有限责任公司

印　　刷　福州德安彩色印刷有限公司

开　　本　787毫米×1092毫米　1/16

印　　张　21

插　　页　4

图　　文　336码

版　　次　2021年12月第1版

印　　次　2025年1月第6次印刷

书　　号　ISBN 978-7-5335-6507-7

定　　价　128.00元

书中如有印装质量问题，可直接向本社调换

编委会

苏文全（北京中医药大学东直门医院）

杜雅薇（北京中医药大学东直门医院）

李姗姗（南京中医药大学第一临床医学院）

李　洋（中国人民解放军联勤保障部队第九〇六医院）

李　贺（山东中医药大学第一临床医学院）

李晶娅（北京中医药大学东直门医院）

吴圣贤（北京中医药大学东直门医院）

张泽灵（北京中医药大学东直门医院）

张根明（北京中医药大学东直门医院）

赵睿学（清华大学玉泉医院）

郝晓晖（中国中医科学院广安门医院）

袁　林（北京中医药大学东直门医院）

耿运玲（北京中医药大学东直门医院）

唐　伟（大连大学附属新华医院）

唐　璐（北京中医药大学东直门医院）

姬寒蕊（北京中医药大学东直门医院）

崔方圆（北京中医药大学东直门医院）

董兴鲁（北京中医药大学东直门医院）

韩帅杰（北京市中西医结合医院）

谭中建（北京中医药大学东直门医院）

谭爱华（黄冈市中医院）

樊钦华（北京中医药大学东直门医院）

制　图：赖红伟　李　贺　石乃欣

FOREWORD 序

　　神经系统疾病涉及范围广泛，从中枢到周围，从刺激感知到运动支配，从皮肤、肌肉到内脏器官都有神经分布和支配，认识和诊断神经系统疾病第一步就是病变的定位诊断。《神经定位诊断——解剖·影像·临床》编写团队均来自于临床一线，具有丰富的临床实践及教学经验，其着眼于临床实际需要，结合临床思维习惯，采用"解剖→影像→功能→病变→病案举隅"的模式，筛选临床典型的案例，将重要解剖部位的结构、影像、功能、病变与实际病例有机融合，同时精心绘制相应插图，将复杂的神经内科解剖及定位诊断知识简明化、图解化。全书图文并茂，内容丰富，语言凝练，凸显了临床实用性和可理解性，有别于传统神经解剖参考书"重基础、轻临床"和神经影像图谱"重图注、轻基础"的表达习惯，是一本可读性较强、具有较高的学习参考价值的实用参考书，非常适合临床一线医生、临床相关专业规培医生及医学生学习。

　　相信此书的出版，对于提高我国神经内科一线医生、医学生的神经解剖水平会有很大的帮助，故为其做序并以荐之。

赵性泉

首都医科大学附属北京天坛医院神经病学中心主任

2020 年 12 月

PREFACE 前言

　　神经病学是研究中枢神经系统、周围神经系统及骨骼肌疾病的一门临床学科。神经科医生是"推理型"医生，他们依据症状体征、病情发展、影像学等辅助检查做出正确诊断。影像学的发展提高了神经科医生的诊治水平，但神经科医生若过于依赖影像学而忽略病人的临床诉求、病史和体征，则很容易对患者的症状、体征、影像资料进行错误解读，导致误诊误治。因此，神经解剖、影像、临床"三维一体"的学习模式是培养神经科医生临床思维的重要方法。

　　遵照"熟悉正常、了解异常、结合临床"理念，本书采用重要解剖部位的"解剖、影像、功能、病变与临床病例"的有机融合方式，图文并茂，突破了传统神经解剖教学中"重基础、轻临床"、神经影像教学中"重图注、轻基础"的讲解习惯，按照"解剖功能、定位诊断知识点→临床影像学→解剖部位的临床病例"的顺序，对脑干、间脑、端脑、小脑、脑室等系统进行了详细讲解。书中选取临床最常用的基础知识，配以大量手绘彩色解剖图和影像图，直观地诠释各名词术语，并提供数百例与基础知识相对应的临床真实病例，以帮助初学者提高诊断水平。本书从基础解剖到功能、从功能到影像、从影像到临床，各知识体系环环相扣，读者可以全方位理解知识点，促进知识由点到面的衔接，做到举一反三，为神经科定位定性诊断打下坚实的基础。

感谢北京天坛医院赵性泉教授对本书的支持；感谢张根明教授、唐璐教授、崔方圆教授在百忙之中主审我们的稿件，从而保证了本书的质量；感谢赖红伟女士为本书绘制了大量精美的插图。有了他们的帮助，本书才能顺利出版。

由于时间与水平所限，本书的内容难免会有疏漏及不足之处，请广大读者多提宝贵意见！

编 者

2021 年 4 月

如何阅读本书

· 章首通过思维导图整体概述解剖部位的结构，知识框架一图囊括。

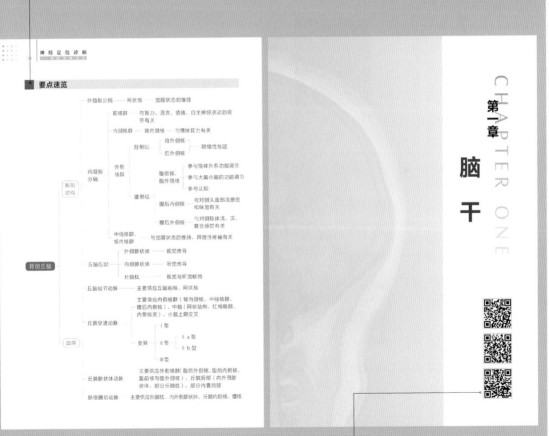

· 附有二维码，知名教授详细讲解知识重点与难点。

- 采用精准的手绘图（总图、分图）、影像图多层级展现重点解剖部位的特征，辅以简明的文字标注，全方位掌握解剖要点。

- 提炼解剖部位的功能及损害后的主要表现，突出"基础－功能""影像－功能"的交叉学习。

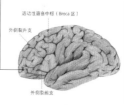
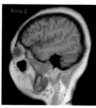
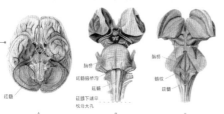
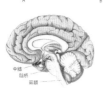
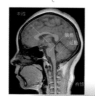
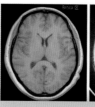
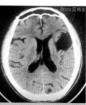
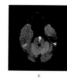
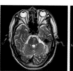

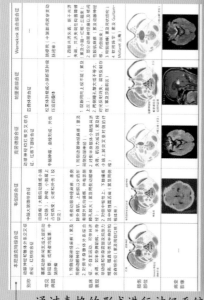

- 相应解剖部位的临床病例分析，增强基础知识点的深化理解，促进"基础－临床""影像－临床"知识体系的交融。

- 关联知识点的拓展学习。

- 通过表格的形式进行神经系统综合征对比及综合记忆。

CONTENTS 目 录

第一章 脑干 1

第一节 延髓 3

一、延髓的解剖与影像 3

二、延髓的血供 6

三、延髓的内部结构 8

第二节 脑桥 31

一、脑桥的解剖与影像 31

二、脑桥的血供 35

三、脑桥的内部结构 36

四、脑桥病变 55

第三节 中脑 59

一、中脑的解剖与影像 59

二、中脑的血供 ………………………………………… 61

三、中脑的内部结构 …………………………………… 63

四、中脑病变定位诊断 ………………………………… 85

综合征对比 …………………………………………… 89

第二章　间脑 …………………………………………… 93

第一节　背侧丘脑 …………………………………… 96

一、背侧丘脑的解剖与影像 ………………………… 96

二、背侧丘脑的功能与病变 ………………………… 101

三、背侧丘脑的血供 ………………………………… 114

第二节　上丘脑 ……………………………………… 129

第三节　底丘脑 ……………………………………… 132

第四节　下丘脑 ……………………………………… 133

一、下丘脑的解剖与影像 …………………………… 133

二、下丘脑的功能与病变 …………………………… 136

三、下丘脑的血供 …………………………………… 140

第三章　端脑 …………………………………………… 145

第一节　额叶 ………………………………………… 152

一、额叶的解剖与影像 ⋯⋯⋯⋯⋯⋯⋯⋯⋯⋯⋯⋯⋯⋯⋯⋯⋯⋯⋯ 152

二、额叶的功能 ⋯⋯⋯⋯⋯⋯⋯⋯⋯⋯⋯⋯⋯⋯⋯⋯⋯⋯⋯⋯⋯⋯ 159

三、额叶的血供 ⋯⋯⋯⋯⋯⋯⋯⋯⋯⋯⋯⋯⋯⋯⋯⋯⋯⋯⋯⋯⋯⋯ 173

四、额叶不同部位的损伤 ⋯⋯⋯⋯⋯⋯⋯⋯⋯⋯⋯⋯⋯⋯⋯⋯⋯⋯ 174

第二节　顶叶 ⋯⋯⋯⋯⋯⋯⋯⋯⋯⋯⋯⋯⋯⋯⋯⋯⋯⋯⋯⋯⋯⋯⋯ 176

一、顶叶的解剖与影像 ⋯⋯⋯⋯⋯⋯⋯⋯⋯⋯⋯⋯⋯⋯⋯⋯⋯⋯⋯ 176

二、顶叶的血供 ⋯⋯⋯⋯⋯⋯⋯⋯⋯⋯⋯⋯⋯⋯⋯⋯⋯⋯⋯⋯⋯⋯ 181

三、顶叶的功能 ⋯⋯⋯⋯⋯⋯⋯⋯⋯⋯⋯⋯⋯⋯⋯⋯⋯⋯⋯⋯⋯⋯ 182

第三节　颞叶 ⋯⋯⋯⋯⋯⋯⋯⋯⋯⋯⋯⋯⋯⋯⋯⋯⋯⋯⋯⋯⋯⋯⋯ 191

一、颞叶的解剖与影像 ⋯⋯⋯⋯⋯⋯⋯⋯⋯⋯⋯⋯⋯⋯⋯⋯⋯⋯⋯ 191

二、颞叶的血供 ⋯⋯⋯⋯⋯⋯⋯⋯⋯⋯⋯⋯⋯⋯⋯⋯⋯⋯⋯⋯⋯⋯ 196

三、颞叶的功能与病变 ⋯⋯⋯⋯⋯⋯⋯⋯⋯⋯⋯⋯⋯⋯⋯⋯⋯⋯⋯ 198

第四节　枕叶 ⋯⋯⋯⋯⋯⋯⋯⋯⋯⋯⋯⋯⋯⋯⋯⋯⋯⋯⋯⋯⋯⋯⋯ 207

一、枕叶的解剖与影像 ⋯⋯⋯⋯⋯⋯⋯⋯⋯⋯⋯⋯⋯⋯⋯⋯⋯⋯⋯ 207

二、枕叶的血供 ⋯⋯⋯⋯⋯⋯⋯⋯⋯⋯⋯⋯⋯⋯⋯⋯⋯⋯⋯⋯⋯⋯ 210

三、枕叶的功能与病变 ⋯⋯⋯⋯⋯⋯⋯⋯⋯⋯⋯⋯⋯⋯⋯⋯⋯⋯⋯ 211

第五节　岛叶 ⋯⋯⋯⋯⋯⋯⋯⋯⋯⋯⋯⋯⋯⋯⋯⋯⋯⋯⋯⋯⋯⋯⋯ 219

一、岛叶的解剖与影像 ⋯⋯⋯⋯⋯⋯⋯⋯⋯⋯⋯⋯⋯⋯⋯⋯⋯⋯⋯ 219

二、岛叶的功能 ⋯⋯⋯⋯⋯⋯⋯⋯⋯⋯⋯⋯⋯⋯⋯⋯⋯⋯⋯⋯⋯⋯ 221

第六节　边缘系统 ⋯⋯⋯⋯⋯⋯⋯⋯⋯⋯⋯⋯⋯⋯⋯⋯⋯⋯⋯⋯⋯ 222

一、边缘系统的皮质部 ⋯⋯⋯⋯⋯⋯⋯⋯⋯⋯⋯⋯⋯⋯⋯⋯⋯⋯⋯ 222

二、边缘系统的皮质下部 ……………………………………………… 233

三、边缘系统的联络纤维 ……………………………………………… 237

第七节　基底神经节 …………………………………………………… 240

一、尾状核 …………………………………………………………… 240

二、豆状核 …………………………………………………………… 244

三、基底节病变定位诊断 ……………………………………………… 249

第八节　皮质下神经束 ………………………………………………… 250

一、投射纤维 ………………………………………………………… 250

二、连合纤维 ………………………………………………………… 251

三、联络纤维 ………………………………………………………… 257

第四章　小脑 ……………………………………………………………… 261

一、小脑的解剖与影像 ………………………………………………… 265

二、小脑的功能与定位诊断 …………………………………………… 274

三、小脑的血供 ……………………………………………………… 288

第五章　脑室系统和脑脊液 ……………………………………………… 299

第一节　脑室系统 ……………………………………………………… 300

一、侧脑室 …………………………………………………………… 300

二、第三脑室 ………………………………………………………… 302

三、第四脑室 ……………………………………………………………… 304

第二节 脑脊液循环 ……………………………………………… 308

一、脑脊液 ……………………………………………………………… 308

二、脑积水 ……………………………………………………………… 309

三、蛛网膜 ……………………………………………………………… 313

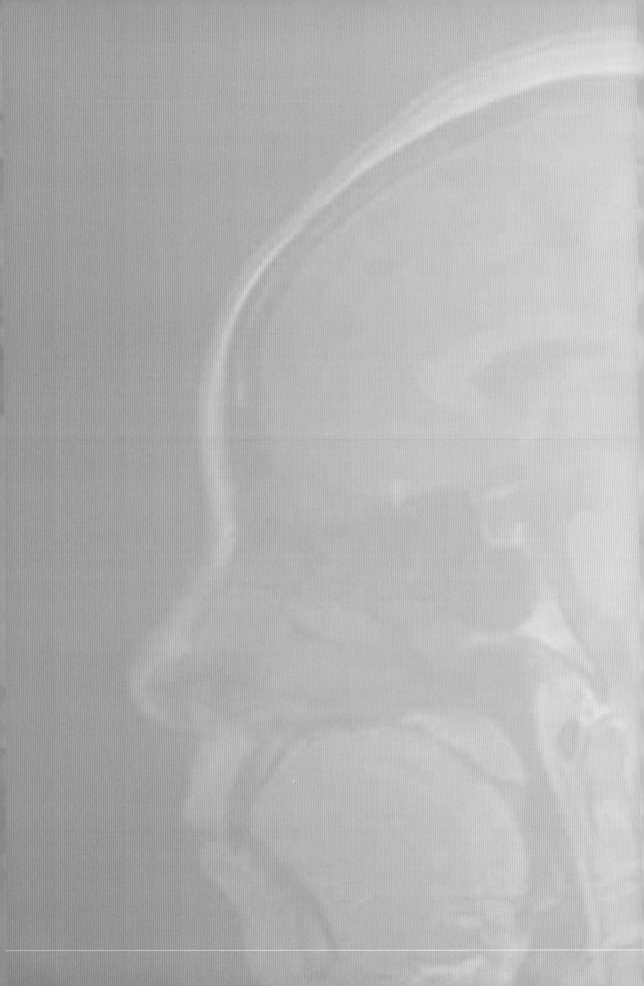

CHAPTER ONE

第一章

脑 干

要点速览

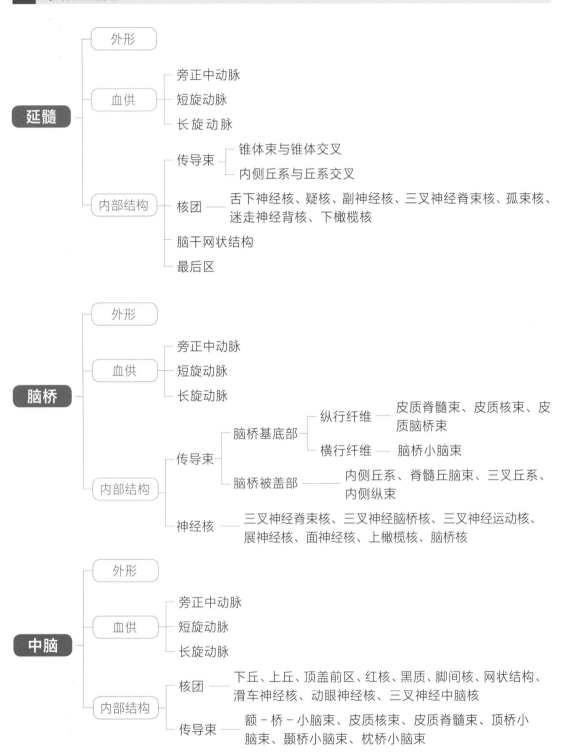

延髓
- 外形
- 血供
  - 旁正中动脉
  - 短旋动脉
  - 长旋动脉
- 内部结构
  - 传导束
    - 锥体束与锥体交叉
    - 内侧丘系与丘系交叉
  - 核团 —— 舌下神经核、疑核、副神经核、三叉神经脊束核、孤束核、迷走神经背核、下橄榄核
  - 脑干网状结构
  - 最后区

脑桥
- 外形
- 血供
  - 旁正中动脉
  - 短旋动脉
  - 长旋动脉
- 内部结构
  - 传导束
    - 脑桥基底部
      - 纵行纤维 —— 皮质脊髓束、皮质核束、皮质脑桥束
      - 横行纤维 —— 脑桥小脑束
    - 脑桥被盖部 —— 内侧丘系、脊髓丘脑束、三叉丘系、内侧纵束
  - 神经核 —— 三叉神经脊束核、三叉神经脑桥核、三叉神经运动核、展神经核、面神经核、上橄榄核、脑桥核

中脑
- 外形
- 血供
  - 旁正中动脉
  - 短旋动脉
  - 长旋动脉
- 内部结构
  - 核团 —— 下丘、上丘、顶盖前区、红核、黑质、脚间核、网状结构、滑车神经核、动眼神经核、三叉神经中脑核
  - 传导束 —— 额-桥-小脑束、皮质核束、皮质脊髓束、顶桥小脑束、颞桥小脑束、枕桥小脑束

第一节 延 髓

一、延髓的解剖与影像

（一）延髓的分界

延髓形似倒置的圆锥体，下端平枕骨大孔处与脊髓相接，上端借横行的延髓脑桥沟（腹侧面）、菱形窝的髓纹（背侧面）与脑桥相分隔（图 1-1-1）。

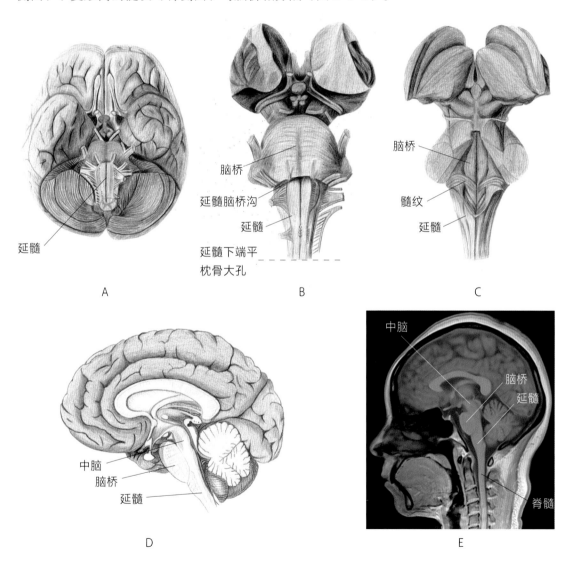

图 1-1-1　延髓的外形
A. 延髓的大脑底面观　B. 脑干腹侧面　C. 脑干背侧面　D. 大脑矢状位图　E. 大脑矢状位 MRI

（二）延髓的分部

延髓分为上下两部分：上部为开放部，内腔向背侧开放，即菱形窝下部（图 1-1-2，A 黄色区域）；下部为闭锁部（图 1-1-2，A 蓝色区域），此部分与脊髓外形颇为相似。

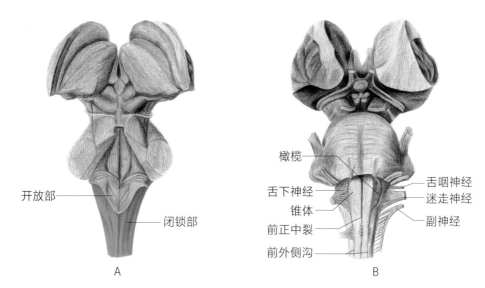

图 1-1-2　脑干
A.延髓背侧面　B.延髓腹侧面

（三）延髓表面的重要沟裂

延髓腹侧面正中为前正中裂，其两侧的纵行隆起称锥体，内部有锥体束（图 1-1-2，B）。锥体外侧的沟称为前外侧沟，左右各一，舌下神经根丝由此沟穿出（图 1-1-2，B）。

在延髓上部、锥体外侧的卵圆形隆起为橄榄，左右各一，其内部藏有下橄榄核（图 1-1-2，B）。

在橄榄的背外侧，有一橄榄后沟，此沟左右各一，自上而下依次有舌咽神经、迷走神经和副神经根丝穿出（图 1-1-2，B）。

（四）延髓横切面的大体结构

延髓各大横切面与相应的影像断面如下（图 1-1-3、图 1-1-4）。

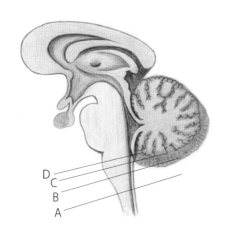

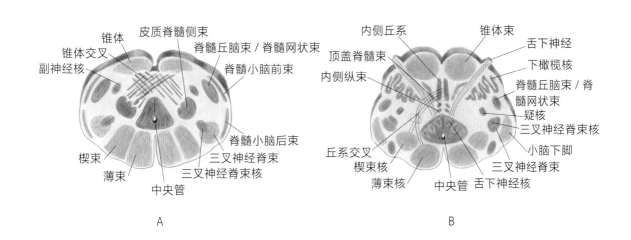

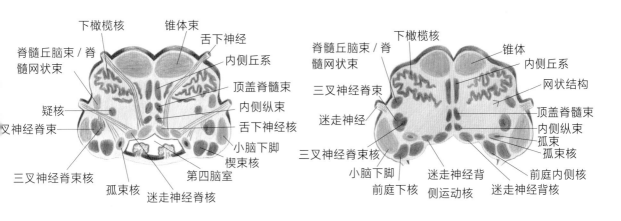

图 1-1-3 脑干矢状位

A. 锥体交叉水平切面 B. 丘系交叉水平切面 C. 下橄榄核水平切面 D. 迷走神经和前庭核水平切面

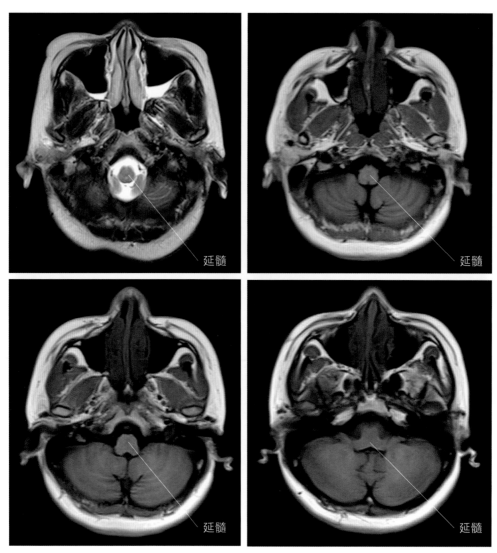

图 1-1-4　头颅 MRI 自下而上经延髓的各切面轴位影像

二、延髓的血供

延髓的血供主要来自椎动脉。

在延髓的横切面上，延髓的供血区域可分为旁正中动脉、短旋动脉和长旋动脉三个供血区（图 1-1-5）。上述三种动脉由以下几种不同的动脉来充当，包括椎动脉延髓支、脊髓前动脉、脊髓后动脉、小脑下后动脉。这些动脉均由椎动脉发出（图 1-1-5）。

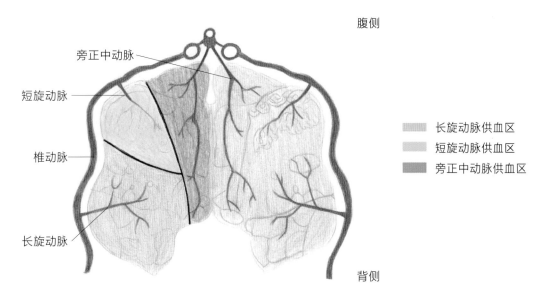

图 1-1-5 延髓的血供（横断面）

（一）延髓下部的血供

1. 脊髓前动脉

相当于旁正中动脉，供应延髓下段中线附近各结构（图 1-1-6）。

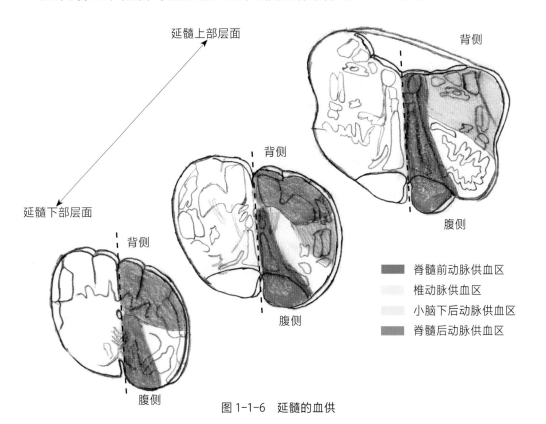

图 1-1-6 延髓的血供

脊髓前动脉闭塞时可出现杰克逊综合征（同侧周围性舌下神经瘫痪和对侧肢体痉挛性瘫痪）或延髓内侧综合征（同侧周围性舌下神经瘫痪、对侧肢体痉挛性瘫痪和对侧肢体深感觉障碍）等，<u>详见后述</u>。

2. 椎动脉延髓支

相当于短旋动脉，供应锥体和楔束之间的结构（图1-1-6）。

3. 脊髓后动脉

相当于长旋动脉，供应脊髓前动脉、椎动脉延髓支2支血管供血区以外的结构（图1-1-6）。

（二）延髓上部的血供

1. 脊髓前动脉

相当于旁正中动脉，供应延髓中线附近的结构（图1-1-6）。

2. 椎动脉延髓支

相当于短旋动脉，供应锥体和楔束之间的结构（图1-1-6）。

3. 小脑下后动脉

相当于长旋动脉，供应延髓背外侧（图1-1-6）。

小脑下后动脉走行迂曲，易产生血栓。此动脉闭塞可出现延髓背外侧综合征（<u>详见后述</u>）。

三、延髓的内部结构

（一）延髓内部的传导束

1. 锥体束与锥体交叉

锥体束是下行运动传导束，支配随意运动，包括皮质脊髓束和皮质核束。

锥体是下行纤维在延髓腹侧面因交叉集中而呈现出的锥状隆起。锥体主要由大脑皮质发出的锥体束（主要为皮质脊髓束）纤维构成，在锥体的下端，大部分皮质脊髓束纤维左右交叉，形成发辫状的锥体交叉（图1-1-7、图1-1-8）。

在锥体交叉处，皮质脊髓束大部分交叉至对侧（交叉后在脊髓侧索继续下行，称为皮质脊髓侧束），故损伤锥体交叉以上的皮质脊髓束可导致对侧肢体痉挛性瘫痪，损伤锥体交叉以下的皮质脊髓束后可导致同侧病变平面以下的肢体痉挛性瘫痪，损伤锥体交叉后可导致双侧肢体痉挛性瘫痪。

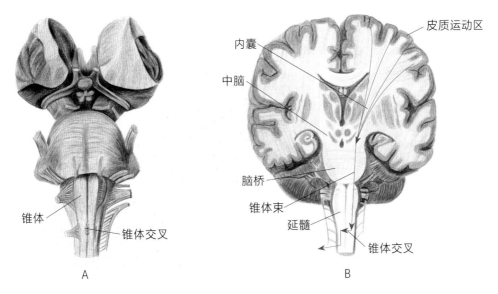

图 1-1-7 锥体束与锥体交叉的位置
A. 脑干腹侧面上的锥体及锥体交叉 B. 运动传导路（脑冠状位图像）

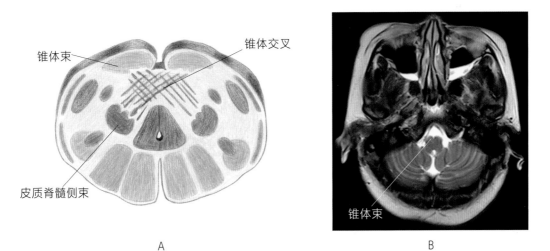

图 1-1-8 锥体束与锥体交叉
A. 延髓经锥体交叉断层 B. 头颅 MRI 轴位影像，可见锥体束位于延髓腹侧

　　在锥体交叉处交叉的运动纤维中，支配上肢的纤维先交叉，支配下肢的纤维后交叉，所以位于锥体交叉外侧的小病灶仅累及已经交叉的上肢纤维和未交叉的下肢纤维时，可出现同侧上肢痉挛性瘫痪和对侧下肢痉挛性瘫痪（图 1-1-9）。小部分皮质脊髓束纤维不交叉，这些不交叉的纤维一部分形成皮质脊髓前束，在同侧脊髓前索下行，一部分形成前外侧皮质脊髓侧束。这些始终不交叉的纤维主要控制双侧躯干肌，也就是说躯干肌受双侧运动纤维控制，所以一侧皮质脊髓束损伤后一般不引起躯干肌瘫痪。

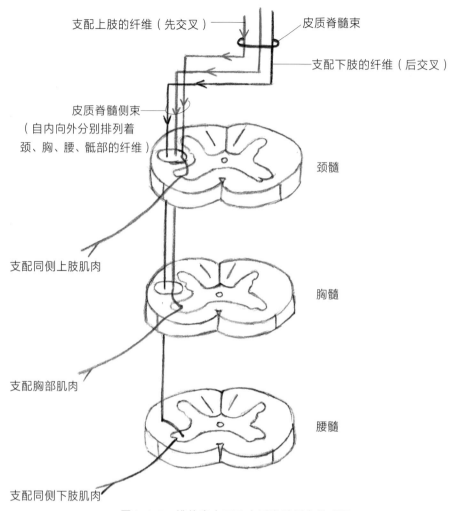

支配上肢的纤维（先交叉）　皮质脊髓束

支配下肢的纤维（后交叉）

皮质脊髓侧束
（自内向外分别排列着
颈、胸、腰、骶部的纤维）

颈髓

支配同侧上肢肌肉

胸髓

支配胸部肌肉

腰髓

支配同侧下肢肌肉

图 1-1-9　锥体束交叉及皮质脊髓侧束模式图

杰克逊综合征（Jackson syndrome）

　　杰克逊综合征又称舌下神经交叉瘫综合征、延髓前侧综合征或橄榄前部综合征。当病灶位于延髓上部前方近中缝处时，损伤锥体束和舌下神经，出现舌下神经交叉瘫。表现为同侧周围性舌下神经瘫痪（舌下神经瘫痪后表现为伸舌偏向患侧）、对侧偏身瘫痪（损伤锥体交叉以上的皮质脊髓束后导致对侧肢体痉挛性瘫痪），无内侧丘系损伤所导致的深感觉障碍。常见病因：脊髓前动脉闭塞（脊髓前动脉供血区见图 1-1-6）（图 1-1-10）。

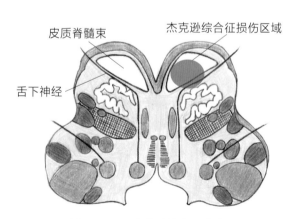

皮质脊髓束　　　杰克逊综合征损伤区域

舌下神经

图 1-1-10　杰克逊综合征模式图

■ 【病案举隅】

病例摘要

患者女，70岁，以"突发右侧肢体活动受限2天"为主诉入院。

既往高血压病史20余年。

查体：右上肢肌力0级，右下肢肌力2级，伸舌左偏。右侧腱反射较左侧活跃，右侧病理征（＋）。

头颅MRI DWI：左侧延髓腹侧高信号，ADC为低信号，提示延髓梗死（图1-1-11）。

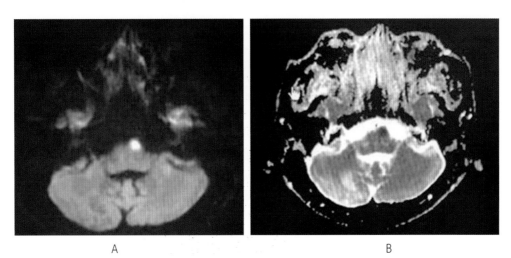

A   B

图1-1-11　头颅MRI DWI可见左侧延髓腹侧高信号病灶

病例分析

患者右侧肢体痉挛性瘫痪，提示累及左侧皮质脊髓束；伸舌左偏，提示左侧舌下神经损伤或右侧皮质核束损伤。患者左侧皮质脊髓束损伤，可能同时累及同侧舌下神经，导致同侧周围性舌下神经瘫痪、对侧肢体痉挛性瘫痪，即舌下神经交叉瘫征象，临床出现此征象时多提示病变位于延髓，结合患者临床表现及影像，考虑为杰克逊综合征，该综合征常见于脊髓前动脉闭塞。

2. 内侧丘系与丘系交叉

薄束和楔束负责传导同侧肢体的深感觉及复合感觉，两者向上走行至延髓下部的薄束核与楔束核换元，换元之后交叉到对侧继续上行，这些交叉后上行的纤维形成内侧丘系，纤维交叉处即丘系交叉，丘系交叉位于锥体交叉水平以上（图1-1-12）。内侧丘系上行至丘脑腹后外侧核换元，之后向上投射至皮质感觉区。

薄束和楔束损伤后可出现同侧深感觉及复合觉障碍（楔束传导同侧上胸部和颈部的深感觉，薄束传导同侧下胸部、腰骶部的深感觉），内侧丘系损伤后可出现对侧深感觉及复合觉障碍。

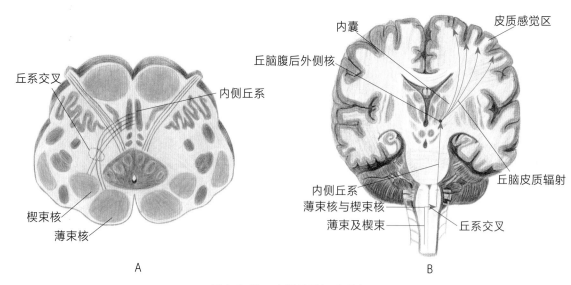

图 1-1-12　内侧丘系与丘系交叉

A. 延髓丘系交叉水平切面　B. 脑冠状位 深感觉及复合感觉传导路

延髓内侧综合征（Medial medullary syndrome，MMS）

延髓内侧综合征又称德热里纳综合征（Dejerine syndrome），常因脊髓前动脉或椎动脉延髓支闭塞后出现。表现为同侧周围性舌下神经瘫痪（舌同侧不完全麻痹，伸舌偏向患侧，可出现萎缩、肌纤维震颤，为损伤同侧的舌下神经所致），对侧上、下肢痉挛性瘫痪（皮质脊髓束受累所致），对侧深感觉及复合觉障碍（内侧丘系受累所致，因脊髓丘脑束不受累，故痛、温觉保留）（图 1-1-13）。

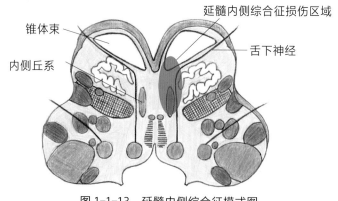

图 1-1-13　延髓内侧综合征模式图

【病案举隅】

病例摘要

患者男，52 岁，以"突发右侧肢体麻木无力 1 天，伴走路不稳"为主诉入院。

查体：右上肢肌力 3 级，右下肢肌力 2 级，右侧巴宾斯基征（＋）；右上、下肢深感觉障碍，伸舌左偏，伴舌肌萎缩。

头颅 MRI DWI T$_2$：左侧延髓内侧高信号，诊断为延髓内侧梗死（图 1-1-14）。

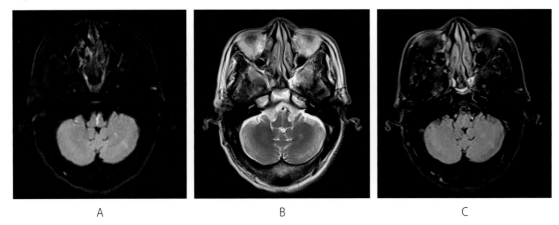

图 1-1-14 头颅 MRI 可见左侧延髓内侧高信号病灶
A. DWI　B. T$_2$ 加权像　C. FLAIR 像

病例分析

患者右侧偏瘫、病理征阳性，为痉挛性瘫痪，提示左侧皮质脊髓束损伤；右侧肢体深感觉障碍，提示左侧内侧丘系损伤；伸舌左偏伴舌肌萎缩，提示左侧周围性舌下神经瘫痪。患者临床表现符合延髓内侧综合征。影像示病灶位于左侧延髓内侧，为脊髓前动脉及椎动脉供血区，损伤到同侧的舌下神经、皮质脊髓束及内侧丘系，符合延髓内侧综合征的影像特点。未累及网状结构，故没有出现意识障碍。

（二）延髓内部的核团

1. 舌下神经核

（1）位置

舌下神经核属于一般躯体运动核。

舌下神经核位于延髓上部中线旁，舌下神经三角的深部（图 1-1-15）。

在轴位上，舌下神经核位于延髓上部层面（图 1-1-16）。

（2）功能

舌下神经核发出一般躯体运动纤维向腹外侧走行，在锥体与橄榄之间的前外侧沟出脑干（图 1-1-16），之后经舌下神经管出颅，支配同侧舌内肌、舌肩舌肌、茎舌肌、颏舌肌，其中以颏舌肌起主要作用。颏舌肌可以使舌向外伸出，一侧颏舌肌可使舌伸向对侧，双侧颏舌肌用力时使舌向正前方伸出，故一侧颏舌肌瘫痪时会出现伸舌偏向患侧。双侧舌下神经核下性病变后，会出现双侧舌肌萎缩、无力及肌纤维震颤，从而出现不能自主伸舌、发音困难、吞咽困难等临床表现，当出现舌后坠时会导致明显呼吸困难。

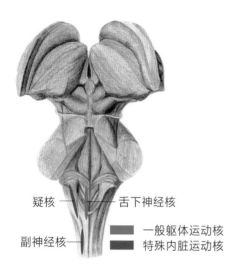

疑核　　　舌下神经核

副神经核　　一般躯体运动核
　　　　　　特殊内脏运动核

图 1-1-15　延髓背侧面相关核团示意图

锥体束

舌下神经

舌下神经核

图 1-1-16　延髓上部横切面

当同侧周围性舌下神经瘫痪（损伤同侧舌下神经，为下运动神经元瘫，伸舌向病变侧偏移，可出现舌肌萎缩）和对侧上、下肢上运动神经元瘫（损伤了同侧锥体束）同时出现时，称为杰克逊综合征，杰克逊综合征的出现往往提示延髓病变（延髓前部橄榄体内侧病损），多因脊髓前动脉闭塞所致（病灶部位见图 1-1-17），若还同时出现对侧肢体深感觉及复合感觉障碍，提示延髓内侧综合征（病灶部位见图 1-1-13）。

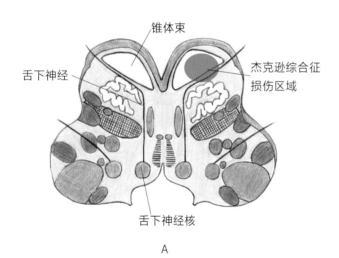

锥体束

舌下神经

杰克逊综合征损伤区域

舌下神经核

A

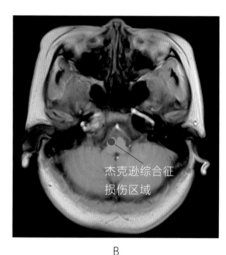

杰克逊综合征损伤区域

B

图 1-1-17　杰克逊综合征病变模式图
A. 延髓横切面　B. 头颅 MRI 轴位层面

【病案举隅】

病例摘要

患者男，46 岁，以"突发左侧肢体无力 1 天"为主诉入院。

查体：左上肢肌力 4 级，左下肢肌力 3 级， 左上、下肢深感觉障碍。伸舌右偏，左侧巴宾斯基征（＋）。

头颅 MRI：T_2 FLAIR 示右侧延髓中部、腹侧高信号（图 1-1-18）。

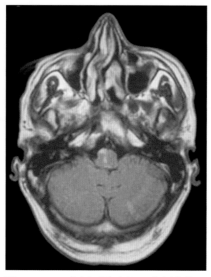

图 1-1-18　右侧延髓中部、腹侧高信号

病例分析

患者病灶位于延髓中部及腹侧，为脊髓前动脉及椎动脉供血区，左侧肢体痉挛性瘫痪及伸舌右偏为杰克逊综合征，提示延髓病变，是损伤到同侧的舌下神经、皮质脊髓束所致；左侧深感觉障碍为累及右侧内侧丘系所致，该患者同侧周围性舌下神经瘫痪、对侧肢体痉挛性瘫痪及深感觉障碍，符合延髓内侧综合征表现。

双侧延髓内侧梗死（Bilateral Medial medullary infarction，BMMI）

延髓侧支循环丰富，并不是梗死的好发部位。延髓的梗死多发生在背外侧，双侧延髓内侧梗死更少见，属于罕见卒中。

延髓内侧由椎动脉和脊髓前动脉分支供血，其中延髓内侧上 1/3 由椎动脉旁分支供应，下 2/3 由双侧脊髓前动脉及其汇合而成的前正中动脉延髓支供应。双侧延髓内侧梗死血管病理学改变以大动脉粥样硬化最为常见，其次是小穿支动脉病变，栓塞、动脉夹层、动脉炎或合并先天血管变异等病因也有报道。

延髓内侧从腹侧到背侧依次分布有锥体束、内侧丘系或丘系交叉、舌下神经核（发出舌下神经）等（图 1-1-19），因损伤的部位不同可有不同的症状组合。双侧延髓内侧梗死后，可出现四肢瘫（累及双侧皮质脊髓束所致）及假性延髓麻痹（又称假性球麻痹，因累及双侧皮质核束所致（详见疑核的功能），严重的吞咽困难、误吸常导致患者出现肺部感染）、双侧深感觉障碍、舌下神经瘫痪、呼吸困难（与累及网状结构呼吸中枢有关），梗死灶周围水肿向上波及脑桥下部的面神经核时可出现双侧周围性面瘫，梗死部位水肿波及部分交感神经下行纤维束可导致全身大汗、霍纳综合征（Horner sydrome）等。头颅MRI可见"Y"或"V"或"心"字形异常信号（图1-1-20）。由于早期症状不典型（例如早期可表现为偏瘫），易被误诊（如吉兰-巴雷综合征、重症肌无力、低钾性周期性麻痹、渗透性脱髓鞘综合征、脑干脑炎等），随病情进展，症状与体征逐渐趋于典型，此类型患者预后较差。

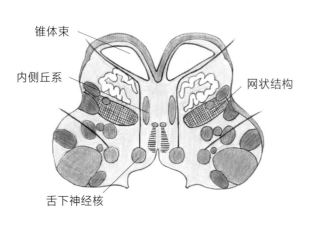

图1-1-19 延髓上部水平切面

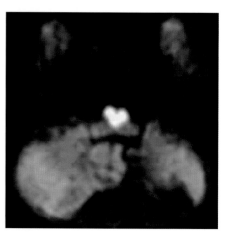

图1-1-20 延髓"心"字形梗死

【病案举隅】

病例摘要

患者男，50岁，以"头晕、恶心呕吐伴四肢麻木无力1天"为主诉入院。

患者1天前无明显诱因出现头晕、恶心呕吐，呕吐物为胃内容物，四肢麻木，走路不稳，无呼吸困难、意识障碍。

查体：四肢深感觉、复合觉减退，闭目难立征（＋）（闭眼时加重），四肢肌力3级，肌张力升高，双侧腱反射亢进、病理征（＋）。

头颅MRI：DWI双侧延髓内侧高信号（图1-1-21）。

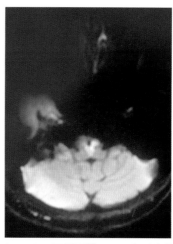

图1-1-21 DWI可见延髓"V"字形高信号病灶

病例分析

该患者延髓出现"V"字形病灶,结合患者临床表现,为双侧延髓内侧梗死。

患者的感觉障碍以四肢深感觉为主,是累及双侧内侧丘系所致,深感觉障碍时,患者可出现平衡障碍、走路不稳的表现(平衡不稳常由前庭功能障碍、深感觉障碍或视觉障碍导致)。深感觉障碍的患者表现为位置觉、振动觉异常,走路如踩棉,跨域步态等,同时可出现闭目难立征阳性,闭眼时加重(睁眼时可通过视觉代偿,前庭病变时睁眼闭眼均会出现平衡不稳),由于夜晚光线弱,眼睛代偿能力较差,所以患者常常不敢走夜路。

(3)舌下神经的核上性支配

舌下神经核主要接受对侧皮质核束的支配。故一侧皮质核束病变后,可导致对侧舌下神经瘫痪(伸舌偏向病变皮质核束的对侧),称为中枢性舌下神经瘫痪。

2. 疑核

(1)疑核的位置

疑核属于特殊内脏运动核,位于下橄榄核的背外侧(图1-1-15、图1-1-22)。

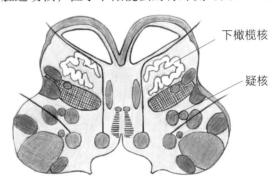

下橄榄核

疑核

图1-1-22 延髓上部水平切面

(2)疑核的功能

疑核发出特殊内脏运动纤维,分别加入到舌咽神经、迷走神经、副神经中,3根神经均从颈静脉孔出颅,负责吞咽、发音等运动。疑核接受双侧皮质核束支配,故一侧皮质核束病变后一般不出现疑核功能障碍,或仅出现短暂的功能障碍。

当疑核病变后,可出现真性延髓麻痹(又称真性球麻痹),表现为吞咽困难、饮水呛咳、声音嘶哑、构音障碍、咽反射消失,病灶同侧软腭下垂、悬雍垂向病灶对侧移动,可伴有舌肌萎缩或舌肌纤颤。

一侧的疑核受双侧皮质核束支配,当双侧皮质核束病变(或一侧皮质核束病变早期)时可出现假性延髓麻痹,表现为构音障碍、饮水呛咳、吞咽困难、软腭麻痹,但咽反射是存在的(可减弱或增强),可有强哭强笑,掌颏反射、吸吮反射等亢进,无舌肌萎缩(延髓肌本身没有受累)。

3. 副神经核

副神经属于特殊内脏运动纤维,由延髓部和脊髓部两部分组成(图1-1-15、图1-1-23)。

副神经核位于颈 1~5 节段前角细胞，疑核的下方，发出纤维组成副神经脊髓部，经枕骨大孔入颅，再经颈静脉孔出颅，支配同侧胸锁乳突肌和斜方肌上半部。一侧胸锁乳突肌可使头转向对侧，双侧胸锁乳突肌可使头后仰；斜方肌可使臂、肩和锁骨峰上举（耸肩动作），使肩胛向脊柱靠拢，使两臂举过水平线。由于一侧副神经核接受双侧皮质核束支配，故一侧皮质核束病变后一般无明显副神经损伤症状。副神经核及核下病变后可出现头无力转向对侧、患侧无力耸肩以及向外水平抬臂不能超过水平线、患侧胸锁乳突肌和斜方肌可见萎缩。

副神经延髓部的纤维由疑核发出，后经橄榄后沟出脑干，经颈静脉孔出颅，汇入迷走神经，支配咽肌、喉肌、腭肌。

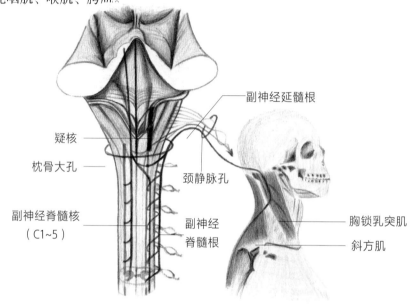

图 1-1-23　副神经走行模式图

4. 三叉神经脊束核

（1）位置与功能

三叉神经脊束核属于一般躯体感觉核，是最长的脑神经核，上至脑桥下部、下至第二颈髓水平（图 1-1-24，A；图 1-1-25）。

三叉神经脊束核接受同侧三叉神经眼支、上颌支、下颌支传来的头面部痛、温感觉纤维，这些纤维经三叉神经节换元后入脑干，之后下行至三叉神经脊束核（图 1-1-25）。

此外，该核还接受同侧面神经、舌咽神经、迷走神经传来的耳部痛、温感觉纤维。

综上所述，三叉神经脊束核主要负责同侧面部的浅感觉传导，病变后出现同侧面部浅感觉障碍。

上述纤维到达三叉神经脊束核后，在该核中存在一定的定位关系，来自面部中央口部周围的浅感觉纤维止于脊束核上部，来自面部周围区包括耳周的浅感觉纤维终止于脊束核下部。故当三叉神经脊束核上部损害时，出现口鼻周围痛、温觉障碍，而下部损害时，则面部周边区及耳郭区域痛、温觉障碍，可产生面部洋葱皮样分布的感觉障碍（图1-1-24，B）。

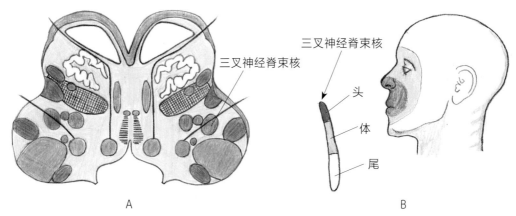

图 1-1-24　三叉神经脊束核

A.延髓上部水平切面　B.三叉神经脊束核感觉支配分布区

（2）头面部痛、温觉纤维传导通路

头面部皮肤的痛觉和温度觉的感觉纤维经三叉神经、面神经、舌咽神经、迷走神经传入（面神经、舌咽神经及迷走神经的一般躯体感觉支传导耳部的部分感觉）。三叉神经、舌咽神经、迷走神经及面神经的传入纤维分别在三叉神经半月节、舌咽神经上神经节、迷走神经上神经节、面神经的膝神经节四个神经节换元，换元后走行至脑干，并下行进入同侧三叉神经脊束核。随后三叉神经脊束核发出纤维，大部分交叉到对侧形成三叉丘系上行，至丘脑腹后内侧核换元，发出丘脑皮质纤维，经过内囊后肢、放射冠、半卵圆中心，最终投射至中央后回面部感觉区（图1-1-25）。

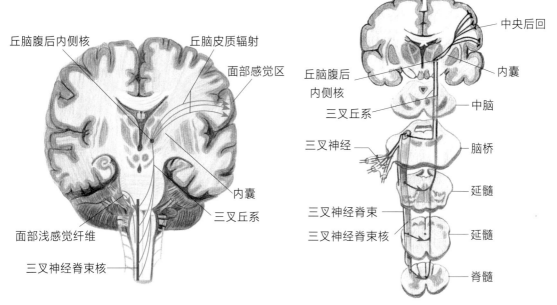

图 1-1-25　头面部痛、温觉纤维传导通路（脑冠状位）

延髓背外侧综合征（Wallenberg syndrome）

延髓背外侧综合征又称瓦伦贝格综合征，可见于小脑下后动脉闭塞、椎动脉颅内段或起始处闭塞。

病因多是大动脉粥样硬化，也可见于心源性栓塞、椎动脉夹层等。

临床表现可分为五大类：前庭功能紊乱、共济失调、感觉障碍、霍纳综合征、真性延髓麻痹。该综合征不累及锥体束，故一般无瘫痪；不累及网状结构，故无昏迷及呼吸困难等。常导致眩晕、呕吐、眼球震颤（前庭神经核受累所致），交叉性感觉障碍（同侧面部和对侧肢体浅感觉障碍，同侧面部浅感觉障碍为三叉神经脊束核受损所致，对侧肢体浅感觉障碍是同侧脊髓丘脑束受损所致），同侧霍纳综合征（下行交感神经纤维受损所致，详见后述），饮水呛咳、吞咽困难和声音嘶哑（真性延髓麻痹，疑核受损所致），同侧小脑性共济失调（绳状体或小脑受损所致）（图1-1-26）。

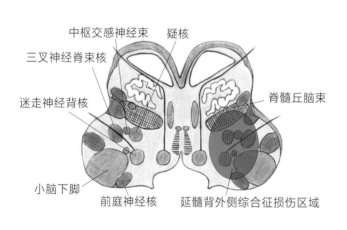
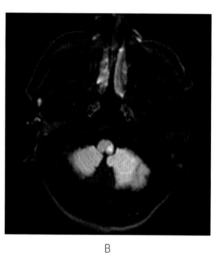

中枢交感神经束　疑核

三叉神经脊束核

迷走神经背核

脊髓丘脑束

小脑下脚

前庭神经核　延髓背外侧综合征损伤区域

A

B

图1-1-26　延髓背外侧综合征

A. 延髓背外侧综合征模式图　B. 头颅 MRI DWI 提示左侧延髓背外侧高信号

延髓背外侧综合征的判断：当患者出现真性延髓麻痹（构音障碍或吞咽困难，咽反射减弱或消失）时，提示病变部位在延髓（累及疑核及其纤维）；若同时伴随患侧面部及对侧肢体痛、温觉障碍，患侧霍纳综合征或小脑性共济失调时，可提示病灶位于延髓背外侧。

【病案举隅】

病例摘要

患者男，55岁，以"急性眩晕、声音嘶哑2天"为主诉入院。

2天前出现天旋地转，走路向右侧倒，伴恶心、言语含糊、饮水呛咳，无听力下降或耳鸣。既往有高血压病史。

查体：存在自发性左跳眼震，去除眼球固视时眼震增强，向左看时加重，向右看时则变为右跳眼震；甩头试验（－），右侧的霍纳综合征，右侧面部和左侧身体痛、温觉减退，右侧指鼻试验及跟－膝－胫试验异常。咽反射消失。余无异常。

头颅 MRI：右侧延髓背外侧高信号（图 1-1-27）。

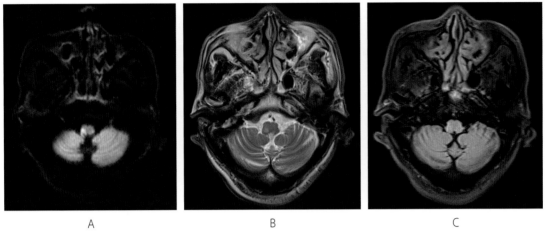

图 1-1-27　头颅 MRI 示右侧延髓背外侧高信号
A. DWI　B. T_2 像　C. T_2 FLAIR 像

病例分析

患者有急性前庭综合征的表现，根据查体结果，符合中枢性前庭综合征，患者声音嘶哑、饮水呛咳、咽反射消失，为真性延髓麻痹，提示病变部位在延髓，累及疑核及其纤维。同时伴随右侧面部和左侧身体痛温觉减退、右侧霍纳综合征、右侧小脑性共济失调时，可提示病灶位于延髓背外侧。结合头颅影像，为延髓背外侧综合征。

该综合征常见病因是大动脉粥样硬化，也可由心源性栓塞、椎动脉夹层所致，对于年轻患者而言，椎动脉夹层是常见的原因。

扩　展

◎延髓背外侧综合征感觉障碍的变异型

当延髓背外侧综合征一侧三叉神经脊束核和脊髓丘脑束损伤时，可出现经典的交叉性感觉障碍，表现为同侧面部痛、温觉障碍（同侧三叉神经脊束核受累）和对侧肢体痛觉、温觉、触觉障碍（同侧脊髓丘脑束损伤），但有时感觉障碍可因病变部位的不同而出现其他类型的表现。

延髓背外侧综合征可累及负责感觉的结构有脊髓丘脑束、三叉丘系、三叉神经脊束核（图1-1-28）。脊髓丘脑束由外向内分别传导对侧骶部（S）、腰部（L）、胸部（T）、颈部（C）

的浅感觉，脊髓丘脑束内侧是三叉丘系，三叉丘系负责传导对侧头面部浅感觉，三叉神经脊束核负责同侧面部浅感觉。

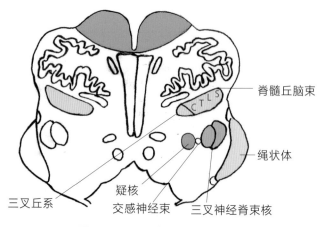

三叉丘系　　疑核　　交感神经束　　三叉神经脊束核

脊髓丘脑束

绳状体

图 1-1-28　延髓经下橄榄核层面

若病变选择性破坏了脊髓丘脑束外侧部、三叉神经脊束核，则会出现同侧面部与对侧下肢的浅感觉缺失（图 1-1-29），出现单侧的感觉平面（要与脊髓病变鉴别）。若病灶向内扩大并继续损伤脊髓丘脑束，则感觉障碍的区域由下肢逐渐向上扩大至颈部感觉平面。

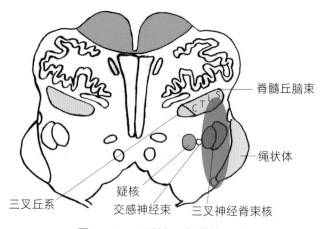

三叉丘系　　疑核　　交感神经束　　三叉神经脊束核

脊髓丘脑束

绳状体

图 1-1-29　延髓经下橄榄核层面

若病变损伤到脊髓丘脑束内侧和三叉丘系而未损伤外侧的三叉神经脊束核，则会出现对侧面部和上肢浅感觉障碍，由于三叉神经脊束核未受累，所以不会出现同侧面部浅感觉障碍。若病灶向外扩大并继续损伤脊髓丘脑束，则感觉障碍的区域由上肢逐渐向下扩大，最终累及三叉神经脊束核时会出现双侧面部障碍（三叉丘系和三叉神经脊束核同时损伤）。

◎支配瞳孔的交感神经功能障碍

瞳孔的大小是由动眼神经的副交感神经纤维（支配瞳孔括约肌，使瞳孔缩小）和交感神经纤维（支配瞳孔开大肌，使瞳孔扩大）共同调节的。

交感神经支配的瞳孔开大肌，使瞳孔扩大，若交感神经参与的瞳孔扩大反射路径的任何部位损伤后均可出现霍纳综合征，临床表现为患侧眼裂变小、瞳孔缩小（对光反射灵敏，散大障碍）、上睑下垂及眼球内陷，伴颜面潮红及汗少（图1-1-30）。延髓病变后出现此征的原因主要是损伤到延髓内部的中枢交感神经通路。

交感神经支配的瞳孔扩大反射路径见图1-1-31。

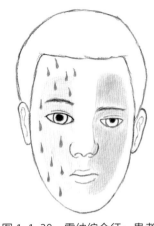

图 1-1-30　霍纳综合征：患者左侧眼裂变小、眼睑下垂、瞳孔缩小、左侧面部少汗及潮红

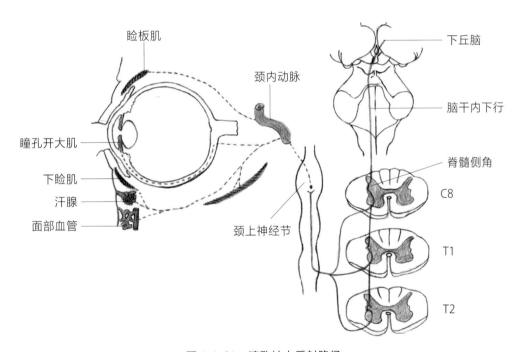

图 1-1-31　瞳孔扩大反射路径

第一级神经元

下丘脑交感中枢发出纤维，经脑干下行，途中经过脑干网状结构，最终到达脊髓交感中枢（颈8-胸2侧角中间外侧核）并换元。

故下丘脑、脑干交感神经束、脊髓下行通路病变后可出现霍纳综合征，同时可能伴随出现下丘脑、脑干或脊髓病变的症状，如吞咽困难、眼球震颤、对侧感觉障碍等。例如，延髓背外侧综合征患者可出现霍纳综合征，具体病案见延髓背外侧综合征"病案举隅"。

以上路径损伤后，瞳孔对肾上腺素刺激无任何反应，但对疼痛有强烈反应（疼痛→相应脊神经→后根→后角→灰质前连合→脊髓顶盖束→顶盖脊髓束→胸髓中间外侧核→发出节前纤维到颈上交感神经节→换元后发出节后纤维到达颈内动脉交感丛→经三叉神经等分布到瞳孔开大肌和板睑肌上）。

【病案举隅】

病例摘要

患者女，68岁，急性起病。以"被发现左侧眼裂变小5小时"为主诉入院。

患者5小时前休息时被发现眼裂变小。

既往高血压、糖尿病病史。

查体：左侧眼睑下垂，左侧眼裂小，左侧睑裂4mm，右侧睑裂7mm，左侧瞳孔2mm，右侧瞳孔3mm，左眼球内陷，伴左侧面部无汗及面部潮红，余检查阴性。

头颅MRI：左侧下丘脑上部新发梗死灶（图1-1-32）。

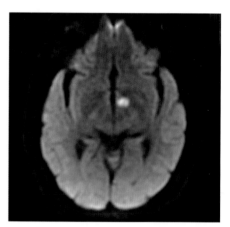

图1-1-32　头颅MRI DWI可见左侧下丘脑高信号病灶

病例分析

患者病灶位于下丘脑，损伤到下丘脑交感中枢，破坏了交感神经支配的瞳孔扩大反射路径，故出现霍纳综合征。

第二级神经元

上述纤维到达脊髓中枢（颈8-胸2侧角）并换元后，节后纤维离开脊髓，经交感链下行至主动脉弓、肺尖水平后向上近返，到达交感神经颈上节换元。

根据这段传导束的走行路径可知，肺尖病变、主动脉弓夹层动脉瘤、颈部手术、第一肋骨骨折等均可能损伤这段传导束。

此段损害则瞳孔对肾上腺素和疼痛均无反应，并且可伴随有臂丛神经（颈8、胸1节段参与臂丛的形成）损伤以及面部、颈部无汗的表现。

第三级神经元

由交感神经颈上节起始。

交感神经节前纤维在颈上节换元后发出交感神经节后纤维，节后纤维分两条路径走行：其中一部分节后纤维绕颈内动脉上行入颅止于瞳孔开大肌和板睑肌，使瞳孔扩大、眼睑上提；另一部分节后纤维随颈外动脉止于头面部汗腺和血管，促进发汗及血管收缩。

根据上述路径可知，颈动脉损伤、眶内损伤等病变均可累及此路径。

节后纤维损伤对肾上腺素有反应。节后纤维分为两部分，若只损伤颅内段可不出现同侧面部无汗和潮红，常见于同侧的颈内动脉闭塞性疾病或颈内动脉夹层。海绵窦病变导致的节后性霍纳综合征则通常伴随有同侧动眼神经、滑车神经、展神经及眼神经的定位体征。

交感神经支配的瞳孔扩大反射路径见图 1-1-31。

反霍纳综合征：交感神经受刺激导致，会出现与霍纳综合征相反的症状，如患侧瞳孔散大、眼睑退缩、多汗。

如果损害双侧交感神经的中枢路径，则出现双侧瞳孔针尖样缩小，见于脑桥出血、脑室出血压迫脑干或镇静催眠药中毒等。

5. 孤束核

孤束核上部为特殊内脏感觉核，接受面神经鼓索支传入的舌前 2/3 味觉纤维、舌咽神经传来的舌后 1/3 味觉纤维、迷走神经传来的会厌处的味觉纤维。

孤束核下部为一般内脏感觉核，接受迷走神经传来的心、肺、胃肠道、肝胆等内脏感觉纤维。

孤束核的位置见图 1-1-33。

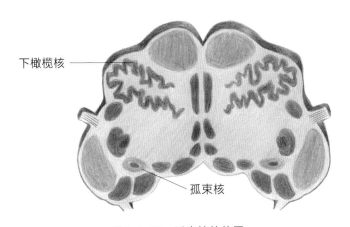

下橄榄核

孤束核

图 1-1-33　孤束核的位置

6. 迷走神经背核

迷走神经背核是位于延髓室底灰质内，迷走神经三角深面的神经核，属于一般内脏运动核，支配颈部、胸部所有内脏器官和腹腔大部分内脏器官的平滑肌、心肌的活动和腺体的分泌。

7. 下橄榄核

详见小脑部分。

（三）脑干网状结构

脑干网状结构是脑干内的一类神经细胞核团和神经纤维束交错排列的网状区域，其结构占据脑干的广泛范围，主要分布于脑干背侧（图 1-1-34）。

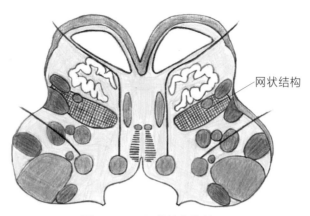

图 1-1-34　网状结构的位置

1.　网状结构对脊髓牵张反射的调节

脊髓牵张反射主要由网状脊髓束、前庭脊髓束、皮质脊髓束的调节。

网状结构对于肌张力的维持起到重要作用，当后循环缺血时，网状结构功能障碍，肌张力无法维持而下降，可表现为跌倒发作。

2.　脑干网状结构对觉醒状态的影响

人类的意识包括两个组成部分：意识内容、觉醒状态，前者属于大脑皮质的功能，后者与网状结构上行激活系统有关。

觉醒状态是觉醒与睡眠周期性交替的大脑生理状态，属于皮质下激活系统的功能。网状结构上行激活系统主要起源于脑桥上段以上的网状结构（图 1-1-35），参与觉醒状态的维持（网状结构激活系统还包括丘脑网状结构和广泛皮质，详见丘脑部分）。觉醒状态需要依靠上行激活系统维持，该系统的破坏会导致意识障碍 - 觉醒程度下降。例如，脑桥上段和中脑网状结构受损后，出现意识障碍，当病变发生在脑桥下段和延髓时，可不出现意识障碍。

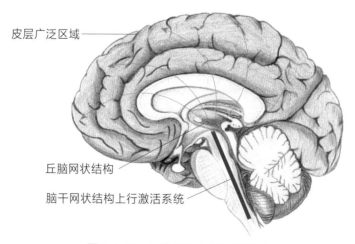

皮层广泛区域

丘脑网状结构

脑干网状结构上行激活系统

图 1-1-35　网状结构上行激活系统

临床上，若皮质功能障碍而上行激活系统（脑桥上段、中脑、丘脑网状结构等）参与皮质下觉醒的部位功能保留的情况下，患者表现为意识内容丧失而觉醒状态存在，可表现为意识模糊、谵妄状态、去皮质状态、植物状态等。当网状结构上行激活系统病变后，出现觉醒状态的障碍，表现为嗜睡、昏睡、浅昏迷、中昏迷、深昏迷。

3. 脑干网状结构的生命中枢

由于许多传导内脏感觉的上行传导束与调节内脏活动的下行传导束均在脑干网状结构内的某些核团中继，故脑干网状结构中形成了许多内脏活动的调节中枢，延髓网状结构中的生命中枢尤为集中。

（1）脑干网状结构中的呼吸中枢

脑干网状结构中的呼吸中枢包括吸气中枢、呼气中枢、长吸中枢和呼吸调整中枢。其中吸气中枢和呼气中枢位于延髓（长吸中枢及呼吸调整中枢位于脑桥），两个中枢的位置相互交错重叠，不能截然分开，均是呼吸中枢中最重要的组成部分，病变后可出现呼吸紊乱。

（2）脑干网状结构中的心血管中枢

心血管反射中枢位于延髓网状结构中，包括心加速中枢、心抑制中枢（位于迷走神经背核）、血管收缩中枢和血管舒张中枢四部分。

这四个中枢协调活动对维持心血管系统的正常活动极其重要，且四个中枢之间是存在交互抑制关系的，如心加速中枢兴奋时，出现心跳加快、血压升高等交感性反应，此时心抑制中枢就会被抑制，好让心加速中枢暂时占据优势地位。

当延髓病变损伤到心血管中枢后，可出现循环功能障碍的症状，如心加速中枢病变后，可出现心跳减慢、血压下降、甚至心跳停搏。

延髓半侧综合征（Reinhold syndrome）

典型临床表现为延髓背外侧综合征表现的基础上加上德热里纳综合征的表现（舌下神经损害导致的同侧舌肌肉瘫痪与萎缩、内侧丘系损害导致的对侧深感觉障碍及锥体束损害导致的对侧肢体痉挛性瘫痪）。延髓半侧综合征可以不典型，但同侧舌下神经瘫痪被认为是诊断延髓半侧综合征必备的临床表现。

【病案举隅】

病例摘要

患者男，58岁，以"头晕、左下肢无力，伴口齿不清、饮水呛咳9小时"为主诉入院。

查体：构音障碍，中枢性眼震，右眼裂变窄，上抬力弱，双瞳孔等大等圆，直径3mm，右面部汗少，右眼球外展露白。左侧鼻唇沟略浅，咽反射迟钝，右侧明显，伸舌稍右偏。双上肢肌力5级，右下肢肌力4级，左下肢肌力4级，双下肢肌张力偏低，双上肢肌张力正常，双下肢腱反射减弱，右侧巴宾斯基征（＋），右侧面部及左侧上、下肢深、浅感觉减退。

入院行急诊头颅 MRI DWI：右侧延髓急性期梗死（图 1-1-36）。

入院 18 小时后时患者在清醒时突发呼吸、心跳减弱，即刻予以气管插管、呼吸机辅助呼吸，心肺复苏，20 分钟后抢救无效临床死亡。

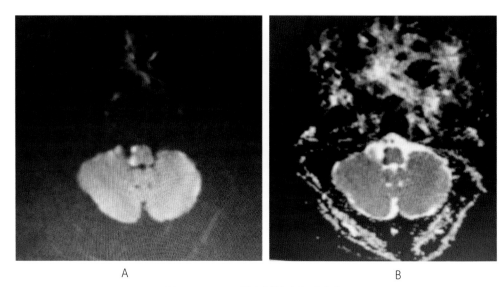

A　　　　　　　　　　　　　　　　　　　B

图 1-1-36　延髓半侧综合征（右）

A. DWI 示右侧延髓高信号（累及锥体束、网状结构及背外侧结构）　B. ADC 示右半侧延髓低信号

病例分析

眩晕、恶心、呕吐及眼震为前庭神经核损害所致；病灶侧软腭、咽喉肌麻痹致吞咽困难、构音障碍、同侧软腭低垂及咽反射消失，为疑核、舌咽神经、迷走神经损害所致；病灶侧共济失调为绳状体损害所致；同时该患者存在霍纳综合征（交感神经下行纤维损害）、交叉性感觉障碍（三叉神经脊束核及脊髓丘脑束损害），以上符合延髓背外侧综合征表现。病灶对侧肢体偏瘫、病灶对侧深感觉障碍及病灶同侧舌下神经瘫痪符合延髓内侧综合征典型表现。DWI 显示右侧延髓急性期梗死，考虑病灶向基底部扩展累及锥体束，向背侧扩展累及舌下神经核，临床表现符合延髓半侧综合征。

该患者在清醒时突然出现快速进展的呼吸、循环衰竭（维持觉醒的网状结构上行激活系统主要起源于脑桥上段以上的网状结构），经呼吸机辅助呼吸后无改善，最终死亡。自主呼吸中枢主要位于延髓，呼吸运动能自主、有规律地进行，其节奏点位于延髓（具体位置不详），损伤网状结构的呼吸、循环中枢后可导致呼吸及循环衰竭的表现。

（四）最后区

最后区又称极后区，位于第四脑室尾部，病变后可出现顽固性呃逆、恶心和呕吐（图 1-1-37）。

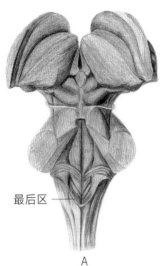
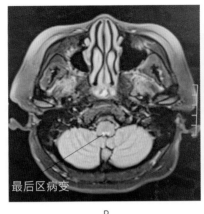
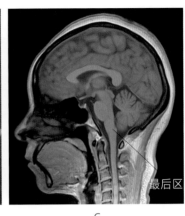

最后区
最后区病变
B
C
最后区
A

图 1-1-37 最后区的位置

A. 脑干背侧面　B. 延髓轴位影像（可见最后区位于延髓后部，靠近第四脑室）　C. 颅脑正中矢状位影像

当颅内压升高时，由于大脑的缺血缺氧等变化，可刺激最后区，其传出信号通过迷走神经、交感神经、膈神经、脊神经传递至胃、小肠、膈肌和腹壁肌肉等处，导致呕吐。最后区富含多巴胺受体，对血液中多巴胺浓度变化敏感，如美多芭可增加血液多巴胺浓度，刺激最后区，易导致恶心呕吐的副作用。此外，最后区缺少血脑屏障，容易被血液中的化学物质损伤，加上此处星形胶质细胞富含水通道蛋白 4（aquaporin-4，AQP4）抗原，所以易被血液中 AQP4 抗体损伤，表现为无法用其他原因解释的顽固性呃逆和恶心呕吐，称为极后区综合征，见于视神经脊髓炎谱系病（neuromyelitis optic spectrum disease，NMOSD）。

【病案举隅】

病例摘要

患者女，62 岁。以"反复恶心、呕吐 10 天"为主诉入院。

患者 10 天前劳累后出现恶心、呕吐，呕吐物为暗红色黏液，食物味道可诱发或加重呕吐，就诊于当地医院，诊为"肠胃炎"，予静点"头孢、胃复安"治疗，症状仍逐渐加重，现患者吃饭、饮水则吐，已 7 天未能进食、喝水，近期依赖静脉输液维持，无头痛，无视物旋转，无视物重影，无肢体活动不利及感觉障碍。

查体：精神欠佳，肌力与肌张力正常。双侧深、浅感觉对称存在。双侧腱反射对称存在。腹壁反射、莱尔米特征、病理反射未引出，脑膜刺激征，心肺腹查体无明显异常。

头颅 MRI：FLAIR 像可见延髓背侧高信号（图 1-1-38），血清 AQP4-IgG（＋）。

最终诊断：视神经脊髓炎谱系病。予激素冲击治疗后患者呕吐好转。

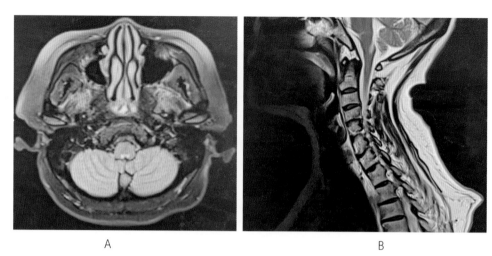

A   B

图 1-1-38　延髓背侧可见高信号病灶
A. 头颅 MRI 轴位影像　B. 颈髓 MRI 矢状位影像

病例分析

　　本患者首发症状为顽固性恶心、呕吐，就诊于各级医院消化内科，予抗生素、止吐药等治疗，均无明显效果，因顽固性呕吐导致不能进食、喝水长达 7 天，并发了严重的电解质紊乱。各种药物治疗均无效的顽固性呕吐应考虑到呕吐中枢病变的可能，根据本患者影像学提示，延髓背侧最后区处有异常信号，结合血清 AQP4（＋），综合考虑为极后区综合征。

第二节 脑 桥

一、脑桥的解剖与影像

（一）外形

1. 基底沟

脑桥正中线上的纵行浅沟称基底沟，容纳基底动脉（图1-2-1）。

2. 延髓脑桥沟

即脑桥与延髓交界处。

在腹侧面的延髓脑桥沟上，自内向外依次可见展神经根、面神经根、前庭蜗神经根穿出（图1-2-1）。

3. 小脑中脚（桥臂）

由脑桥基底部向两侧逐渐缩细的部分为桥臂，即小脑中脚，是脑桥与小脑相联系的径路。

桥臂根部的腹侧面可见三叉神经根，其中感觉根较粗在下方，运动根较细在上方，三叉神经根与面神经根的连线即脑桥和桥臂的分界线（图1-2-1）。

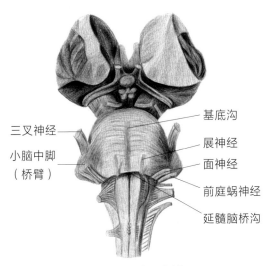

图1-2-1 脑干腹侧面

4. 脑桥小脑角

脑桥小脑角位于桥臂、延髓与小脑的交界处，前庭蜗神经在此入脑。

此部位的上方可见三叉神经根，内侧可见面神经根、展神经根，下方与舌咽神经根、迷走神经根的距离较近，后方是小脑（图1-2-2、图1-2-3）。

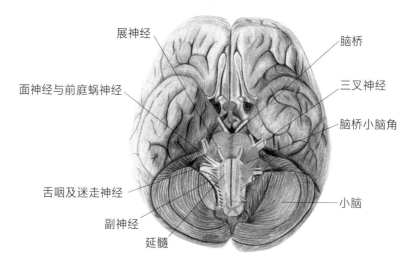

图 1-2-2　大脑底面观 蓝色区域为脑桥小脑角

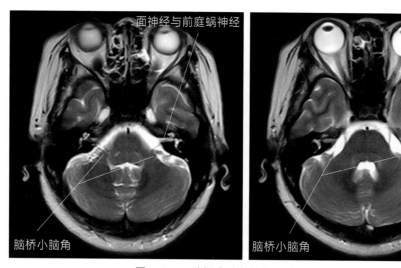

图 1-2-3　脑桥小脑角的位置（轴位层面）

当脑桥小脑角病变时（如听神经瘤压迫），可压迫前庭蜗神经、小脑等结构，导致听力障碍、眩晕、小脑功能障碍，还可波及展神经根、面神经根、三叉神经根、舌咽神经根和迷走神经根，产生相应症状。

【病案举隅】

病例摘要

患者女，55 岁，以"左侧耳鸣，进行性听力下降、头昏 2 年"为主诉入院。

头颅 MRI：以内听道开口为中心的肿瘤，伴有患侧听神经增粗。增强后不均匀强化，肿块实性部分明显强化，囊性部分无强化。

最终诊断：听神经瘤（图 1-2-4）。

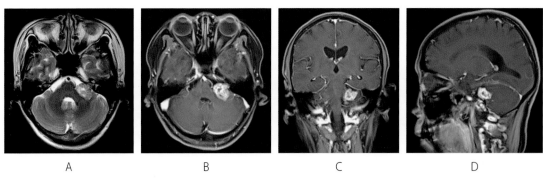

图 1-2-4　头颅 MRI 示左侧脑桥小脑角听神经瘤

A. T_2 像－轴位　B. T_1 增强－轴位　C. T_1 增强－冠状位　D. T_1 增强－矢状位

病例分析

　　听神经瘤位于脑桥小脑角,压迫听神经从而出现耳鸣、进行性听力下降。此外,还可压迫小脑、桥臂、面神经、展神经等结构，出现相应的临床表现。

5. 菱形窝上部

见脑桥背侧面（图 1-2-5）。

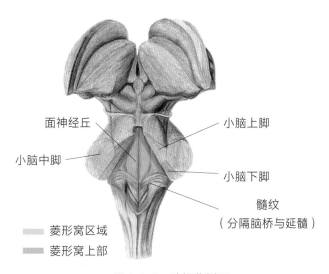

图 1-2-5　脑桥背侧面

面神经丘　　小脑上脚　　小脑中脚　　小脑下脚　　髓纹（分隔脑桥与延髓）　　菱形窝区域　　菱形窝上部

（二）影像

　　脑桥有三个重要层面,自下而上依次为桥臂层面、经三叉神经层面、脑桥首端层面（图 1-2-6、图 1-2-7）。

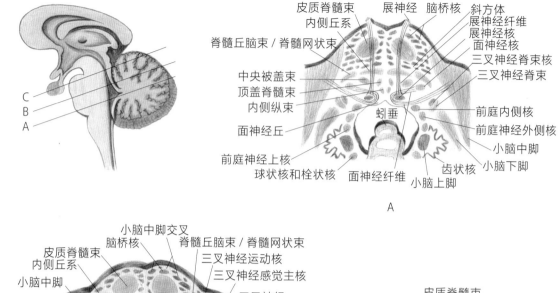

图 1-2-6　脑桥矢状位

A. 桥臂层面　B. 经三叉神经层面　C. 脑桥首端

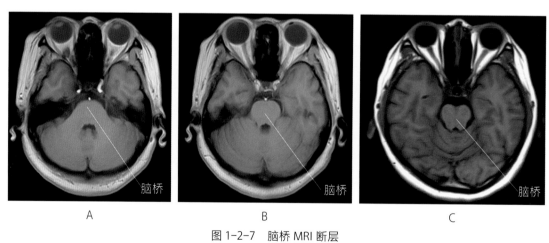

图 1-2-7　脑桥 MRI 断层

A. 头颅 MRI 桥臂层面　B. 头颅 MRI 脑桥中部层面　C. 头颅 MRI 脑桥首端层面

二、脑桥的血供

脑桥主要由基底动脉的分支供血，可大体分为三组（图 1-2-8）。

（一）脑桥旁正中动脉

由基底动脉直接发出的 4~6 支血管，它们垂直穿入脑桥实质并供应脑桥基底部包括脑桥核、皮质脊髓束、内侧丘系等部位。

（二）脑桥短旋动脉

由基底动脉两侧直接发出并垂直进入脑桥实质的血管，每侧有 5~10 支，供应脑桥基底部的腹外侧部分。

（三）脑桥长旋动脉

由基底动脉干的两侧发出，每侧有 1~2 支，斜向后回绕脑桥，至脑桥背面穿入脑实质，供应脑桥被盖部的大部分，与小脑上动脉、小脑下前动脉共同参与脑桥被盖部的血供（小脑下前动脉主要供应脑桥下部背外侧，小脑上动脉主要供应脑桥上部背外侧）。

脑桥不同血管闭塞后的 MRI 影像表现举例见图 1-2-9。

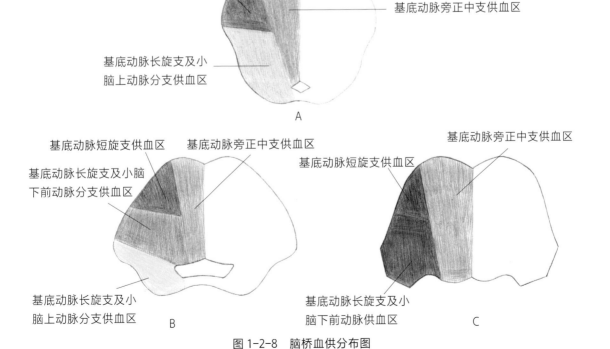

图 1-2-8　脑桥血供分布图

A. 脑桥首端层面　B. 脑桥中部层面　C. 脑桥桥臂层面

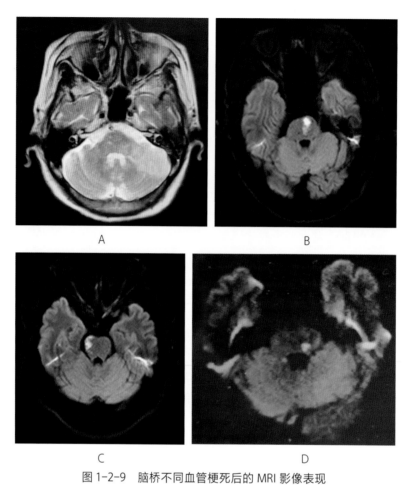

图 1-2-9　脑桥不同血管梗死后的 MRI 影像表现

A. 小脑下前动脉病变致脑桥下部背外侧梗死　B. 脑桥旁正中动脉梗死　C. 脑桥短旋动脉梗死　D. 脑桥长旋动脉梗死

三、脑桥的内部结构

在脑桥横切面上，以斜方体、内侧丘系腹侧缘为界分为基底部（腹侧）和被盖部（背侧）（图 1-2-10）。

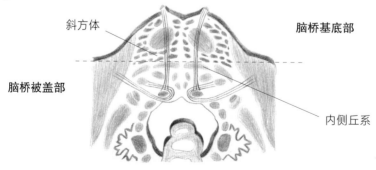

图 1-2-10　脑桥桥臂断层

（一）传导束

1. 位于脑桥基底部的传导束

脑桥基底部走行有许多纵行纤维、横行纤维。

（1）纵行纤维

在脑桥基底部走行的纵纤维主要为锥体束，包括皮质脊髓束和皮质核束。

①皮质脊髓束

在脑干走行的皮质脊髓束主要支配对侧肢体的随意运动。皮质脊髓束进入脑干后在中脑大脑脚下行，穿过脑桥基底部（腹侧），之后继续下行，延续为延髓锥体（图 1-2-11、图 1-2-12、图 1-2-13）。

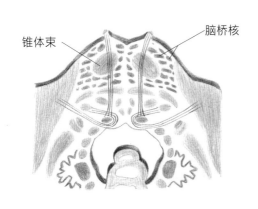
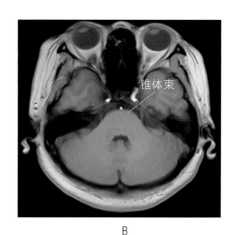

A   B

图 1-2-11 锥体束的位置

A. 脑桥横切面（桥臂层面） B. 头颅 MRI 脑桥桥臂断层

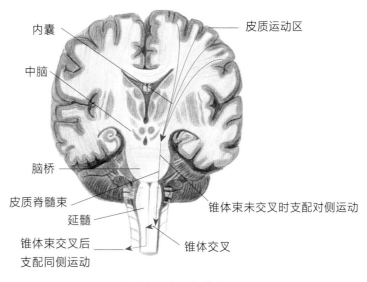

图 1-2-12 皮质脊髓束走行模式图

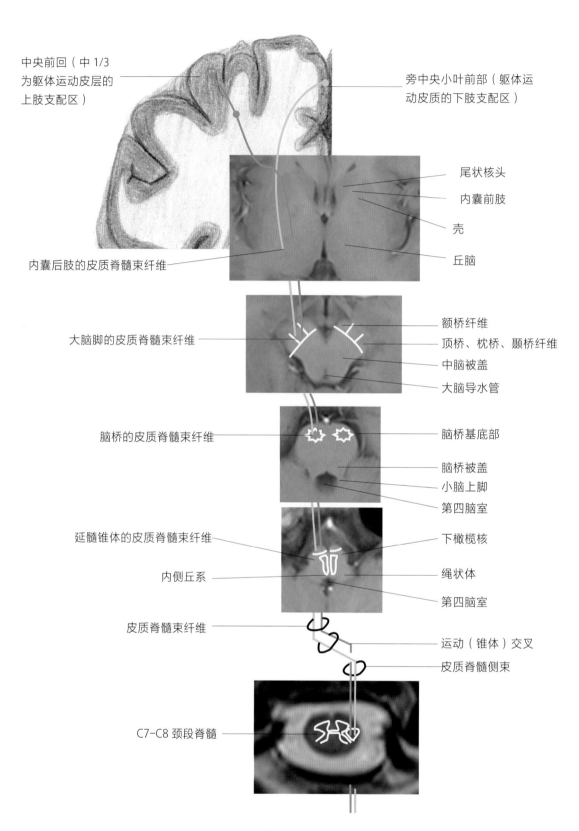

中央前回（中 1/3 为躯体运动皮层的上肢支配区）

旁中央小叶前部（躯体运动皮质的下肢支配区）

尾状核头

内囊前肢

壳

丘脑

内囊后肢的皮质脊髓束纤维

大脑脚的皮质脊髓束纤维

额桥纤维

顶桥、枕桥、颞桥纤维

中脑被盖

大脑导水管

脑桥的皮质脊髓束纤维

脑桥基底部

脑桥被盖

小脑上脚

第四脑室

延髓锥体的皮质脊髓束纤维

下橄榄核

内侧丘系

绳状体

第四脑室

皮质脊髓束纤维

运动（锥体）交叉

皮质脊髓侧束

C7-C8 颈段脊髓

图 1-2-13　皮质脊髓束走行模式图

皮质脊髓束在脑桥的分布与延髓相同，支配对侧上肢的纤维位于内侧，支配对侧下肢的纤维位于外侧。皮质脊髓束病变后出现对侧肢体痉挛性瘫痪。

在脑桥上部、下部，皮质脊髓束的纤维比较密集，而在脑桥中部，皮质脊髓束被脑桥核及桥横纤维分隔为许多分散的小束。

【病案举隅】

病例摘要

患者女，64岁，以"左侧肢体活动不利5天"为主诉入院。

患者5天前无明显诱因出现左侧肢体活动不利，左手持物困难，走路拖拽。

查体：左上肢近端及远端肌力4级，左下肢近端及远端肌力4级，肱二头肌反射、肱三头肌反射、膝反射均亢进，巴宾斯基征（＋），左侧上肢浅感觉减退。

头颅MRI：右侧脑桥新发梗死灶（图1-2-14）。

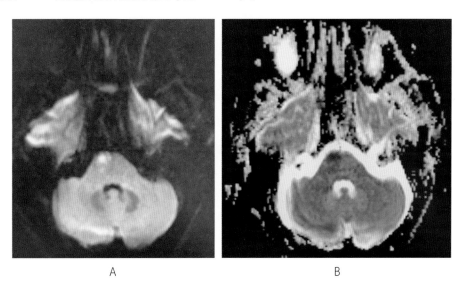

图1-2-14　头颅MRI影像
A. DWI脑桥腹侧高信号病灶　B. ADC脑桥腹侧低信号病灶

病例分析

该患者左侧肢体活动力弱，肱二头肌反射、肱三头肌反射、膝反射均亢进，巴宾斯基征阳性，为痉挛性瘫痪，提示右侧皮质脊髓束损伤，左上肢浅感觉减退提示右侧脊髓丘脑束内侧损伤，结合患者影像，考虑为脑桥基底部病变所致。

②皮质核束

皮质核束走行于脑桥基底部，位于皮质脊髓束内侧，与之伴行。

皮质核束在下行的过程中，不断发出纤维终止于双侧大部分脑神经运动核，故大部分脑神经运动核接受双侧皮质核束支配,只有面神经核下半、舌下神经核仅接受对侧皮质核束支配。

小脑性偏瘫综合征（Marie-Foix syndrome）

小脑性偏瘫综合征又称脑桥外侧综合征。基底动脉和小脑下前动脉的穿支动脉闭塞可导致脑桥外侧部梗死，累及皮质脊髓束、脊髓丘脑束、小脑中脚、面神经核、前庭蜗神经核。临床表现：对侧偏瘫及浅感觉障碍（累及皮质脊髓束及脊髓丘脑束所致），同侧肢体共济失调、面瘫、听力损失、眩晕、眼震等表现（损伤小脑纤维、面神经核、前庭蜗神经核所致）（图 1-2-15）。

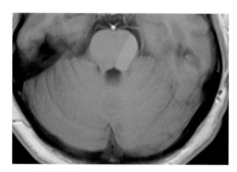

图 1-2-15　脑桥外侧综合征病灶示意图（橙色为损害部位）

闭锁综合征（locked-in syndrome）

闭锁综合征又称去传出状态，多由双侧脑桥基底部损伤所致，主要见于基底动脉脑桥支双侧病变。因双侧脑桥基底部损害（图 1-2-16）致双侧的皮质脊髓束和皮质核束损伤，导致脑桥及以下的运动功能皆丧失，患者不能讲话、眼球水平运动障碍、双侧面瘫、舌、咽及构音、吞咽运动均有障碍，不能转颈耸肩，四肢全瘫，可有双侧病理反射。由于皮质—丘脑—网状结构轴无损害，故患者意识清醒，未累及听觉传导通路及语言理解区（Wernicke区），故语言理解无障碍。由于脑桥水平以上的动眼神经核和滑车神经核功能保留，故患者能以眼球上下运动或睁闭眼进行示意（眼球水平运动障碍与双侧皮质核束损伤致展神经核功能受损有关）。患者意识虽然清醒，但由于不能运动而常被误认为昏迷（可通过脑电图鉴别）。不完全的闭锁综合征患者面肌和四肢可保留轻微的运动能力。

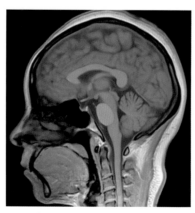

图 1-2-16　闭锁综合征病灶示意图（橙色为损害部位）

【病案举隅】

病例摘要

患者男，76岁，以"意识不清2小时"为主诉入院。

患者于清晨进食时突然出现"意识不清"，立即送来我院。

既往高血压病史10余年。

查体：体温36.8℃，脉搏每分钟70次，呼吸每分钟18次，血压150/96 mmHg；嗜睡状态，不能言语，双瞳直径3 mm，光反射灵敏，眼球不能水平运动，可上下活动及眨眼，能按指令睁闭眼，不能张口及伸舌，面部表情肌运动消失；左侧肢体肌力0级，右上肢肌力I级，右下肢肌力2级，双侧肢体肌张力高，四肢反射活跃，双侧巴宾斯基征（+），双侧霍夫曼征（+）。

头颅MRI DWI：脑桥基底部梗死（图1-2-17）。

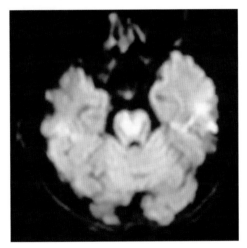

图1-2-17 DWI示脑桥基底部梗死

病例分析

该患者四肢瘫痪、双侧巴宾斯基征和霍夫曼征阳性，提示双侧皮质脊髓束损伤，不能张口及伸舌，面部表情肌运动消失，眼球水平运动障碍，眼球上下活动及眨眼功能保留，能按指令睁闭眼，提示脑桥水平以下的脑神经核功能障碍，符合闭锁综合征的表现。根据MRI病灶位置判断，累及双侧脑桥基底部，为双侧脑桥旁正中支供血区。

③皮质脑桥束

该束由大脑皮质发出，下行至同侧脑桥核。

额叶、顶叶、枕叶、颞叶均可发出皮质脑桥束，分别称为额桥小脑束、顶桥小脑束、枕桥小脑束、颞桥小脑束。

以上纤维到达同侧脑桥核后，由脑桥核发出脑桥小脑束，该束横行交叉至对侧，经小脑中脚（桥臂）进入小脑。皮质脑桥束和脑桥小脑束又称为皮质－桥－小脑束，是皮质与小脑之间相联系的纤维（详见小脑部分）（图1-2-18）。

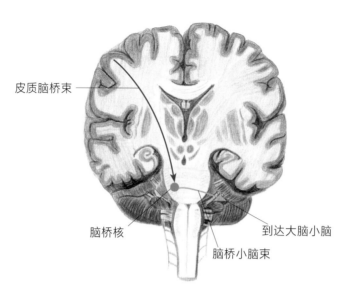

图 1-2-18　皮质 – 桥 – 小脑束示意图

（2）横行纤维

走行在脑桥的横行纤维为脑桥小脑束。

皮质发出皮质脑桥束到达同侧脑桥核，后由脑桥核发出脑桥小脑束，交叉至对侧，经小脑中脚（桥臂）到达小脑（图 1-2-18、图 1-2-19）。由皮质发出的皮质桥小脑束到达对侧小脑，由小脑中继后，再发出到达同侧红核的小脑红核纤维（具体通路：对侧小脑→小脑上脚→中脑 Wernekink 连合交叉→同侧红核），由红核联系丘脑、皮质参与对侧小脑的运动协调功能（图 1-2-19）（详见大脑小脑部分）。

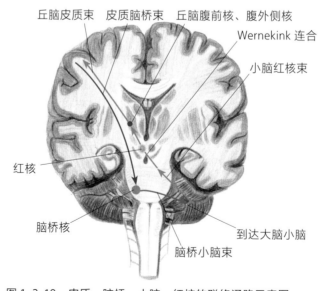

图 1-2-19　皮质、脑桥、小脑、红核的联络通路示意图

【病案举隅】

病例摘要

患者女，66岁，以"走路不稳10天"为主诉入院。

患者10天前补钠后出现走路不稳，易向左右倾倒。

既往糖尿病病史。

查体：四肢肌力及肌张力正常，双侧指鼻试验、轮替试验、跟-膝-胫试验欠稳准。腱反射无异常，病理征（-）。余无阳性体征。

头颅MRI：脑桥中央高信号病灶（图1-2-20）。

最终诊断：渗透性脱髓鞘综合征（Osmotic demyelination syndrome，ODS）。

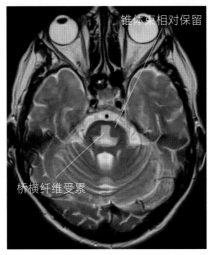

图1-2-20　T_2示脑桥中央高信号病灶

病例分析

该患者累及脑桥中部，以损伤脑桥小脑束为主，故出现小脑性共济失调。该患者锥体束相对保留（由于腹侧锥体束未受累，以累及桥横纤维为主，故出现T形病灶），故目前未出现肢体瘫痪。ODS早期病变时常避开锥体束，以累及脑桥核、脑桥束为主，此时患者症状较轻，与较重的脑桥影像不符，虽有脑桥中央病灶，但一般只累及桥横纤维，故此时患者症状常常不重，可以仅表现为走路不稳、共济失调。

扩　展

◎脑桥十字征

脑桥核发出横行的脑桥小脑纤维并交叉至对侧，经对侧小脑中脚到达小脑，当脑桥核及其发出的通过小脑中脚到达小脑的纤维（桥横纤维）变性，导致脑桥神经元、桥横纤维严重减少，相关部位可见萎缩，同时神经胶质增生，使其含水量增加，导致 MRI T₂ 像上脑桥出现高信号，由于小脑上脚（结合臂）的纤维、锥体束、内侧丘系、脑桥背盖部未受损，所以在脑桥上出现了"十字征"的表现（图1-2-21）。"十字征"形成过程与脑桥、小脑萎缩程度之间存在相关性，当"十字征"等级越高时，对应其脑桥面积越小。

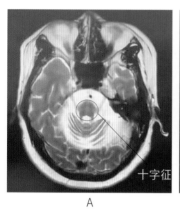 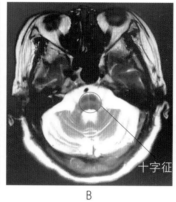 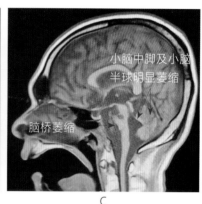

图 1-2-21　头颅 MRI 影像

A、B. 可见脑桥十字征　C. 可见脑桥及小脑萎缩

十字征可见于多系统萎缩、脊髓小脑共济失调、脑桥小脑束华勒变性、变异型克－雅病、双侧小脑中脚梗死、副肿瘤性小脑变性、脑腱黄瘤病等疾病。

2. 位于脑桥被盖部的传导束

脑桥被盖部走行有许多纵行纤维，主要包括内侧丘系、脊髓丘脑束、三叉丘系、顶盖脊髓束、内侧纵束、背侧纵束、中央被盖束、红核脊髓束、脊髓小脑前束等。

（1）内侧丘系

内侧丘系位于脑桥被盖部与基底之间（图1-2-6）。传导对侧复合觉、深感觉和皮肤精细触觉。

在横切面上可见，内侧丘系在脑桥处呈横行放置的扁椭圆形（图1-2-22）。其中传导对侧上半身的纤维位于内侧，传导对侧下半身的纤维位于外侧。

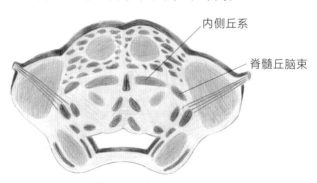

图 1-2-22　内侧丘系与脊髓丘脑束的位置

（2）脊髓丘脑束

脊髓丘脑束位于内侧丘系外侧，负责传导对侧的浅感觉（痛觉、温觉、压触觉），纤维的分布同脊髓丘脑束在延髓的分布（图1-2-22）。

【病案举隅】

病例摘要

患者男，67岁，以"突发左侧半身麻木"为主诉就诊。

既往高血压。

查体：患者左侧肢体对轻触觉刺激减退。

头颅 MRI：脑桥腔隙性脑梗死（图1-2-23）。

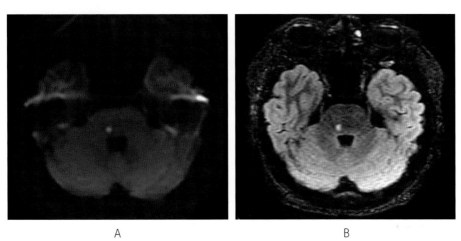

图 1-2-23　脑桥腔隙性脑梗死

A. 头颅 MRI DWI 示右侧脑桥背侧高信号　B. 头颅 MRI FLAIR 像示脑桥相应区域高信号

病例分析

该患者表现为左侧肢体的轻触觉减退，提示损伤右侧脊髓丘脑束，结合患者影像学表现，病变部位位于脑桥，累及脊髓丘脑束。

（3）三叉丘系

三叉丘系负责传导对侧头面部的浅感觉。

三叉神经负责传导同侧头面部的感觉。三叉神经的感觉纤维进入脑桥后立即分为两支：短的升支；长的降支。降支负责同侧头面部浅感觉，向下至三叉神经脊束核中继，之后由三叉神经脊束核发出二级纤维，交叉至对侧继续上行，组成三叉丘系，故三叉丘系负责对侧头面部的浅感觉传导，病变后可出现对侧头面部浅感觉减退，若三叉神经或三叉神经脊束核病变则出现同侧面部浅感觉减退。三叉丘系继续上行，至丘脑腹后内侧核换元，之后由丘脑发出丘脑皮质束，投射至皮质感觉区（图1-2-24）。

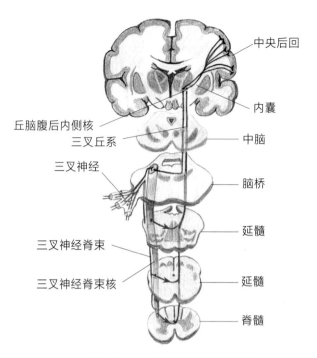

右侧标注（从上到下）：
中央后回
内囊
中脑
脑桥
延髓
延髓
脊髓

左侧标注（从上到下）：
丘脑腹后内侧核
三叉丘系
三叉神经
三叉神经脊束
三叉神经脊束核

图 1-2-24 面部浅感觉传导通路

（4）内侧纵束

内侧纵束位于脑桥被盖部中线两侧（图 1-2-25、图 1-2-26）。

内侧纵束与双眼水平运动有关，以双眼向右看为例（图 1-2-27）：

当我们双眼要向右侧看时，左侧皮质侧视中枢（位于额中回后部，病变后可出现核上性眼肌麻痹，详见额叶部分）把冲动传递到右侧脑桥侧视中枢（位于桥臂层面），之后脑桥侧视中枢发出冲动，此冲动经两条路径传导：一条路径是传递给右侧的展神经核，由右侧展神经核发出纤维支配右侧外直肌，使右侧眼球向外侧运动；另一条路径则进入左侧的内侧纵束（内侧纵束由前庭核发出），并到达左侧动眼神经核，由动眼神经核发出纤维支配左侧内直肌，使左侧眼球向内侧运动。

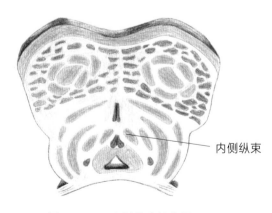

内侧纵束

图 1-2-25 内侧纵束的位置

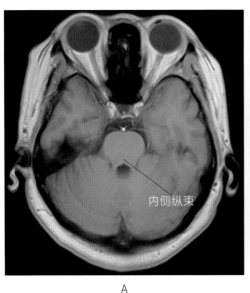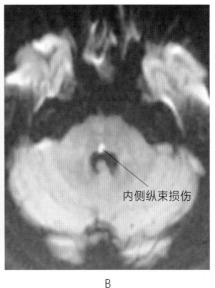

A   B

图 1-2-26　内侧纵束

A. 内侧纵束的位置　B. 内侧纵束损伤

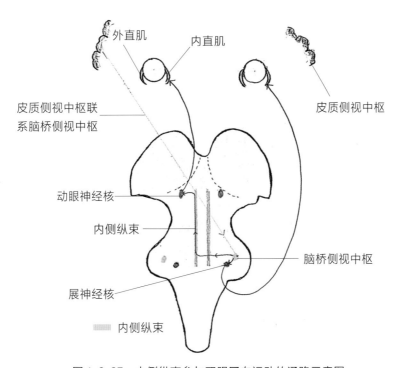

图 1-2-27　内侧纵束参与双眼同向运动的通路示意图

通过上述路径，双眼就可以同时向右侧移动了。由于一侧脑桥侧视中枢发出的纤维可使双眼向同侧运动，故一侧脑桥侧视中枢病变后，可出现双眼向患侧凝视麻痹，双眼向健侧凝视（皮质侧视中枢的功能与病变详见额叶部分）。

【病案举隅】

病例摘要

患者男，57岁，以"突发双眼向右凝视伴面部无力6小时"为主诉入院。

查体：患者双眼向右凝视，左侧额纹变浅，口角右偏，左侧鼻唇沟变浅（图1-2-28），双侧触觉、深感觉对称存在。四肢肌力、肌张力正常，腱反射正常，病理征（-）。

头颅CT：脑桥出血（图1-2-29）。

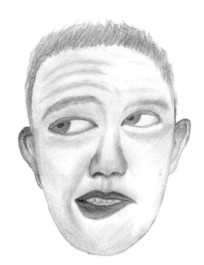

图1-2-28　患者双眼向右凝视，左侧额纹变浅，口角右偏，左侧鼻唇沟变浅

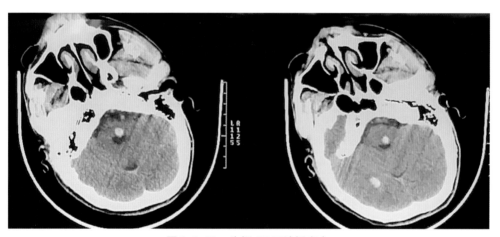

图1-2-29　头颅CT示脑桥出血

病例分析

患者双眼向右凝视，提示病变可能位于皮质侧视中枢或脑桥侧视中枢，根据患者头颅影像，考虑为左侧脑桥侧视中枢受损所致。脑桥侧视中枢可以使双眼向同侧看，故脑桥侧视中枢破坏性病变后，双眼无法向同侧凝视，表现为双眼向病灶对侧凝视；患者左侧额纹变浅，口角右偏，

左侧鼻唇沟变浅，为左侧周围性面瘫，结合患者头颅影像，考虑损伤左侧面神经核所致（面神经核位置见图 1-2-34、图 1-2-35）。

①核间性眼肌麻痹

内侧纵束在双眼协同运动中起到重要作用，当内侧纵束相关路径受损后，可出现核间性眼肌麻痹（图 1-2-27、图 1-2-30）。

脑桥侧视中枢到对侧动眼神经核之间的内侧纵束上行纤维损伤后，可出现前核间性眼肌麻痹。前核间性眼肌麻痹的病灶位于一侧展神经核上部的内侧纵束。脑桥侧视中枢发出纤维经对侧内侧纵束到达动眼神经核，使眼球内收，这时由于内侧纵束损伤，导致侧视中枢发出的纤维无法通过内侧纵束使对侧眼球内收，故此时双眼向健侧运动时，患侧眼球不能内收，健侧眼球内收时可出现复视及水平眼震（可能由于眼球运动系统为克服内收不利，导致健侧外直肌过度运动所致），患侧眼球的外展无影响，辐辏反射正常，双眼向前方直视时，无异常眼位及复视。单侧前核间性眼肌麻痹多见于缺血性脑血管病，其次为多发性硬化、外伤、寄生虫、乙醇中毒、药物中毒等。

脑桥侧视中枢与展神经核之间的纤维损伤后会出现后核间性眼肌麻痹，表现为双侧眼球要同向运动时，患侧眼球不能外展，辐辏反射正常（图 1-2-30）。

若脑桥侧视中枢到展神经核之间的纤维及脑桥侧视中枢附近的内侧纵束（损伤了双侧脑桥侧视中枢发出并联络动眼神经核的纤维）损伤后，会出现一个半综合征。一个半综合

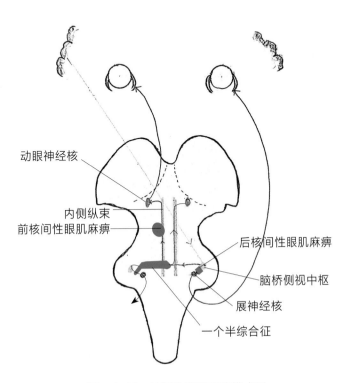

图 1-2-30 核间性眼肌麻痹模式图

征又称脑桥麻痹性外斜视，因一侧脑桥侧视中枢及双侧内侧纵束同时受到破坏，导致两眼向病灶侧注视时，患侧眼球不能外展，健侧眼球不能内收，向病灶对侧注视时，健侧眼球能外展，病灶侧眼球不能内收，即"一个半"（患侧眼球不能内收与外展为"一个"，健侧眼球不能内收为"半个"），但两眼辐辏反射仍正常。一个半综合征常见于脑梗死和脱髓鞘病变，也可见于其他可累及脑干的疾病。若一个半综合征同时伴有同侧面神经核的周围性瘫，则称为八个半综合征（"一个半"与第 7 对脑神经周围瘫），若合并双侧面神经周围瘫则称为十五个半综合征（"一个半"与两侧第 7 对脑神经周围瘫，即 1+7+7，十五个半综合征较少见）。

【病案举隅】

病例摘要

患者男，38 岁，以"头晕，复视，左上肢麻木 2 小时"为主诉入院。

既往高血压病史 5 年。

查体：血压 220/140mmHg，神志清醒，讲话流利，双侧眼睑无下垂，双瞳等大同圆，对光反射及辐辏反射存在，左侧眼球不能内收，向左注视时出现水平眼震，右侧眼球不能内收及外展。双侧鼻唇沟对称，伸舌居中，四肢肌力正常，腱反射正常，病理反射未引出。

头部 CT：脑桥出血（图 1-2-31）。

诊断：脑桥出血。

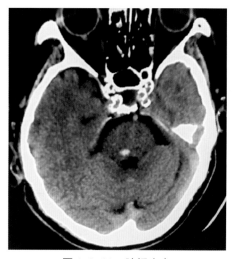

图 1-2-31　脑桥出血

病例分析

该患者左侧眼球不能内收，向左注视时出现水平眼震，右侧眼球不能内收及外展，辐辏反射正常，符合一个半综合征的临床表现。左上肢麻木提示右侧脊髓丘脑束受损，与影像表现相符。

病例摘要

　　患者男，57岁，以"突发头晕，伴复视、视物模糊、右侧肢体麻木10余天"为主诉入院。既往糖尿病病史3年余，高血压病史20年余。

　　查体：神志清楚，左眼眼球水平固定，内收及外展不能，右眼眼球内收不能，可外展，外展时伴水平眼震，辐辏反射正常，复视，四肢肌力正常，腱反射正常，病理反射未引出。

　　头部MRI：脑桥梗死（图1-2-32）。

　　诊断：脑桥梗死，一个半综合征。

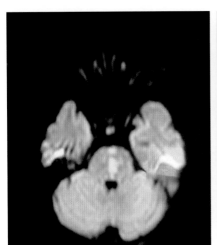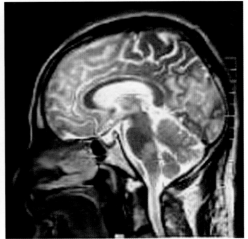

图1-2-32　脑桥梗死

病例分析

　　该患者复视、眼球水平运动受限，表现为左眼内收及外展不能，右眼内收不能，可外展，外展时水平眼震，辐辏反射正常，符合一个半综合征的表现，是累及左侧脑桥侧视中枢到展神经核之间的纤维及脑桥侧视中枢附近的内侧纵束所致。右侧肢体麻木是累及左侧脊髓丘脑束所致。结合影像学，为脑桥旁正中动脉梗死。

　　②核上性眼肌麻痹

　　核上性眼肌麻痹见于皮质侧视中枢及其联系纤维病变引起的眼球侧方凝视麻痹（详见额叶部分）及中脑上丘病变导致的垂直凝视麻痹（详见中脑部分）。核上性眼肌麻痹临床有三个特点：双眼同时受累、无复视、反射性凝视运动仍保存。例如，核上性眼肌麻痹患者双眼不能随意向一侧运动，但该侧突然出现声响时，双眼可反射性转向该侧。

　　③核性眼肌麻痹

　　指脑干病变（血管病、炎症、肿瘤等）致眼球运动神经核（动眼神经核、滑车神经核、展神经核）损害所引起的眼球运动障碍。动眼神经核、滑车神经核病变详见中脑神经核部分；展神经核病变详见脑桥神经核部分。

④核下性眼肌麻痹

动眼神经、滑车神经或展神经病变导致的眼球运动功能障碍。

（二）神经核

1. 脑神经核

（1）三叉神经脊束核

三叉神经脊束核属于一般躯体感觉核，上端达脑桥中下部，下端达颈髓1-2节段。

该核外侧始终与三叉神经脊束贴邻（图1-1-33），并接受此束的终止。三叉神经脊束由三叉神经感觉根下行纤维汇合而成，大部分为传递同侧面部痛、温觉的细纤维，亦含部分传递触觉冲动的粗纤维（三叉神经脊束核的解剖与功能详见延髓部分）。

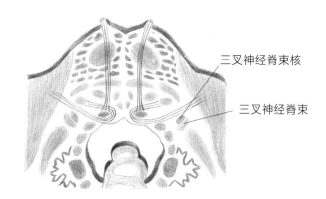

图1-2-33　三叉神经脊束与三叉神经脊束核的位置

（2）展神经核

展神经核属于一般躯体运动核，其发出的纤维构成展神经。展神经为运动性脑神经，起自脑桥面神经丘深面的展神经核，其纤维行向腹侧，经延髓脑桥沟内侧部出脑，向前穿海绵窦外侧壁及眶上裂入眶，在视神经外侧支配外直肌，展神经核病变后可出现患侧眼球不能外展（图1-2-34、图1-2-35）。

（3）面神经核

面神经核位于脑桥下部网状结构的腹外侧，内含大型运动细胞，属特殊内脏运动性核。

此核细胞发出的轴突先向背内侧走行，在展神经核内侧聚为一束（称为神经膝），之后它绕过展神经核的背面折向腹外，沿面神经核的外侧出脑（图1-2-34、图1-2-35）。此核发出的纤维是组成面神经的成分之一，它支配全部的表情肌、二腹肌后腹和茎突舌骨肌。面神经核纤维包绕展神经核形成面神经丘，二者常可同时损伤。

面神经核的核上性支配：面神经核接受皮质核束的支配。面神经核上半支配面上部的肌肉，接受双侧皮质核束支配。面神经核下半支配面下部的肌肉，接受对侧皮质核束支配。一侧皮质核束病变后，会出现对侧中枢性面瘫（表现为面上部的肌肉无症状或症状轻微，

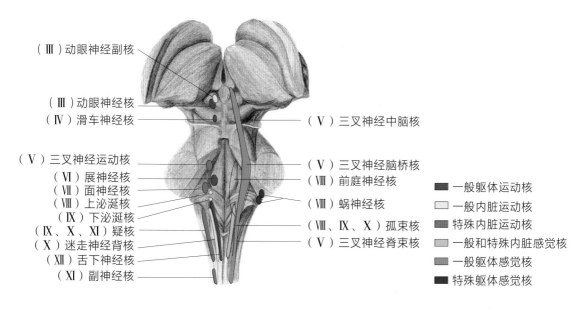

（Ⅲ）动眼神经副核
（Ⅲ）动眼神经核
（Ⅳ）滑车神经核
（Ⅴ）三叉神经中脑核
（Ⅴ）三叉神经运动核
（Ⅴ）三叉神经脑桥核
（Ⅵ）展神经核
（Ⅷ）前庭神经核
（Ⅶ）面神经核
（Ⅷ）蜗神经核
（Ⅷ）上泌涎核
（Ⅸ）下泌涎核
（Ⅷ、Ⅸ、Ⅹ）孤束核
（Ⅸ、Ⅹ、Ⅺ）疑核
（Ⅹ）迷走神经背核
（Ⅴ）三叉神经脊束核
（Ⅻ）舌下神经核
（Ⅺ）副神经核

一般躯体运动核
一般内脏运动核
特殊内脏运动核
一般和特殊内脏感觉核
一般躯体感觉核
特殊躯体感觉核

图 1-2-34 展神经核的位置 脑干背侧面

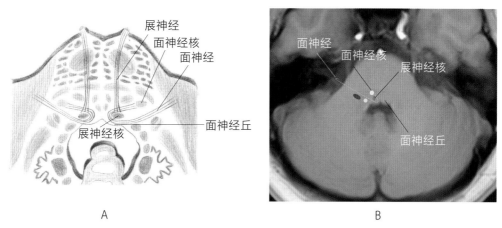

展神经
面神经核
面神经
面神经
面神经核
展神经核
展神经核
面神经丘
面神经丘

A
B

图 1-2-35 展神经核的位置
A. 脑桥横切面（桥臂断层） B. 脑桥轴位影像（桥臂断层）

仍能皱眉、闭眼，或皱眉与闭眼力量较对侧略弱；病变对侧面下部无力，口角偏向患侧，同时可伴有对侧中枢性舌瘫），面神经核病变会出现同侧周围性面瘫（除了同侧面下部的肌肉无力外，还伴有同侧额纹变浅，皱眉、闭眼无力）。

【病案举隅】

病例摘要

患者男，76岁，以"眩晕、呕吐、行走不稳1天，伴复视、右侧面瘫、右耳听力减退6小时"为主诉入院。

既往高血压病史。

神经系统检查：嗜睡状态，右眼外展不充分，双眼轻度向右注视麻痹伴水平眼震，右侧颜面部痛觉减退，右侧周围性面瘫，右耳听力减退。左偏身痛、温觉减退，右手指鼻不准、轮替动作笨拙和跟－膝－胫试验欠稳准，左侧正常。双侧触觉、深感觉对称存在。四肢肌力、肌张力正常，腱反射正常，病理征（－）。实验室检查：血、便常规及血糖、血脂正常。

头颅 CT：脑桥出血（图 1-2-36）。

临床诊断：脑干出血（脑桥被盖下部）。

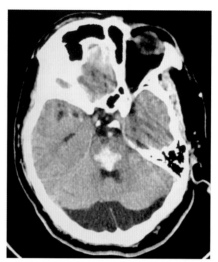

图 1-2-36　脑干出血（头颅 CT 示脑桥高密度病灶）

病例分析

该患者右侧周围性面瘫、右眼外展不能，结合影像，考虑右侧面神经核及展神经核损伤所致。右耳听力减退、左侧浅感觉减退为损伤右侧蜗神经核及脊髓丘脑束所致。右侧小脑性共济失调为损伤右侧小脑半球所致。

病例摘要

患者男，60 岁，以"左侧肢体无力麻木伴口舌歪斜 3 周"为主诉入院。

患者 3 周前散步时突发左侧肢体麻木无力伴口舌歪斜。

查体：左上、下肢近端及远端肌力 3 级，额纹对称，睁眼有力，口角右偏，左侧鼻唇沟变浅，伸舌左偏。

头颅 MRI：右侧侧脑室旁梗死灶（图 1-2-37）。

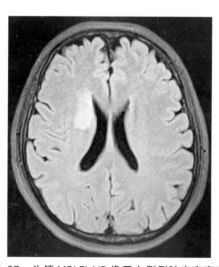

图 1-2-37　头颅 MRI FLAIR 像示右侧侧脑室旁高密度灶

病例分析

患者左侧中枢性面瘫及舌瘫，提示右侧皮质核束损伤，结合影像，病灶位于右侧侧脑室旁，累及皮质核束。由于面神经核下半及舌下神经核接受对侧皮质核束支配，故皮质核束病变后出现对侧舌下神经核及面神经核下半功能障碍。

2. 非脑神经核

脑桥分为基底部和被盖部（被盖部附近小脑中脚的区域不属于被盖部）。

（1）上橄榄核

位于脑桥下被盖部，内侧丘系的背外侧。

接受双侧蜗神经腹核的纤维，之后发出上行纤维加入双侧外侧丘系，参与声音的空间定位。

（2）脑桥核

位于脑桥基底部，是锥体束周边散在的灰质。

该核接受同侧大脑皮质的广泛纤维（额叶、顶叶、颞叶、枕叶均发出纤维），之后由脑桥核发出脑桥小脑束，交叉至对侧，经小脑中脚到达小脑，参与对侧小脑的功能调节（图1-2-18、图1-2-19、图1-2-38），详见小脑部分。

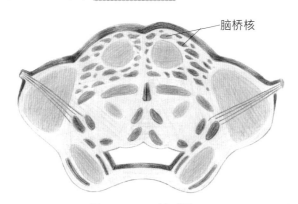

图 1-2-38 脑桥横切面

四、脑桥病变

（一）脑桥病变的临床表现

1. 运动障碍

（1）传导束性运动障碍

①皮质脊髓束病变

皮质脊髓束位于脑桥腹侧，一侧皮质脊髓束病变后会出现对侧肢体上运动神经元瘫。

②皮质核束病变

走行于脑桥处的皮质核束发出纤维支配双侧的三叉神经运动核（属于特殊内脏运动核，位于脑桥，支配与咀嚼功能有关的肌肉）、面神经核上半、疑核、展神经核等。面神经核下半及舌下神经核只接受对侧皮质核束支配。

脑桥中部层面、脑桥首端层面的皮质核束受损：若单侧受损，则出现对侧中枢性面瘫（病变早期可表现为周围性面瘫）、中枢性舌下神经瘫痪，病变早期可出现假性延髓麻痹。若双侧受损，则出现假性延髓麻痹、双侧周围性面瘫（面部肌肉均瘫痪）、双侧舌下神经瘫痪。

脑桥上部及脑桥中部层面病变同时累及一侧皮质脊髓束与皮质核束时，出现对侧中枢性面舌瘫及肢体痉挛性瘫痪，中枢性面舌瘫侧与肢体瘫痪侧在同一侧。

脑桥下部病变可出现面神经交叉瘫（一侧面神经核及其纤维受损和同侧皮质脊髓束受损），或展神经交叉瘫（一侧展神经核及其纤维受损和同侧皮质脊髓束受损），前者表现为同侧周围性面瘫及对侧中枢瘫，后者表现为同侧展神经麻痹（眼球外展受限）及对侧中枢瘫。

③内侧纵束病变

详见前述。

（2）核性及核下性运动障碍

详见面神经核、展神经核部分。

2. 感觉障碍

三叉丘系负责传导对侧头面部的浅感觉，故三叉丘系病变后可出现对侧头面部的浅感觉减退。

脊髓丘脑束负责传导对侧肢体的浅感觉，故病变后会出现对侧肢体浅感觉障碍。在脑桥中，脊髓丘脑束自内向外分别传导颈、胸、腰、骶部的浅感觉，故可因不同部位的损伤而出现对侧不同部位的浅感觉障碍。

内侧丘系负责传导对侧肢体的深感觉、复合感觉，故病变后会出现对侧肢体深感觉及复合感觉障碍。在脑桥中，内侧丘系自内向外分别传导颈、胸、腰、骶部的深感觉，故可因不同部位的损伤而出现对侧不同部位的深感觉障碍。

在脑桥下部，脊髓丘脑束与内侧丘系距离较远，较少出现浅感觉、深感觉与复合感觉同时损伤，多出现分离性感觉障碍（如浅感觉障碍而深感觉保留）。

（二）脑桥病变的综合征

脑桥病变可损伤脑桥层面的各个脑神经核团及传导束而出现相应的临床表现，也可破坏来自于下丘脑的体温调节中枢而导致中枢性高热，还可因损伤网状结构而出现意识障碍，下面论述几种脑桥病变的综合征。

脑桥的常见综合征包括米亚尔－居布勒综合征、福维尔综合征、脑桥背外侧综合征和闭锁综合征。

脑桥下部和延髓的梗死危险性大，易累及脑干网状结构而出现意识、呼吸、循环的障碍。

1. 米亚尔—居布勒综合征（Millard-Gubler syndrome）

米亚尔－居布勒综合征又称脑桥腹外侧综合征、交叉性外展－面神经麻痹－偏瘫综合征。

病变部位：病灶位于脑桥基底外侧。主要累及展神经、面神经、锥体束、脊髓丘脑束和内侧丘系（图 1-2-39）。

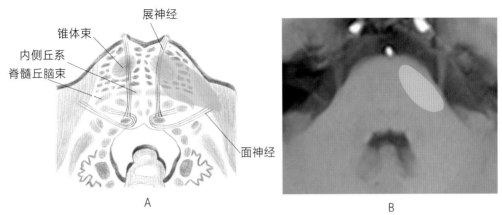

图 1-2-39　米亚尔－居布勒综合征

A.桥臂层面米亚尔－居布勒综合征模式图　B.桥臂轴位影像米亚尔－居布勒综合征模式图

临床表现：同侧眼球外展不能（累及展神经），周围性面瘫（累及面神经），对侧肢体上运动神经元性偏瘫及中枢性舌下神经瘫痪（累及锥体束），对侧上、下肢深浅感觉障碍（累及脊髓丘脑束和内侧丘系）。

常见病因：多见于炎症和肿瘤，最多见于脑桥肿瘤，其次为脑桥出血，脑桥梗死较少见。肿瘤压迫或旁正中动脉闭塞，使脑桥部的皮质脊髓束、内侧丘系、内侧纵束、脑桥小脑束、外展神经核等损伤而引起米亚尔－居布勒综合征。

2. 福维尔综合征（Foville syndrome）

福维尔综合征又称脑桥腹内侧综合征。

病变部位：展、面神经核及其纤维、锥体束、脑桥侧视中枢、内侧纵束（图 1-2-40）。

临床表现：同侧眼球外展不能（展神经核受损）、同侧周围性面瘫（面神经核受损）、对侧肢体上运动神经元瘫（锥体束受损）、双眼不能向患侧凝视（双眼向患侧凝视麻痹）、常向健侧凝视（脑桥侧视中枢、内侧纵束损伤）。

常见病因：脑桥旁正中支损害。

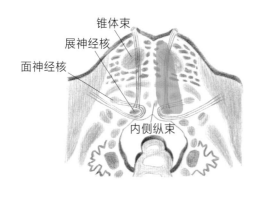

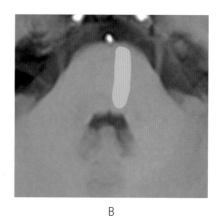

| A | B |

图 1-2-40　福维尔综合征

A. 桥臂层面福维尔综合征模式图　B. 桥臂轴位影像福维尔综合征模式图

【病案举隅】

病例摘要

患者男，65 岁，以"言语不清，双眼向右凝视，右侧肢体无力 5 小时余"为主诉入院。

既往有高血压、糖尿病病史。

查体：双眼向右凝视，向左运动不能。口角右偏，左侧额纹及鼻唇沟变浅，咽反射迟钝。左侧肌力 5 级，右上肢肌力 1 级，右下肢肌力 1 级，右巴宾斯基征阳性，NIHSS 评分 10 分。

病例分析

患者口角右偏、左侧额纹及鼻唇沟变浅，为累及左侧面神经所致的周围性面瘫；患者双眼向左运动不能，为损伤左侧展神经、脑桥侧视中枢所致；右侧肢体痉挛性瘫痪为累及左侧锥体束所致。展神经核、面神经核位于脑桥，同侧展神经、面神经及对侧锥体束共同病变时常提示病灶位于脑桥水平，结合患者双眼向右侧凝视，符合脑桥福维尔综合征，结合影像学（图 1-2-41），考虑脑桥旁正中支病变所致。

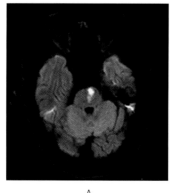
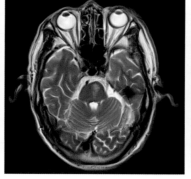
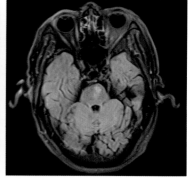

| A | B | C |

图 1-2-41　头颅 MRI 示左侧脑桥高信号

A. DWI　B. T_2 像　C. T_2 FLAIR 像

第三节 中 脑

一、中脑的解剖与影像

（一）外形

中脑上界为视束，下界为脑桥上缘，两侧粗大的纵行柱状隆起为大脑脚，其浅部主要由大量自大脑皮质发出的下行纤维组成。两侧大脑脚之间的凹陷称脚间窝，动眼神经由此穿出（图 1-3-1，A）。

中脑背面有上、下两对圆形的隆起，上方者称上丘，下方者称下丘。二者的深面分别有上丘核和下丘核，通常将上、下丘合称为四叠体，其中上丘是视觉反射中枢，下丘是听觉反射中枢。在上、下丘的外侧，各有一横行的隆起称上丘臂和下丘臂，分别与间脑的外侧膝状体和内侧膝状体相连。在下丘的下方，可见滑车神经穿出并向前绕过大脑脚（图 1-3-1，B）。

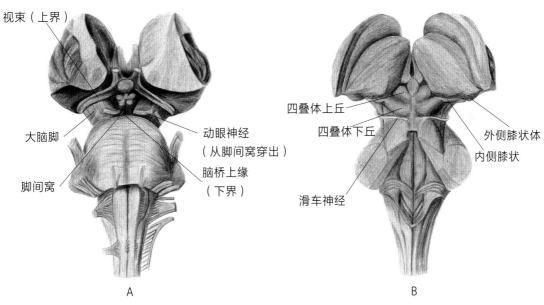

视束（上界）
大脑脚
脚间窝
动眼神经（从脚间窝穿出）
脑桥上缘（下界）

四叠体上丘
四叠体下丘
滑车神经
外侧膝状体
内侧膝状

A   B

图 1-3-1 脑干
A.脑干腹侧面　B.脑干背侧面

（二）影像

中脑可分为顶盖、被盖和大脑脚三个部分（图 1-3-2、1-3-3）。中脑的轴位影像断层见图 1-3-4。

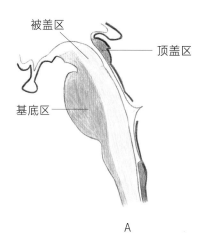
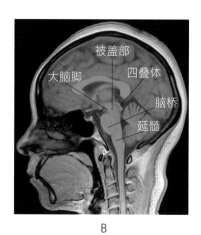

图 1-3-2　脑干

A. 脑干矢状位分区示意图　B. 头颅 MRI 矢状位影像

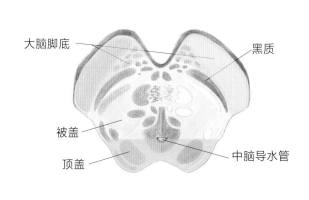
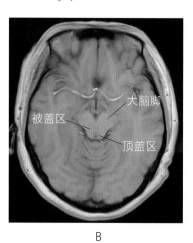

图 1-3-3　中脑的分区

A. 中脑经下丘断面，顶盖与被盖分界线的中央为中脑导水管，被盖与脚底之间隔有黑质　B. 头颅 MRI 经下丘断层

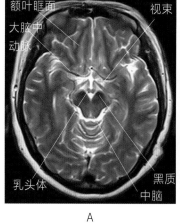
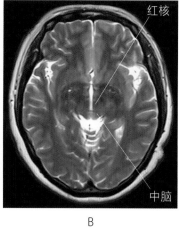

图 1-3-4　头颅 MRI 经中脑的轴位影像

A. 经下丘层面　B. 经上丘层面

二、中脑的血供

中脑的血液供应主要来自大脑后动脉、小脑上动脉、后交通动脉、脉络膜后动脉，这些动脉从形态学上分为旁正中动脉、短旋动脉和长旋动脉（图1-3-5）。

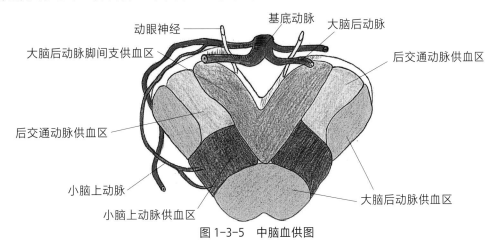

图1-3-5 中脑血供图

（一）中脑旁正中动脉

主要由大脑后动脉发出（也有来自于基底动脉和后交通动脉者），供应大脑脚底的内侧部分（锥体束、红核、黑质、动眼神经、滑车神经等），闭塞时可出现红核上、下综合征。

（二）中脑短旋动脉

起自大脑后动脉、小脑上动脉和脉络膜动脉，供应大脑脚底的中间及外侧部分（锥体束、黑质、动眼神经等），闭塞时可出现韦伯综合征。

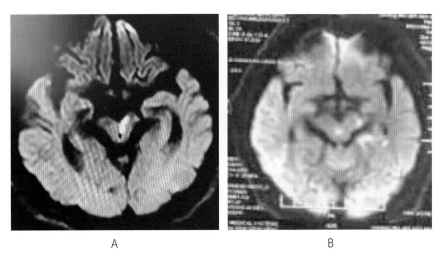

图1-3-6 中脑梗死相关影像

A. 头颅MRI DWI示脚间支供血区高信号　B. 头颅MRI DWI示大脑后动脉供血区高信号

（三）中脑长旋动脉

又叫四叠体动脉，上部起自大脑后动脉和脉络膜后动脉，下部起自小脑上动脉，供应顶盖和被盖外侧部。

【病案举隅】

病例摘要

患者男，64岁，以"言语含糊、头晕、耳鸣7天，四肢无力加重2天"为主诉入院。

查体：不能言语，构音障碍，咽反射存在，强哭强笑表情，眼球垂直运动保留，右上、下肢肌力0级，左上、下肢肌力2级，双侧病理征（+）。

头颅MRI：DWI示双侧中脑大脑脚区域高信号，ADC对应区域低信号，提示急性脑梗死（图1-3-7）。头颅MRA示椎基底动脉显示不良（图1-3-8）。

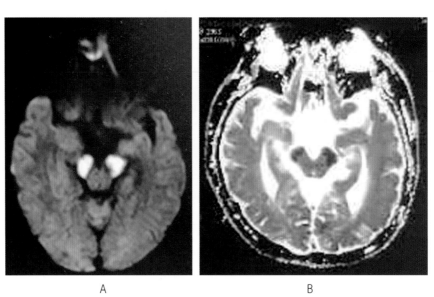

A   B

图1-3-7　双侧大脑脚梗死

A. 头颅MRI DWI示双侧中脑大脑脚区域高信号　B. 头颅MRI ADC对应区域低信号

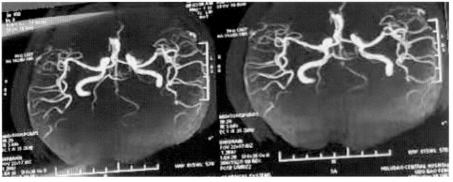

图1-3-8　头颅MRA示椎基底动脉显示不良

病例分析

　　大脑脚主要由大脑后动脉、小脑上动脉及其分支、后交通动脉等血管供血，这些动脉都是基底动脉远端的主要分支。当椎基底动脉严重狭窄或者闭塞、无法建立有效的侧支循环、灌注不足时，就可能出现双侧大脑脚梗死。本例患者的小脑和枕叶并未受累，可能由于为大脑脚供血的动脉均为小分支，在椎基底动脉狭窄的情况下，这些小分支比为枕叶和其他区域提供灌注的大型血管分支更容易受到影响。大脑脚分布有皮质脊髓束和皮质核束，病变后可出现四肢痉挛性瘫痪、假性延髓麻痹、闭锁综合征等表现。腹侧脑桥病变是闭锁综合征的常见原因，但并非是唯一原因，在双侧大脑脚梗死报道中，闭锁综合征是其常见表现。患者延髓肌肉和所有肢体瘫痪，但意识保留，只能做出垂直眼球运动和眨眼动作，符合闭锁综合征表现。

三、中脑的内部结构

（一）非脑神经核

1. 顶盖（四叠体）区域

（1）下丘

下丘的位置见图 1-3-9。

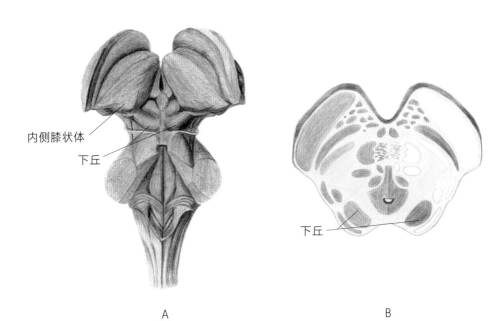

A　　　　　　　　　　　　　　　B

图 1-3-9　下丘的位置

A. 脑干背侧面　B. 中脑下丘断层

①听觉通路中继站

下丘是听觉通路中继站,两侧的听觉纤维经由外侧丘系传导,到达中脑顶盖的下丘中继,之后由下丘发出纤维,经内侧膝状体→内囊后肢后部,最后投射至颞上回和颞横回的听觉皮质(图1-3-9、图1-3-10)。

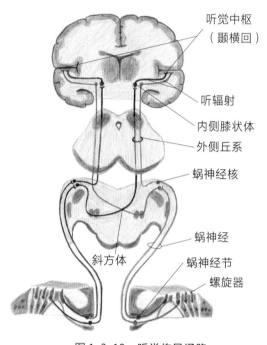

图1-3-10 听觉传导通路

②参与头、眼转向声源的反射调节

下丘接受听觉纤维,之后发出纤维到达上丘,与上丘的纤维进行整合后,到达对侧形成顶盖脊髓束与顶盖被盖束,其中顶盖脊髓束到达颈髓、顶盖被盖束到达眼外肌核,完成头、颈、眼转向声源的反射。例如,人们听到巨响后,听觉纤维到达下丘,通过顶盖脊髓束、顶盖被盖束联系颈髓前角及眼外肌诸核,使人下意识地将头转向发出巨响的方向。

③其他感觉的整合中枢

下丘还可以接受对侧下丘核、内侧膝状体、听觉皮质的纤维,同时还是视觉、嗅觉、痛觉、触觉的整合中枢。

(2)上丘

上丘的位置见图1-3-11。

①双眼垂直运动中枢

上丘是双眼的垂直运动中枢。上丘的上半主司眼球垂直向上运动,下半主司眼球垂直向下运动。

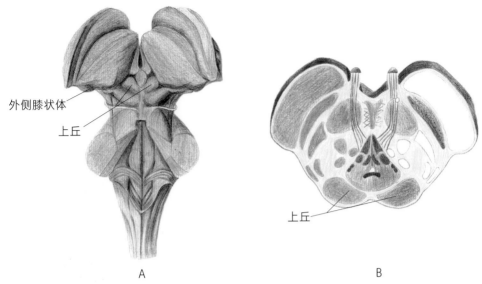

图 1-3-11 上丘的位置

A. 脑干背侧面 B. 中脑上丘断层

若上丘的上半出现破坏性病变，则眼球向上运动不能（如帕里诺综合征，详见下述）；上半的刺激性病变可导致发作性双眼上视，称为动眼危象。若上丘下半损伤则眼球向下运动不能。

帕里诺综合征（Parinaud syndrome）

帕里诺综合征又称四叠体综合征。

病变部位：中脑顶盖部，上丘（图 1-3-12）。

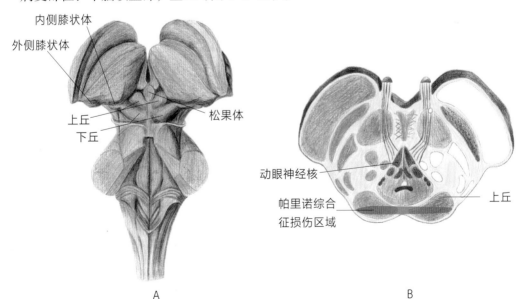

图 1-3-12 帕里诺综合征损伤区域

A. 脑干背侧面 B. 中脑经上丘断层

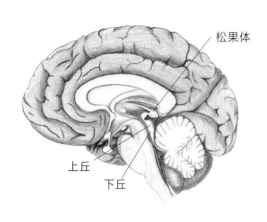

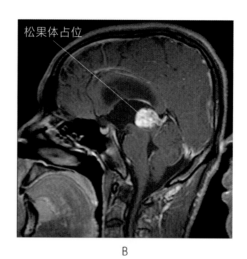

松果体

上丘

下丘

A

松果体占位

B

图 1-3-13　松果体及其毗邻结构

A.半球矢状位图像　B.松果体肿瘤致帕里诺综合征（矢状位）

临床表现：双眼同向上视不能，两侧瞳孔散大或不等大，对光反射消失、调节反射存在。上丘是双眼的垂直运动中枢，上半司眼球垂直向上运动，下半司眼球垂直向下运动，同时上丘还参与瞳孔对光反射，故病变后可出现双眼垂直运动障碍（可表现为双眼上视障碍、双眼下视障碍或双眼上视下视均障碍）、对光反射消失（图 1-3-14）。

帕里诺综合征常见于肿瘤压迫，如松果体肿瘤（图 1-3-15）。若肿瘤自上到下压迫上丘，则先压迫到上丘上半从而出现双眼向上垂直运动障碍，同时可伴随眼球向下偏斜，即落日征（图 1-3-15），随病情进展可压迫到上丘下半从而出现双眼向下运动障碍。若肿瘤继续向下压迫下丘时，可出现听力障碍（下丘参与听觉传导）。若肿瘤向前压迫，可损伤动眼神经核及滑车神经核；向外可压迫可累及内、外侧膝状体；压迫中脑水管出现脑积水，压迫下丘脑时可出现嗜睡、肥胖等表现。

常见病因：松果体肿瘤或小脑蚓部肿瘤压迫四叠体（图 1-3-12、图 1-3-13）。

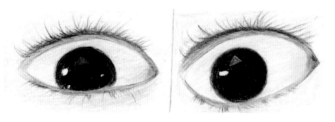

图 1-3-14　帕里诺综合征（松果体肿瘤）致双侧瞳孔不等大

②参与瞳孔对光反射

瞳孔对光反射路径为：光线→视网膜→视神经→视交叉→视束→上丘臂→顶盖前区→双侧动眼神经缩瞳核→动眼神经→睫状神经节换元→使双侧瞳孔缩小（图 1-3-16）。由此可见，上丘接受视束传来的对光反射纤维。

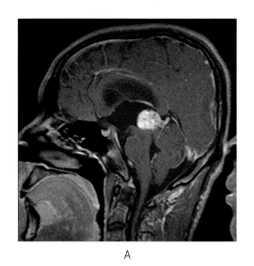
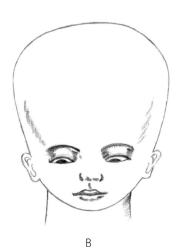

图 1-3-15 帕里诺综合征

A. 松果体占位 B. 落日征

顶盖前区是瞳孔对光反射的重要中枢，它接受同侧视束传来的视觉纤维后，发出纤维至双侧的动眼神经缩瞳核，使双侧瞳孔缩小。故光线照射一侧瞳孔时，会使双侧瞳孔缩小（图1-3-16）（由于一侧视束传来的纤维是同侧颞侧半纤维和对侧鼻侧半的纤维，所以上丘接受到的纤维是同侧颞侧半纤维和对侧鼻侧半的纤维）。

体格检查时，光源照射同侧瞳孔，使同侧瞳孔缩小，称为直接对光反射，照射对侧瞳孔使同侧瞳孔缩小称为间接对光反射。

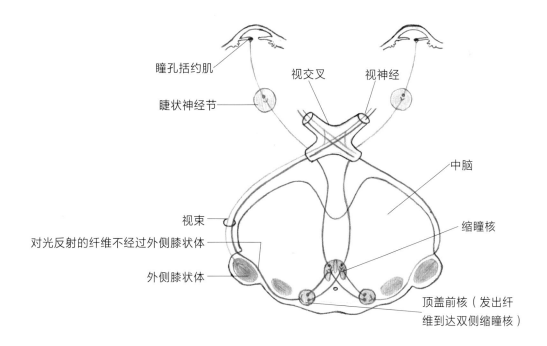

图 1-3-16 瞳孔对光反射路径

若一侧视神经受损，则同侧直接对光反射消失，间接对光反射存在（照射对侧瞳孔可使同侧瞳孔缩小）。若一侧动眼神经损伤，则患侧直接与间接对光反射均消失，对侧直接对光反射与间接对光反射均存在。

③参与其他相关反射

人黑暗中见到光源后，头与眼下意识的转向光源的方向，为视觉－躯体反射，反射路径：视杆细胞和视锥细胞接受的视觉纤维→视网膜→视神经→视交叉→视束→上丘（发出纤维）→被盖背侧交叉→对侧顶盖脊髓束、顶盖延髓束→脊髓前角、脑干运动神经核→脑干运动神经核、脊髓前角→到达相关的横纹肌，完成视觉－运动的相关反射。

（3）顶盖前区

位于中脑导水管周围灰质的背外侧，为对光反射的中枢，反射具体路径见上述。

顶盖前区病变可致阿－罗瞳孔（Argyll-Robertson pupil）。阿－罗瞳孔表现为两侧瞳孔较小，大小不等，边缘不整，双侧瞳孔直接与间接对光反射消失而调节反射存在（图1-3-17）。目前认为阿－罗瞳孔的病变位置在双侧的中脑顶盖前区。对光反射消失是由于顶盖前区的对光反射路径受损所致；调节反射的中继站位于双侧枕叶皮质的视觉中枢，因此顶盖前区病变并不导致调节反射异常；瞳孔缩小与中脑动眼神经核前方之中间神经元附近病变有关（图1-3-18）。此征常见病因：神经梅毒、影响到中脑的外伤、中脑被盖部肿瘤（如

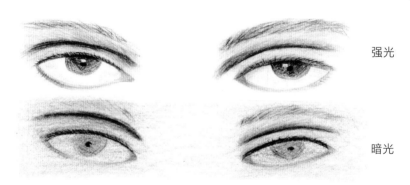

强光

暗光

图1-3-17 阿－罗瞳孔 强光、暗光瞳孔均无变化

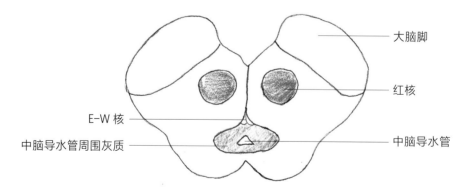

大脑脚

红核

E-W核

中脑导水管

中脑导水管周围灰质

图1-3-18 阿－罗瞳孔损伤区域示意图
病变位于E-W核附近的中脑导水管周围灰质区域，损伤了顶盖前区的对光反射路径

四叠体、松果体、第三脑室所致导水管部的肿瘤）、脑血管病（中脑部软化灶）、多发性硬化、Wernicke 脑病等。

2. 被盖区域

被盖位于中脑水管腹侧、黑质的背侧，包含有红核、黑质、脚间核、网状结构、脑神经核及相关传导束（脊髓丘脑束、三叉丘系、内侧丘系、内侧纵束、中央被盖束等）（图1-3-19）。

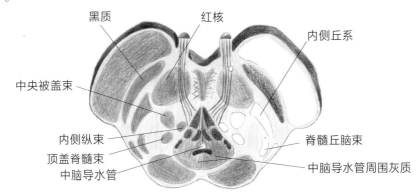

图 1-3-19　中脑上丘断层

（1）红核

红核是运动纤维的中继站（图 1-3-19）。

①红核接受的传入纤维

接受小脑、纹状体的传入纤维。

②红核的传出纤维

一侧的红核接受对侧小脑的传入纤维。皮质发出皮质脑桥束到达同侧脑桥核，后经由脑桥核发出的脑桥小脑束到达对侧小脑，之后对侧小脑发出纤维经小脑上脚到达中脑，经 Wernekink 连合交叉至同侧的红核，后由红核发出红核 – 丘脑 – 皮质束到达皮质（皮质可通过皮质脊髓束调控对侧肢体的精细运动），形成一个环路，共同参与运动的调节（图1-3-20）。红核接受对侧小脑的纤维后，发出红核脊髓束、红核网状束、中央被盖束，参与运动调节（红核发出红核脊髓束，此束发出后立即交叉到对侧下行，至颈髓中间带和前角，主要作用是兴奋屈肌、抑制伸肌；红核发出红核网状束，参与肌张力的调节，详见小脑部分；红核发出中央被盖束，到达下橄榄核，再由下橄榄核发出纤维联系对侧小脑，组成 Cuillain-Mollaret 三角的一部分，详见小脑部分）。

红核接受对侧小脑的纤维、并通过红核 – 丘脑 – 皮质 – 皮质脊髓束调节对侧肢体运动，故红核病变后可出现对侧肢体共济失调。此外，红核病变后还出现对侧肢体运动障碍，表现为对侧肢体舞蹈样动作、手足徐动等。

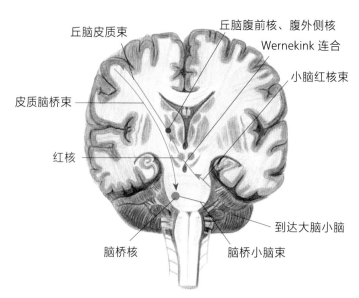

图 1-3-20　红核参与运动调节的相关路径

Wernekink 连合综合征（详见小脑部分）

本尼迪克特综合征（Benedit syndrome）

本尼迪克特综合征又称动眼神经和锥体外系交叉综合征、红核综合征。

病变部位：病灶位于大脑脚后方的黑质、中脑红核，累及同侧动眼神经（动眼神经和红核受累是核心）（图 1-3-21）。

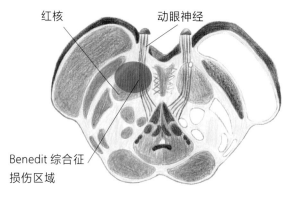

图 1-3-21　Benedit 综合征损伤区域

临床表现：同侧动眼神经麻痹、对侧不自主运动（可伴共济失调）、对侧半身锥体外系综合征，如半身舞蹈病、半身徐动症和半身震颤及肌张力增高、强直等类似半身的帕金森综合征。

常见病因：基底动脉脚间支或大脑后动脉阻塞，或两者均阻塞；中脑肿瘤。

中脑导水管综合征

中脑导水管是中脑内的一个管腔，上通第三脑室，下达第四脑室，长 15~20mm。在中脑横切面背侧部的中央，有中脑导水管的断面，中脑导水管的周围有一厚层灰质，称为中央灰质。脑脊液循环于中脑导水管之中。中脑导水管扩张导致周围组织损伤：向后可损伤上丘，向前可损伤动眼神经核（图 1-3-22、图 1-3-23）。

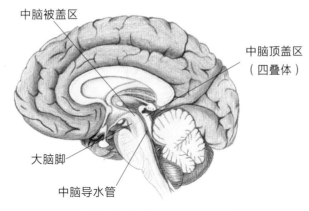

图 1-3-22 大脑正中矢状位

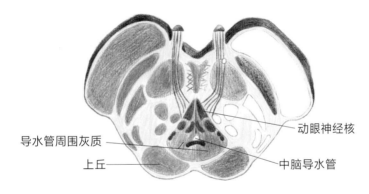

图 1-3-23 中脑上丘断面 中脑导水管的位置

克劳德综合征（Claude syndrome）

克劳德综合征又称动眼神经和红核交叉综合征、红核下部综合征。

病变部位：病灶位于中脑被盖部的红核、动眼神经及小脑结合臂。

临床表现：同侧动眼神经麻痹；对侧小脑性共济失调、肌张力减低。

常见病因：中脑肿瘤、血栓形成、外伤。

本综合征核心的特征为同侧动眼神经和小脑上脚（可以累及部分红核）损伤。最主要的临床表现为病灶同侧的动眼神经麻痹和对侧共济失调。

【病案举隅】

病例摘要

患者女，65 岁，以"视物双影、行走不稳、左眼睑下垂 3 小时"为主诉入院。

查体：血压 122/76mmHg，神清语利，认知功能正常，左眼睑下垂，左瞳孔 4mm、对光反射迟钝，右瞳孔 3mm、对光反射灵敏，左眼内收，左眼上、下运动受限，右眼向各方向活动不受限，四肢肌力、肌张力正常，双侧肢体及面部感觉对称，双侧病理征（-）；右侧指鼻试验及跟-膝-胫试验不准，闭目难立征（+）；脑膜刺激征（-）。

头颅 MRI DWI：左侧中脑内侧高信号（图 1-3-24）。

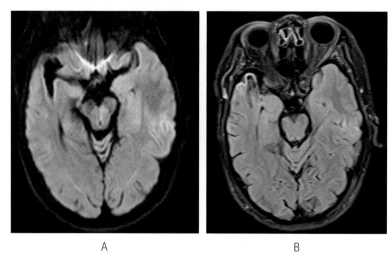

A B

图 1-3-24　头颅 MRI

A. 头颅 MRI DWI 示左侧中脑内侧高信号　B. T$_2$ FLAIR 像未见明显异常（脑梗死超急性期 T$_2$ FLAIR 像未显影）

病例分析

患者左侧眼睑下垂，左眼内收，左眼上、下运动受限，左瞳孔散大、对光反射迟钝，考虑左侧动眼神经麻痹。走路不稳，右侧指鼻试验及跟-膝-胫试验不准，闭目难立征阳性，为右侧小脑性共济失调。患者存在同侧动眼神经麻痹和对侧小脑性共济失调，结合患者病变部位，为克劳德综合征。

（2）黑质

黑质位于大脑脚底与被盖之间（图 1-3-25）。

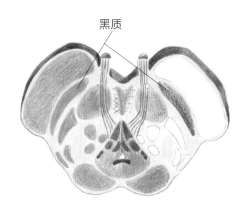

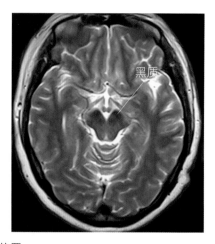

图 1-3-25　黑质的位置

①黑质的传入纤维

黑质接受皮质、纹状体等部位的传入纤维（详见基底神经节部分）。

②黑质的传出纤维

黑质的传出纤维包括黑质纹状体纤维、黑质苍白球纤维、黑质被盖纤维、黑质丘脑纤维。

黑质纹状体通路是脑内重要的多巴胺能神经通路，黑质背外侧的致密部（致密部细胞多为多巴胺能神经元）是纹状体内多巴胺主要来源，当多巴胺能神经元进行性变性后，可导致帕金森病的发生。正常人 3T MRI 的 SWI 序列上黑质后外侧呈线性或逗号样高信号（高信号是黑质小体 –1 所在部位），整体来看像燕子的尾巴，称为"燕尾征"（图 1-3-26）。帕金森病患者由于铁沉积、黑质萎缩等异常，表现为黑质小体 –1 高信号消失，可见"燕尾征"消失（图 1-3-26），故"燕尾征"消失对帕金森病具有一定的提示意义（某些帕金森叠加综合征也可出现"燕尾征"消失，临床应谨慎鉴别）。一侧黑质病变后，可出现对侧肢体静止性震颤、肌强直、运动迟缓等表现。

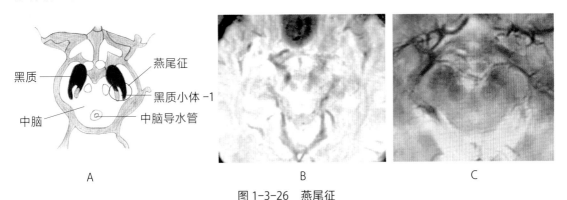

黑质　　燕尾征　　黑质小体 –1　　中脑　　中脑导水管

A　　　　　　　　B　　　　　　　　C

图 1-3-26　燕尾征

A. 中脑黑质断层　B. 头颅 MRI　SWI 轴位影像，可见"燕尾征"　C. SWI 示左侧黑质背外侧铁沉积，"燕尾征"消失，右侧黑质背外侧可见燕尾征

（3）脚间核

僵核 – 脚间核 – 被盖背侧核间的纤维联系是边缘系统的组成之一。

（4）网状结构

详见脑干网状结构部分。

（二）脑神经核

1. 滑车神经核

（1）位置

滑车神经核位于中脑下丘水平，动眼神经核正下方（图 1-3-27）。

滑车神经核属于一般躯体运动核，位于界沟内侧，紧邻中线旁，在中脑导水管周围灰质的腹侧，左右各一。

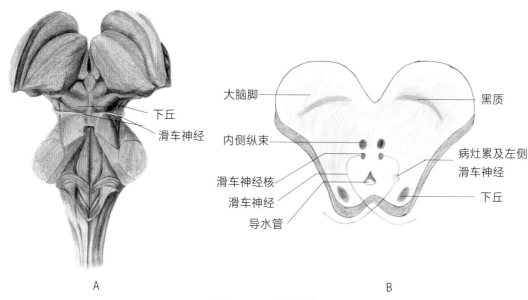

图 1-3-27　滑车神经

A. 脑干背侧面　B. 中脑经下丘断层

（2）发出纤维

滑车神经核发出纤维，构成滑车神经（图 1-3-27）。

滑车神经核发出纤维后，绕导水管周围灰质向背侧走行，行于中脑导水管周围灰质与下丘之间，并交叉至对侧，经中脑下丘的背侧出脑干（滑车神经是唯一一对从脑干背侧出脑的神经）（图 1-3-27）。

出脑后，滑车神经绕过中脑背侧，由背侧至腹侧斜向下走行，与动眼神经一起走行于大脑后动脉与小脑上动脉之间→在小脑幕切迹处穿出硬脑膜→于海绵窦外侧壁前行→经眶上裂出颅→入眶腔支配上斜肌，使眼球转向外下方，一侧滑车神经核支配对侧上斜肌。

滑车神经走行经过海绵窦、眼眶，故其病变后常伴随相邻神经（如动眼神经、展神经等）病变（图 1-3-28），临床上单独的滑车神经损害较少见。当一侧滑车神经孤立性病变后，患侧眼球不能转向外下方，双眼俯视时可有轻度内斜视和复视，患者在下楼梯时尤为困难，双眼仰视、侧视或平视时症状减轻。若滑车神经在前髓帆交叉处病变，则出现双侧上斜肌瘫痪，导致下视困难（中脑顶盖部病变的重要早期体征，如松果体肿瘤）。此外，滑车神经核上通路为双侧支配，故单侧核上通路病变后无临床症状。

2. 动眼神经核

动眼神经核位于上丘层面，位于中脑导水管周围灰质的腹侧，左右各一（图 1-3-29），分为大细胞部和小细胞部，大细胞部为一般躯体运动核，小细胞部为一般内脏运动核。

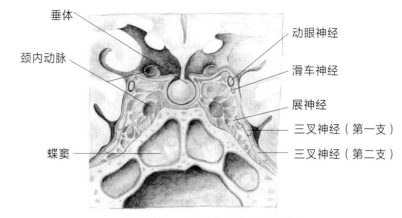

图 1-3-28 滑车神经在海绵窦的毗邻

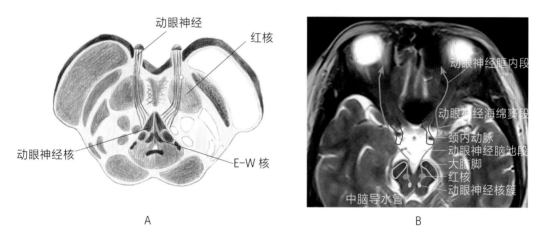

A   B

图 1-3-29 动眼神经核的位置
A. 中脑经上丘断层 B. 头颅 MRI 经中脑上丘层面影像

（1）大细胞部

大细胞部包括动眼神经外侧核（主核）及动眼神经正中核。

①外侧核

动眼神经外侧核占据整个动眼神经核群的全长，偏外侧，左右对称，可分为多个亚核，自上而下分别为支配上睑提肌、上直肌、内直肌、下直肌、下斜肌的核团，这些核团分别发出支配提上睑肌、上直肌、内直肌、下直肌和下斜肌的纤维，各肌肉可控制眼球的运动（图1-3-30）。

上睑提肌核（只有一个核）支配上睑提肌，其纤维从双侧发出，每一侧发出的纤维同时支配双侧提上睑肌，故动眼神经核性病变可出现双侧眼睑下垂；上直肌核发出纤维交叉支配对侧上直肌，其交叉后的纤维与对侧的上直肌亚核相距很近，所以一侧上直肌核损害，可引起双侧上直肌瘫痪；支配内直肌和下斜肌的纤维来源于两侧外侧核，支配下直肌的纤维由对侧核群发出（图1-3-35）。动眼神经核性病变时，常累及脑干相邻区域的结构，从而出现相应的临床表现，同时以分离性眼肌麻痹为特征，即动眼神经核群中个别核团选择

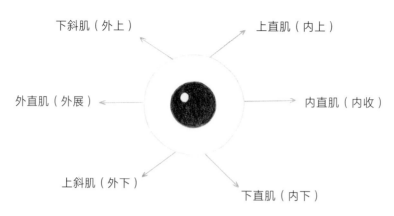

图 1-3-30　右眼外肌运动方向

性损害而引起个别眼肌受累。

　　此外，动眼神经外侧核还支配同侧眼轮匝肌。

　　②正中核

　　正中核只有一个，位于中线上，与辐辏反射有关。行辐辏反射检查时，当注视由远向近处移动的物体时，视觉纤维经枕叶皮质到达正中核，由正中核发出纤维至两侧内直肌，使双眼内收。

【病案举隅】

病例摘要

　　患者男，65 岁，以"突感头晕、复视、双眼睑下垂 1 天"为主诉入院。

　　查体：双侧眼睑下垂，双眼上视不能，左眼向内活动受限，出现外斜视和复视，并伴有双侧瞳孔散大、调节和会聚反射消失。

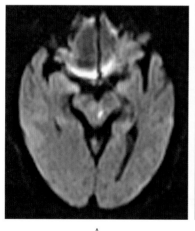 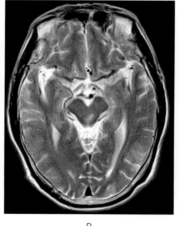 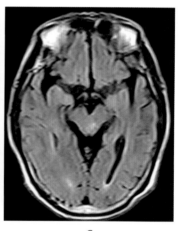

A　　　　　　　　　　　B　　　　　　　　　　　C

图 1-3-31　头颅 MRI 示左侧中脑梗死

A. DWI　B. T_2 像　C. T_2 FLAIR 像

病例分析

患者双侧上睑提肌、上直肌、瞳孔括约肌及左侧内直肌功能受损，为分离性眼肌麻痹，结合影像学，考虑动眼神经核性病变，根据上述内容，上睑提肌核发出的纤维同时支配双侧提上睑肌，所以如果核性受累，可出现双侧眼睑下垂；上直肌核发出纤维交叉支配对侧上直肌，其交叉后的纤维与对侧的上直肌亚核相距很近，所以一侧上直肌核损害，可引起双侧上直肌瘫痪；E-W核发出纤维支配双侧瞳孔括约肌，因此其核性损害可表现为双侧瞳孔括约肌受累。

（2）发出纤维

动眼神经核大细胞部发出一般躯体运动纤维，组成动眼神经的一部分，这些纤维位于动眼神经的中央处（动眼神经副核发出副交感性质的节前纤维，加入到动眼神经中，位于动眼神经上方周边部）。这些纤维由动眼神经核发出之后向腹侧走行，穿过红核，至脚间窝出脑干（图1-3-34）。由于动眼神经的副交感神经纤维在神经的外周表面，所以当颞叶海马旁回钩疝时，可首先压迫损伤神经外周的副交感神经纤维，出现瞳孔散大而无眼外肌麻痹；而糖尿病性动眼神经麻痹则主要影响动眼神经中央部支配眼外肌的纤维，故常先出现眼外肌麻痹，瞳孔可无异常。

动眼神经出脑干后在大脑后动脉和小脑上动脉之间穿出，与后交通动脉伴行，经过后床突，穿过海绵窦（与滑车神经、展神经、动眼神经、上颌神经及颈内动脉伴行），经眶上裂（与滑车神经、展神经、眼神经伴行）出颅。出颅后立即分为上、下两支，之后入眶。上支细小，支配上直肌和上睑提肌。下支粗大，支配下直、内直和下斜肌。下支分出一个小支叫睫状神经节短根，动眼神经副核所发出的副交感纤维位于此分支内，节前纤维经睫状神经节换元，由此神经节发出副交感神经节后纤维，终止于睫状肌和瞳孔括约肌，使瞳孔缩小、调节晶状体屈光度。核下性动眼神经麻痹主要表现为上睑下垂，眼球上转、内转及下转受限，患眼瞳孔散大，对光反射迟钝或消失，同时伴有复视（图1-3-32、图1-3-33、图1-3-34）。

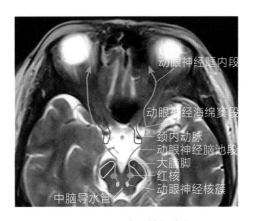

图1-3-32　动眼神经走行

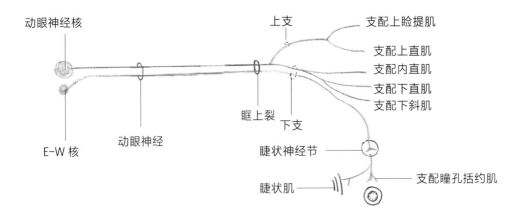

图 1-3-33　动眼神经分支

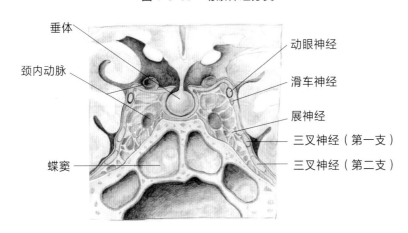

图 1-3-34　动眼神经海绵窦段的毗邻

【病案举隅】

病例摘要

患者女，53 岁，以"左眼睑下垂、眼眶胀痛、复视 5 天"为主诉，拟诊"颅内动脉瘤"入住神经外科。7 个月前即有多饮、多尿、多食、体重减轻等症状。

查体：左眼睑下垂，眼球外展位，内收及上下活动障碍。右眼活动正常。双侧瞳孔等大等圆，约 3mm，双侧直接与间接对光反射存在。

入院后行左颈内动脉及椎动脉造影，未见异常。实验室检查：空腹血糖 220mg/dl，尿糖（＋＋＋＋），尿酮（－），尿糖定量 73.85g/24 小时，抗胰岛素抗体 < 1∶16 万。

诊断：糖尿病合并左侧动眼神经麻痹。

病例分析

患者单侧眼睑下垂，眼球外展位，内收及上下活动障碍，提示动眼神经核下性病变，瞳孔无散大、直接与间接对光反射存在，提示动眼神经中与缩瞳有关的纤维功能相对保留。与颅内动脉瘤所致动眼神经麻痹多存在瞳孔散大不同，糖尿病所致动眼神经麻痹的患者中，多数患者瞳孔无散大，其原因与糖尿病性微血管病变主要影响动眼神经中央部有关，因缩瞳核的纤维主要分布于动眼神经周边部，故瞳孔幸免。

（3）小细胞部

缩瞳核（E-W 核）：副交感性质核团，发出一般内脏运动纤维，节前纤维到达睫状神经节换元，节后纤维到达瞳孔括约肌，可使瞳孔缩小；E-W 核左右成对，距离较近，因此其核性损害也多表现为双侧瞳孔括约肌受累。

睫状核：副交感性质核团，节前纤维到达睫状神经节换元，节后纤维到达睫状肌，以此调节晶状体的屈光度。

动眼神经核的纤维联系：接受来自前庭核（详见脑干相关反射部分）、枕叶皮质→上丘、双侧皮质核束的投射。

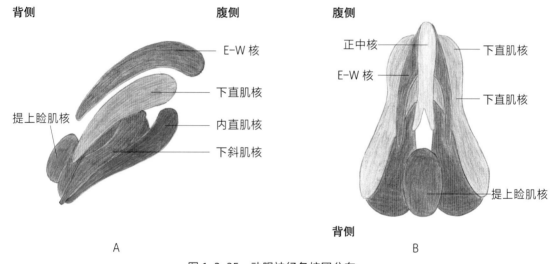

图 1-3-35 动眼神经各核团分布
A. 矢状位 B. 轴位

【病案举隅】

病例摘要

患者男，15 岁，以"复视 2 天"为主诉入院。

查体：右眼各向活动不能，右侧瞳孔散大，右眼直接与间接对光反射消失。左眼各向活动无异常。脑脊液 CSF-OCB（+）。

头颅 MRI 示中脑 T_2 及 FLAIR 片状高信号病灶（图 1-3-36）。

最终诊断：脱髓鞘病变（多发性硬化可能性大），脑干孤立综合征。

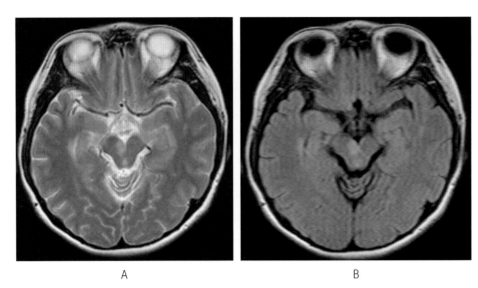

A　　　　　　　　　　B

图 1-3-36　头颅 MRI 示中脑 T_2、FLAIR 片状高信号病灶

A. T_2 像　B. FLAIR 像

病例分析

　　该患者出现右侧动眼神经所支配的眼外肌麻痹及复视，同时右侧瞳孔散大，右眼直接与间接对光反射消失，提示右侧动眼神经核下性损伤。E-W 核支配瞳孔括约肌，核性损害多出现双侧瞳孔括约肌受累表现，该患者视觉传入通路未损伤，单侧对光反射消失，考虑为动眼神经核下性病变。动眼神经损伤导致动眼神经缩瞳核的纤维受损，而交感神经控制的瞳孔开大肌的纤维则占优势，会出现一侧瞳孔散大、同侧直接与间接对光反射均消失，对侧直接间接对光反射均存在。

韦伯综合征（Weber syndrome）

韦伯综合征又称中脑大脑脚综合征（图 1-3-37）。

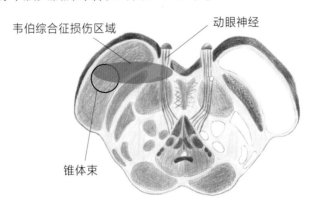

图 1-3-37　韦伯综合征损伤部位

　　①累及同侧动眼神经

患侧动眼神经麻痹，除外直肌（展神经支配）、上斜肌（滑车神经支配）以外的所有

眼外肌均瘫痪，伴有患侧瞳孔散大（动眼神经周围部有支配瞳孔括约肌的副交感纤维，病变后出现患侧瞳孔散大）。

②累及同侧锥体束

对侧中枢性上、下肢瘫痪及中枢性面舌瘫。

常见病因：最常见于动脉瘤（大脑后动脉或小脑上动脉）、肿瘤；也可见于小脑幕上占位病变；炎症和外伤所致者较罕见。

【病案举隅】

病例摘要

患者男，64岁，以"视物重影伴右侧肢体无力1天"为主诉入院。

查体：复视，捂住一只眼后复视消失，左侧眼球固定，左瞳孔散大，直径约5.0mm，左侧眼球直接与间接对光反射消失，右侧瞳孔无异常，右侧眼球活动无异常，右侧上肢肌力3级、下肢肌力2级，右侧腱反射亢进、病理征（+）。

头颅CT：左侧中脑高密度病灶（图1-3-38）。

最终诊断：脑干海绵状血管瘤。

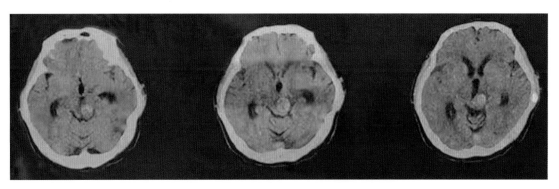

图1-3-38 头颅CT示左侧中脑高密度病灶

病例分析

该名患者复视，捂住一只眼后复视消失，属于双眼复视，双眼复视多提示眼外肌麻痹。该患者左侧眼球固定、瞳孔散大、直接与间接对光反射消失，符合左侧动眼神经麻痹的表现，同时右侧肢体痉挛性瘫痪，为左侧皮质脊髓束病变所致。该患者右侧肢体痉挛性瘫痪，左侧动眼神经瘫，是动眼神经交叉瘫表现，符合韦伯综合征。结合头颅CT，考虑海绵状血管瘤压迫左侧动眼神经纤维与皮质脊髓束。

瞳孔对光反射

光线→视网膜→视神经→视交叉→视束→上丘臂→顶盖前区→发出纤维到达双侧动眼神经缩瞳核（顶盖前区发出的部分纤维可能经后连合交叉到对侧，交叉到对侧的纤维使间接对光反射得以完成），动眼神经缩瞳核属于副交感性质的核团，发出节前纤维→到达睫状神经节交换神经元→发出节后纤维分布到瞳孔括约肌，使双侧瞳孔缩小（图1-3-16）。

①一侧视神经受损

同侧直接对光反射消失，间接对光反射存在。

②后连合受损

直接对光反射存在，间接对光反射减弱（说明后连合不是视觉纤维交叉到对侧动眼神经副核的唯一通路）。

③一侧动眼神经损伤

患侧直接、间接对光反射均消失，对侧直接、间接对光反射均存在。由于动眼神经损伤导致动眼神经缩瞳核的纤维受损，而交感神经控制的瞳孔开大肌的纤维则占优势，会出现一侧瞳孔散大而对侧的瞳孔对光反射存在，若病变累及中枢交感神经束，则瞳孔会再缩小，可见于脑疝。

3. 三叉神经中脑核

三叉神经中脑核位于中脑上丘水平，在中脑中央灰质的外侧缘、三叉神经运动核的背侧，属于一般躯体感觉核（一般躯体感觉核还包括三叉神经脊束核与三叉神经脑桥核，详见前述）（图1-3-39）。

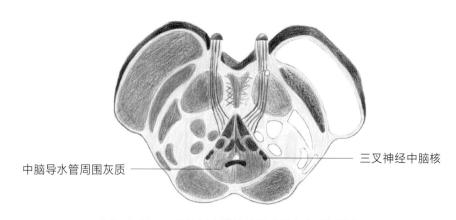

中脑导水管周围灰质 —————   ————— 三叉神经中脑核

图1-3-39　三叉神经中脑核位置（图为上丘断层）

三叉神经中脑核主要负责传递来自咀嚼肌的本体感觉。

三叉神经有眼神经、上颌神经及下颌神经三个分支，来自咀嚼肌的本体感觉纤维经下颌神经传入，之后经过三叉神经节（不换元），后进入脑干并上行至三叉神经中脑核，在中脑核换元后，交叉至对侧继续上行（称为三叉丘系），经内囊后肢，最终投射至中央后回的相应感觉区。

（三）传导束

在大脑脚走行的传导束：自内向外分别是额－桥－小脑束、皮质核束、皮质脊髓束（从内向外依次排列着支配颈、胸、腰、骶的运动纤维）、顶桥小脑束、颞桥小脑束、枕桥小脑束。

皮质脊髓束进入脑干后，先经过中脑腹侧的大脑脚底中 3/5。其中支配上肢的纤维位于整个皮质脊髓束的偏内侧，支配下肢的纤维位于皮质脊髓束的偏外侧，而支配头面部肌肉运动的皮质核束则位于皮质脊髓束的内侧（图 1-3-40、图 1-3-41）。

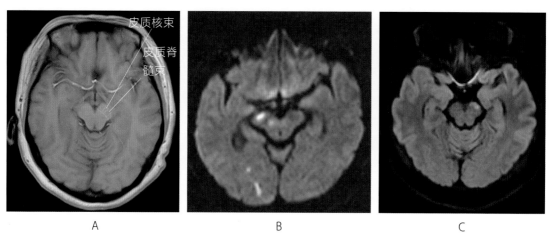

图 1-3-40　大脑脚相关传导束

A. 大脑脚走行的传导束　B. DWI 示右侧锥体束损伤　C. FLAIR 像示左侧锥体束损伤

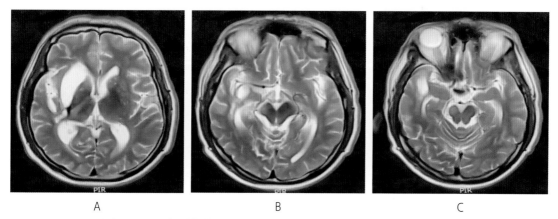

图 1-3-41　右侧壳核出血 1 年，右侧大脑脚华勒变性，锥体束高信号

扩　展

◎与中脑病变相关的蜂鸟征

　　"蜂鸟征"主要由于中脑萎缩所致。中脑嘴侧萎缩和中脑上缘平坦或凹陷（上缘凹陷意义更大）导致中脑嘴侧类似蜂鸟的喙，在头颅正中矢状面影像上，形似蜂鸟（图1-3-42），因而称为"蜂鸟征"。

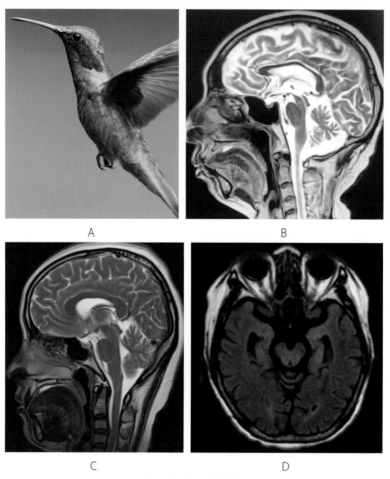

图1-3-42　蜂鸟征

A.蜂鸟　B.PSP患者头颅MRI矢状位T_2像，可见中脑嘴侧萎缩，类似蜂鸟的喙，中脑上缘凹陷　C.正常头颅MRI矢状位　D.PSP患者头颅MRI轴位T_2 FLAIR像，可见中脑萎缩

　　此征主要见于进行性核上性麻痹（PSP），是进行性核上性麻痹患者MRI正中矢状位一种特殊表现，对于进行性核上性麻痹的诊断与鉴别诊断具有重要价值。进行性核上性麻痹是一种少见的神经系统变性疾病，以垂直性核上性眼肌麻痹、锥体外系肌僵直、假性延髓性麻痹、步态共济失调和轻度痴呆为主要临床特征。

◎ 与中脑病变相关的熊猫脸征

熊猫脸征可表现为大、小熊猫脸征。

"大熊猫脸征"表现为红核在 T_2WI 上呈现对称性的低信号，为大熊猫的眼，红核周围的内侧丘系、大脑脚上部、红核脊髓束及皮质核束神经纤维受累表现为 T_2 高信号，构成大熊猫脸上半部白色的轮廓；而双侧上丘、中脑导水管周围灰质神经核团正常的短 T_2 信号及中脑导水管的长 T_2 信号构成了大熊猫脸的下半部（图 1-3-43）。

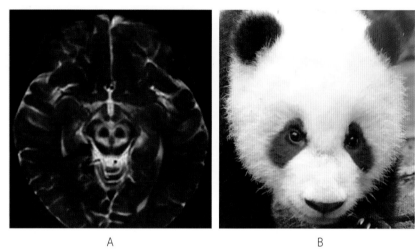

A   B

图 1-3-43 大熊猫脸征
A. 肝豆状核变性患者头颅 MRI T_2 像 大熊猫脸征 B. 大熊猫

"小熊猫脸征"表现为中脑下部层面的双侧大脑脚、上丘、导水管、导水管周围灰质核团、中央上核等构成了小熊猫脸的大体结构，而双侧受累而呈长 T_2 信号的红核周围纤维束与短 T_2 的中央被盖束勾勒出小熊猫的双眼。

熊猫脸征可见于肝豆状核变性、EB 病毒性脑炎、脑干梗死、亚急性坏死性脊髓病（Leigh 病）、甲硝唑脑病、囊虫肉芽肿等疾病。

四、中脑病变定位诊断

（一）运动障碍

大脑脚病变损伤皮质核束时可引起对侧中枢性面舌瘫，病变向外累及皮质脊髓束时可出现下行性痉挛性瘫痪，范围稍大时累及整个皮质脊髓束时则可出现与内囊病变类似的对侧上、下肢均等瘫（硬瘫），病灶较小时可有非均等瘫（支配上肢的纤维在偏内侧，支配下肢的纤维在偏外侧）；动眼神经与锥体束距离较近，若同时损伤则出现动眼神经交叉瘫（即韦伯综合征，同侧动眼神经周围瘫及对侧肢体痉挛性瘫痪）。

（二）感觉障碍

在中脑内走行的感觉传导束主要包括传导对侧肢体浅感觉的脊髓丘脑束、传导对侧肢体深感觉的内侧丘系和传导对侧头面部浅感觉的三叉丘系。

脊髓丘脑束和内侧丘系距离较近，若同时病变可出现对侧肢体深、浅感觉障碍，若损伤三叉丘系则出现对侧头面部浅感觉障碍。

（三）眼球运动障碍

动眼神经核、滑车神经核、顶盖前区、上丘（垂直运动中枢）的任何一个部位病变均会出现相应的眼球运动障碍及瞳孔变化异常。

1．动眼神经麻痹

（1）动眼神经核病变

双侧动眼神经核距离较近，故病变易累及双侧；动眼神经核较长，大细胞部自上到下分别为上睑提肌、上直肌、内直肌、下直肌、下斜肌，还有小细胞部等核团，故病变一般不会完全累及，故核性病变的特征是双侧性和不完全性，详见动眼神经部分。

（2）动眼神经损伤

动眼神经周围有红核、黑质、锥体束，易累及这些部位产生相应综合征（见后述），神经损伤常为单侧性，且一旦损伤神经则其内部的多种运动纤维往往均损伤，主要表现为同侧上睑下垂，眼球上转、内转及下转受限，患眼瞳孔散大，对光反射迟钝或消失，复视。

2．滑车神经麻痹

滑车神经核位于下丘水平，发出纤维支配对侧上斜肌，损伤出现对侧眼球向下外运动受限及复视，也可同时累及动眼神经出现动眼 – 滑车神经交叉瘫（同侧动眼神经麻痹及对侧滑车神经麻痹），也可双侧受累。

3．双眼垂直运动麻痹

上丘是双眼垂直运动中枢，上半司垂直向上运动，下半司向下运动，若上半病变，眼球向上运动不能（帕里诺综合征，常见于松果体肿瘤），上半刺激性病变出现发作性双眼上视（垂直性眼震），为动眼危象。若下半损伤则向下运动不能。

松果体肿瘤是从上向下压迫上丘，故先出现向上垂直运动受损，表现为向下偏斜（落日征），再出现向下运动受损。

（四）瞳孔异常

动眼神经缩瞳核（支配瞳孔括约肌）损伤时可出现病灶同侧的瞳孔异常散大、直接与间接对光反射减弱或消失。中枢交感神经束（支配瞳孔开大肌）损伤时可出现瞳孔异常缩小（详见延髓支配瞳孔的交感神经功能部分）。损伤顶盖前区时，可出现阿罗瞳孔。

（五）小脑性共济失调

小脑发出纤维，经小脑上脚到达对侧红核，该纤维在中脑下端进行交叉，在交叉以下的一侧小脑上脚病变后，可出现病灶同侧小脑性共济失调；若交叉以上的一侧小脑上脚或红核病变后，可出现病灶对侧小脑性共调失调。

（六）不随意运动

红核可以抑制随意运动，通过皮质 – 小脑 – 红核（红核发出红核脊髓束到脊髓前角抑制随意运动）– 丘脑 – 皮质环路来完成（详见小脑部分），故红核损伤会导致随意运动过度，出现舞蹈样运动、手足徐动、肌阵挛。

黑质损伤：会出现随意运动不足、震颤麻痹等表现。

（七）肌张力改变

锥体束急性损伤后可出现对侧弛缓性瘫痪，肌张力降低。急性起病恢复期或慢性起病则表现为痉挛性瘫痪，肌张力增高；红核病变出现红核综合征以及黑质损伤时可出现肌张力增高；小脑中脚损伤、红核上部及下部综合征肌张力减低。

（八）去大脑强直

脑干网状结构受损所致。

（九）精神及睡眠障碍

网状结构上行激活系统受损。

（十）意识障碍

脑干网状结构上行激活系统受损所致（详见脑干网状结构部分）。网状结构上行激活系统主要起源于脑桥上段以上的网状结构，参与觉醒状态的维持，该系统的破坏会导致意识觉醒程度下降。中脑网状结构受损后，可出现意识障碍（详见延髓部分）。

（十一）大脑脚幻觉

大脑脚幻觉又称黄昏幻觉，以视幻觉为主，偶可伴有触幻觉和听幻觉。该幻觉白天少见，常在晚上或黄昏时出现。患者常能够生动地描述看到的一些人物或动物，以及奇怪的颜色（如血液）和复杂的曲线等。视觉影像生动鲜明、色彩丰富，内容充满戏剧性，每次持续时间数分钟至数小时，这些幻视影像的出现和消失时间不固定，有时可持续，且常伴有睡眠障碍（嗜睡和睡眠倒错）。

与幻觉症和精神病性幻觉不同的是，出现大脑脚幻觉的患者一般不会认为他们看到的这些景象是现实的，这一点也是区分幻觉症和精神病性视幻觉之间的重要部分，但持久的幻觉可能会逐步影响患者的判断能力。

大脑脚幻觉主要由大脑脚、黑质、红核、中脑导水管周围灰质及小脑上脚受损所致。其产生机制可能为脑干损伤影响神经递质产生幻觉（5-羟色胺起源于中缝核，其可以提高视网膜到外侧膝状体传入信息的保真性，故当脑干病变损伤中缝核后，导致视网膜传入信息的真实性降低，从而产生幻觉）或脑干损伤影响网状结构产生幻觉（黄昏幻觉总伴随睡眠颠倒，提示网状结构中的上行激活系统可能参与其中，网状结构可引起传入信息的错误加工从而出现幻觉）。

（十二）Holmes 震颤

Holmes 震颤也称为红核震颤、中脑震颤或丘脑震颤（但红核、中脑的病变并不都出现 Holmes 震颤）。除红核、丘脑、中脑病变之外，小脑等部位病变也可以引起 Holmes 震颤，以缺血性或出血性卒中为主要病因，常发生于原发病后 1~24 个月。

此震颤为静止性、姿势性或动作性震颤，频率较慢（< 4.5~5Hz），幅度各异，常发生在肌肉休息时，在随意肌收缩时会加重，接近目标时加重，主要局限在上半身。脑部病变和发生震颤间常有一段延迟期，常为数周到数月，常合并偏瘫、共济失调、构音障碍、脑神经异常等。

MRI 常可见丘脑、中脑或小脑部位的异常，其机制尚不明确，可能与黑质纹状体多巴胺能环路受损和小脑环路受损（包括小脑-丘脑、Guillain-Mollaret 三角等）有关。

综合征对比

	延髓背外侧综合征	延髓内侧综合征	杰克逊综合征
别称	Wallenberg syndrome	德热里纳综合征、Dejerine syndrome	舌下神经交叉瘫综合征、延髓前侧综合征、橄榄前部综合征、Jackson syndrome
常见病因	脑血管病（小脑下后动脉闭塞、椎动脉颅内段或起始处闭塞）	脑血管病（脊髓前动脉或椎动脉延髓支闭塞）	脑血管病（脊髓前动脉闭塞）
临床表现	1. 眩晕、恶心、呕吐、眼球震颤（前庭神经核损害）； 2. 病灶侧共济失调（小脑下脚损害）； 3. 交叉性感觉障碍：同侧面部痛温觉缺失（三叉神经脊束核损害），对侧肢体痛温觉缺失（脊髓丘脑束损害）； 4. 吞咽困难、构音障碍、饮水呛咳（疑核损害）； 5. Horner 综合征（下行交感神经纤维损害）	1. 对侧上、下肢痉挛性瘫痪（皮质脊髓束损害）； 2. 对侧深感觉及复合感觉障碍（内侧丘系损害）； 3. 周围性舌下神经瘫痪（伸舌向患侧偏斜，因舌下神经损害）	1. 对侧上、下肢痉挛性瘫痪（皮质脊髓束损害）； 2. 周围性舌下神经瘫痪（伸舌向患侧偏斜，因舌下神经损害）
损伤部位	中枢交感神经束　三叉神经脊束核　迷走神经背核　小脑下脚　前庭神经核　疑核　脊髓丘脑束　延髓背外侧综合征损伤区域	锥体束　内侧丘系　舌下神经　延髓内侧综合征损伤区域	锥体束　舌下神经核　舌下神经　杰克逊综合征损伤区域
病变影像	—		

	米亚尔-居布勒综合征	福维尔综合征	脑桥被盖下部综合征
别称	Millard–Gubler syndrome、脑桥腹外侧综合征	Foville syndrome、脑桥腹内侧综合征	Raymong–Cestan syndrome
常见病因	多见于炎症、肿瘤、脑桥出血，脑梗死（旁正中动脉闭塞）较少见	脑血管病（脑桥旁正中支闭塞）	脑桥被盖部肿瘤、脑桥出血、脑梗死（小脑上动脉闭塞）
临床表现	1. 同侧眼球外展不能（累及展神经）； 2. 同侧周围性面瘫（累及面神经）； 3. 对侧肢体痉挛性瘫痪（累及锥体束）； 4. 对侧上、下肢深感觉障碍（累及内侧丘系）； 5. 对侧上、下肢浅感觉障碍（累及脊髓丘脑束）	1. 同侧眼球外展不能（累及展神经）； 2. 同侧周围性面瘫（累及面神经）； 3. 对侧肢体痉挛性瘫痪（累及锥体束）； 4. 双眼不能向患侧凝视，常向健侧凝视（累及脑桥侧视中枢、内侧纵束）	1. 眩晕、恶心、呕吐、眼震（前庭核损害）； 2. 病灶侧共济失调（小脑中脚、下脚及相关纤维束损害）； 3. 交叉性感觉障碍：同侧面部痛温觉缺失（三叉神经脊束核损害），对侧肢体痛温觉缺失（脊髓丘脑束损害）； 4. 对侧上、下肢深感觉障碍（内侧丘系损害）； 5. 霍纳综合征：（下行性交感神经纤维损害）； 6. 同侧眼球外展不能（累及展神经）； 7. 同侧周围性面瘫（累及面神经）； 8. 双眼不能向患侧凝视，常向健侧凝视（累及脑桥侧视中枢、内侧纵束）
损伤部位	锥体束　内侧丘系　脊髓丘脑束　展神经　面神经	锥体束　展神经核　面神经核　内侧纵束	—
病变影像			—

	本尼迪克特综合征	韦伯综合征	克劳德综合征	帕里诺综合征	Wernekink 连合综合征
别称	动眼神经和锥体外系交叉综合征、红核综合征	中脑大脑脚综合征	动眼神经和红核交叉综合征、红核下部综合征	四叠体综合征	一
常见病因	基底动脉脚间支或大脑后动脉阻塞，或两者均阻塞；中脑肿瘤	动脉瘤（大脑后动脉、小脑上动脉），肿瘤；小脑幕上占位病变；炎症和外伤（较罕见）	中脑肿瘤、血栓形成、外伤	松果体肿瘤或小脑蚓部肿瘤压迫四叠体	脑梗死（中脑脚间窝旁支动脉闭塞）
临床表现	1. 同侧动眼神经麻痹（累及同侧动眼神经）；2. 对侧半身锥体外系综合征、不自主运动、共济失调，如半身舞蹈病、半身徐动症和半身震颤及肌张力增高、强直等类似帕金森综合征（累及同侧红核）	1. 患侧动眼神经麻痹，患侧除外直肌、上斜肌以外的所有眼外肌均瘫痪，伴有患侧瞳孔散大（累及同侧动眼神经）；2. 对侧中枢性上、下瘫痪及中枢性面舌瘫（累及同侧锥体束）	1. 同侧动眼神经麻痹（累及同侧动眼神经）；2. 对侧半身小脑性共济失调、肌张力减低（累及经小脑上脚交叉至对侧的纤维）	1. 双眼同向上视不能（累及上丘）；2. 两侧瞳孔散大或不等大，对光反射消失、调节反射存在（累及顶盖前区）	1. 四肢共济失调、躯干共济失调、共济失调性构音障碍（累及小脑-红核-丘脑束）；2. 部分动眼神经瘫以及动眼神经性眼肌麻痹（累及动眼神经核、内侧纵束）；3. 短暂嗜睡（累及网状结构）；4. 软腭阵挛（累及 Guillain-Mollaret 三角）
损伤部位					
病变影像	一				

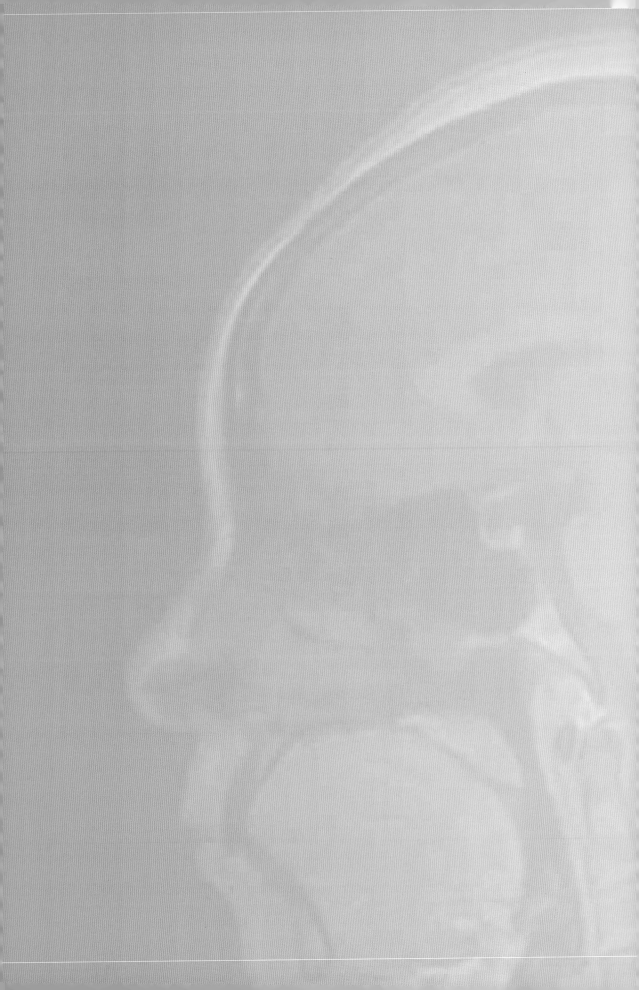

第二章

间 脑

要点速览

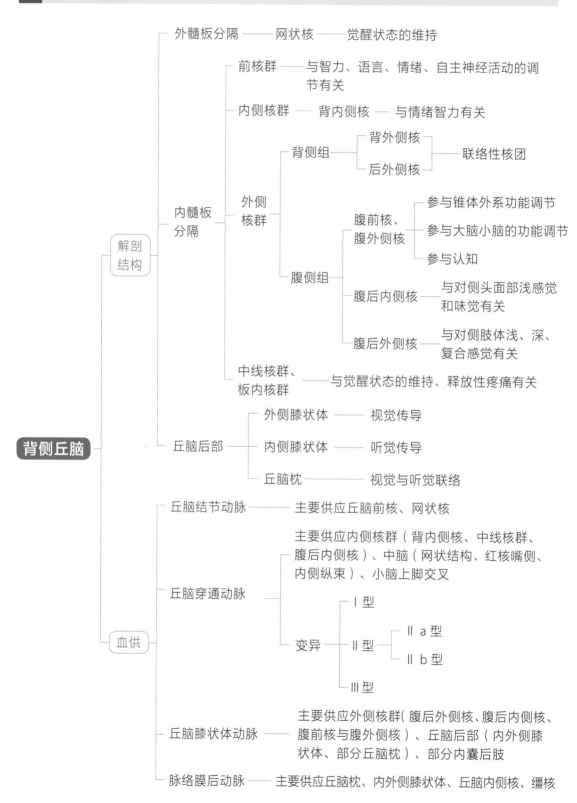

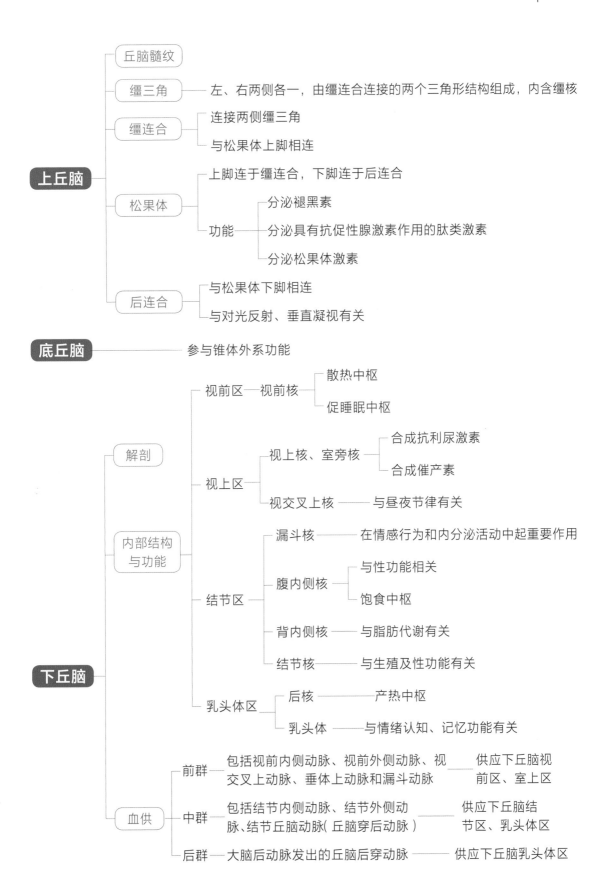

上丘脑
- 丘脑髓纹
- 缰三角 —— 左、右两侧各一，由缰连合连接的两个三角形结构组成，内含缰核
- 缰连合
  - 连接两侧缰三角
  - 与松果体上脚相连
- 松果体
  - 上脚连于缰连合，下脚连于后连合
  - 功能
    - 分泌褪黑素
    - 分泌具有抗促性腺激素作用的肽类激素
    - 分泌松果体激素
- 后连合
  - 与松果体下脚相连
  - 与对光反射、垂直凝视有关

底丘脑 —— 参与锥体外系功能

下丘脑
- 解剖
- 内部结构与功能
  - 视前区 —— 视前核
    - 散热中枢
    - 促睡眠中枢
  - 视上区
    - 视上核、室旁核
      - 合成抗利尿激素
      - 合成催产素
    - 视交叉上核 —— 与昼夜节律有关
  - 结节区
    - 漏斗核 —— 在情感行为和内分泌活动中起重要作用
    - 腹内侧核
      - 与性功能相关
      - 饱食中枢
    - 背内侧核 —— 与脂肪代谢有关
    - 结节核 —— 与生殖及性功能有关
  - 乳头体区
    - 后核 —— 产热中枢
    - 乳头体 —— 与情绪认知、记忆功能有关
- 血供
  - 前群 —— 包括视前内侧动脉、视前外侧动脉、视交叉上动脉、垂体上动脉和漏斗动脉 —— 供应下丘脑视前区、室上区
  - 中群 —— 包括结节内侧动脉、结节外侧动脉、结节丘脑动脉（丘脑穿后动脉）—— 供应下丘脑结节区、乳头体区
  - 后群 —— 大脑后动脉发出的丘脑后穿动脉 —— 供应下丘脑乳头体区

第一节　背侧丘脑

一、背侧丘脑的解剖与影像

（一）外部毗邻

图 2-1-1、图 2-1-2 可见背侧丘脑（以下简称丘脑）及其上、下、前、后的毗邻。

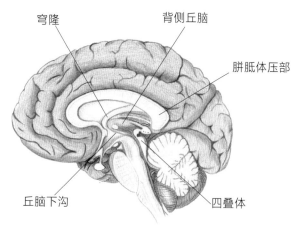

图 2-1-1　大脑正中矢状位

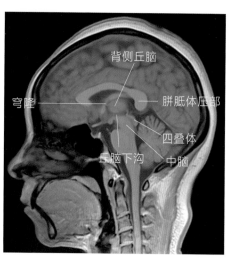

图 2-1-2　头颅 MRI 正中矢状位

1. 丘脑前方

可见穹隆、尾状核头（图 2-1-1、图 2-1-2、图 2-1-3）。

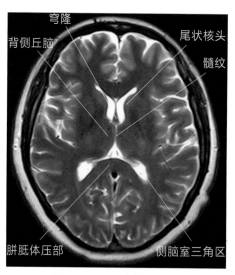

图 2-1-3　丘脑轴位影像

2. 丘脑后方

可见四叠体、侧脑室三角区、胼胝体压部（图2-1-1、图2-1-2、图2-1-3）。

3. 丘脑上方

可见侧脑室体部的一部分。

4. 丘脑下方

丘脑下方有一条丘脑下沟。丘脑借丘脑下沟与下丘脑、底丘脑和中脑分隔，丘脑下方自前向后分别是下丘脑、底丘脑和中脑上部（图2-1-2、图2-1-4）。

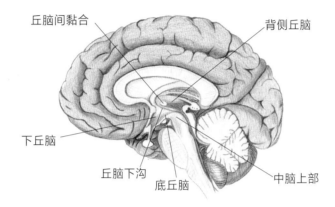

图2-1-4 大脑正中矢状位

5. 丘脑内侧

背侧丘脑内侧是第三脑室的侧壁，两侧壁中间可见分隔左右丘脑的丘脑间黏合，侧壁内后方可见大脑内静脉（图2-1-5）。

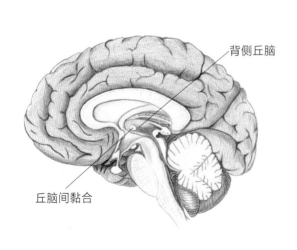

A

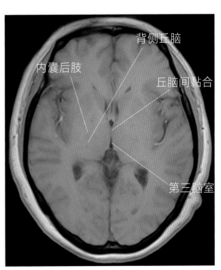

B

图2-1-5 丘脑间黏合
A. 大脑矢状位图像 B. 头颅MRI丘脑轴位影像

6. 丘脑外侧

背侧丘脑外侧可见内囊后肢（图2-1-5，B）。

在脑冠状位可见背侧丘脑内侧面、外侧面、上面及下面的部分结构（图2-1-6）。

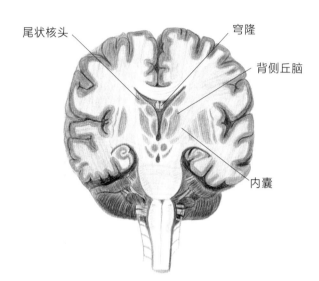
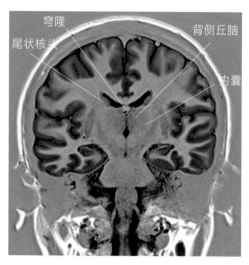

图2-1-6　脑冠状位图

（二）内部结构

背侧丘脑由许多灰质核团组成，由外髓板、内髓板分隔，各核团之间有的并无明显分界。

1. 外髓板分隔的结构

外髓板是背侧丘脑背侧面的一层薄的白质带状层，包绕丘脑的外侧，分隔了丘脑与内囊。在外髓板的外侧、内囊的内侧可见丘脑网状核（图2-1-7）。

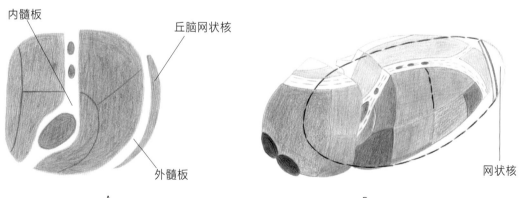

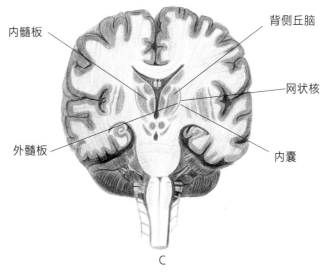

图 2-1-7 外髓板及其相关结构

A: 背侧丘脑冠状切面 B. 背侧丘脑 C. 大脑冠状切面

2. 内髓板分隔的结构

内髓板呈"Y"字形结构，将背侧丘脑分成了前核群、内侧核群与外侧核群三大部分（图 2-1-7、图 2-1-8、图 2-1-9）。

（1）前核群

丘脑前核群位于丘脑前结节的深方，分为前内核、前背核、前腹核三部分。

（2）内侧核群

内侧核群主要包括背内侧核（图 2-1-10）。

（3）外侧核群

外侧核群分为背侧组和腹侧组。

①背侧组

位于背侧组前方的是背外侧核，位于后方的是后外侧核（图 2-1-11）。

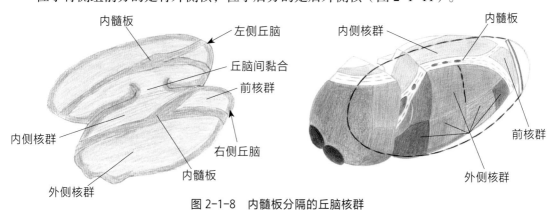

图 2-1-8 内髓板分隔的丘脑核群

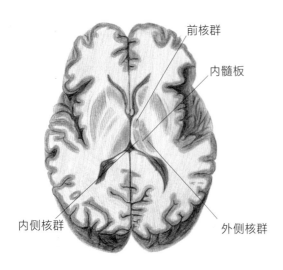
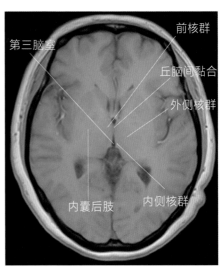

图 2-1-9　背侧丘脑轴位断层

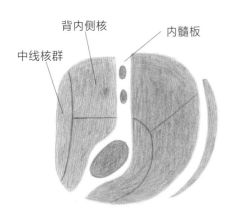
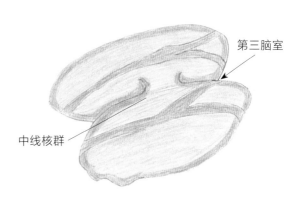

图 2-1-10　丘脑内侧核群

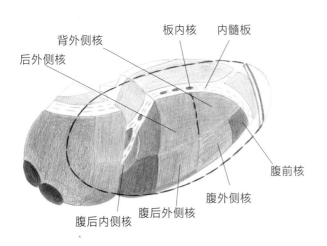
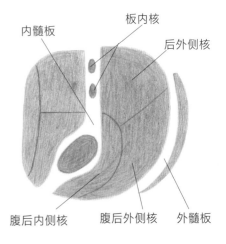

图 2-1-11　丘脑外侧核群

②腹侧组

自前向后依次为腹前核、腹外侧核（又称腹中间核）、腹后核，腹后核又可分为腹后外侧核与腹后内侧核（图 2-1-11）。

（4）中线核群

根据前述，丘脑内侧面是第三脑室壁，第三脑室室管膜的深面覆盖有薄的灰质层，该灰质层内包含有若干的较小核群，即中线核群（图 2-1-10）。

（5）板内核群

内髓板内部散在着一些灰质核群，为板内核群（图 2-1-11）。

丘脑核群概览见图 2-1-12。

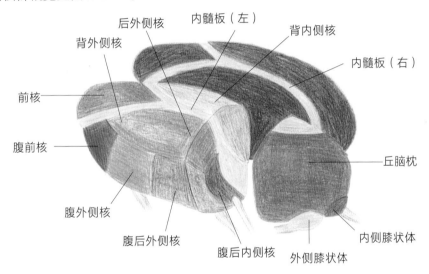

图 2-1-12　丘脑核群概览

二、背侧丘脑的功能与病变

（一）前核群

1. 与智力、语言、情绪相关

丘脑通过前核群与颞叶的海马产生联系，涉及的主要环路为帕帕兹环路（Papez 环路）。

帕帕兹环路：海马→穹隆→乳头体→乳头体丘脑束→丘脑前核群→扣带回→海马（图 2-1-13、图 2-1-14），此环路与记忆、情绪、智力有关，环路中任何部位受损后均可出现记忆、情绪障碍（详见边缘系统）。

另外，前核群还与额叶前部存在联系，额叶前部同样与认知功能、精神情绪密切相关。

由于丘脑前群核与智力、记忆相关，故丘脑前核群病变可出现认知功能障碍、精神

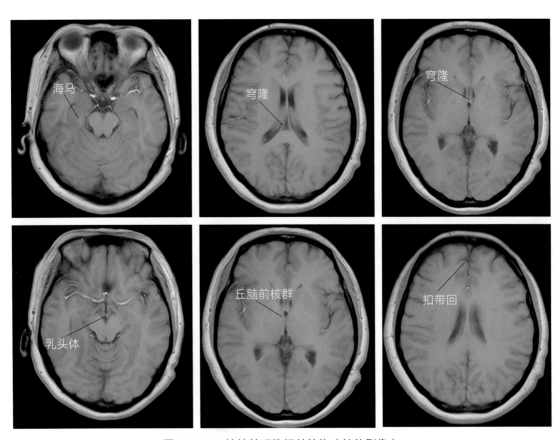

图 2-1-13　帕帕兹环路相关结构（轴位影像）

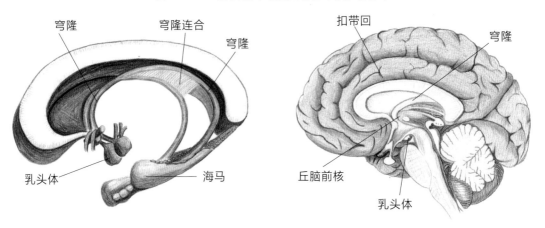

图 2-1-14　帕帕兹环路相关结构

行为异常。可表现为记忆障碍、智能障碍、语言障碍、精神行为异常。其中，记忆障碍，即瞬时记忆、近记忆力或远记忆力障碍，以近期记忆力障碍为主；顺行性及逆行性遗忘、虚构等。丘脑前内侧病变较双侧颞叶内侧病变更易出现虚构（虚构即患者在以往的基础上，将过去从未有过的经历说成确有其事的表现）。智能障碍，即智力减退、缺乏判断力、定向力障碍。语言障碍，言语含糊不清、自发语言减少、音量降低、言语缓慢，严重时出现缄默。精神行为异常，表现为淡漠、注意力不集中、运动减少、终日呆坐等。损伤丘脑前核的相关联络纤维后也可出现痴呆症状。

2. 与自主神经活动的调节有关

前核群与自主神经活动的调节有关，刺激该核可产生对血压、呼吸的抑制性效应。

（二）内侧核群

背内侧核

背内侧核与前额叶皮质有往返联系，前额叶皮质与情绪及智力有关，故背内侧核病变后可出现情感障碍、无欲状态、认知功能下降等。

（三）板内核群与中线核群

1. 维持觉醒状态

板内核群、中线核群、网状核均是上行性网状激活系统（Ascending reticular activating system，ARAS）的一环（图 2-1-15），这些核团均为非特异性丘脑核，它们接受脑干网状结构的传入纤维，之后发出纤维并弥散地投射到大脑皮质，以维持人体的觉醒状态，故当这些核团损伤后会出现意识障碍。需要注意的是，丘脑网状结构损伤多表现为波动性意识障碍、嗜睡状态或昏睡状态，而严重的昏迷状态在丘脑病变中并不常见，丘脑病变导致的意识障碍程度常不如脑干网状结构或皮质弥漫性病变时严重。

丘脑的网状激活系统损伤后还可出现无动性缄默。无动性缄默是一种特殊类型的意识障碍。无动即四肢运动不能，貌似四肢瘫痪但对疼痛刺激可有反射性运动，并无瘫痪及感觉障碍。缄默即患者无自发言语以及情绪反应，不发出声响，保持绝对沉默，偶尔也仅能

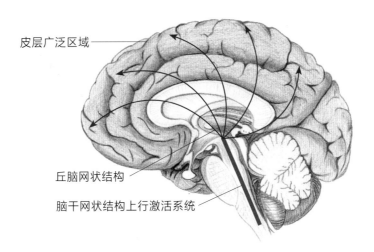

图 2-1-15 上行性网状激活系统

发出嘀咕样的单调的应答。多伴有意识障碍及眼球、咀嚼、表情运动异常，可存在像觉醒时那样的自发性睁眼、注视、追视动作，大小便失禁，存在睡眠—觉醒周期，眼睛可以随着对象的移动而缓慢地追视。与去皮质状态相比，无动性缄默的病变部位有区别，且无动性缄默经过治疗可能恢复。

2. 与释放性疼痛有关

板内核群、中线核群损伤后可出现丘脑痛，这是一种释放性疼痛，表现为对侧半身持续性自发性疼痛，部位与疼痛性质不固定，疼痛剧烈，难以忍受，可伴有自主神经功能障碍（血压、血糖升高等）。常规的止痛剂对丘脑痛无效，抗癫痫药可能有效。

【病案举隅】

病例摘要

患者女，83岁，以"意识障碍1天"为主诉入院。

患者1天前无明显诱因突发意识障碍，呼唤能睁眼，醒后能回答问题，伴言语不清、语言减少、语音变低。

既往高血压、糖尿病病史，血压控制欠佳。

查体：嗜睡状态，言语不清，病理征（-）。

头颅CT：丘脑出血（图2-1-16）。

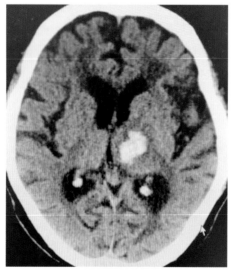

图 2-1-16 头颅 CT 示左侧丘脑高密度灶

病例分析

患者主因意识障碍入院，意识障碍多因上行性网状激活系统受损所致。上行性网状激活系统包括脑干网状结构（起源于脑桥上段以上）、丘脑相关核团（网状核、板内核群或中线核群），这些部位损伤后均可出现意识障碍，另外，广泛皮质和严重的胼胝体病变也可导致意识障碍。

患者为丘脑出血，根据头颅 CT 中病灶的位置，考虑累及板内核群、中线核群等，这些核群属于上行性网状激活系统的一环，负责觉醒状态的维持，故病变后出现意识障碍，患者无皮质、脑干的病灶及相关临床表现，故考虑意识障碍为丘脑病变所致，嗜睡状态也符合丘脑板内核群、中线核群病变导致意识障碍的特点（丘脑病变导致的意识障碍程度轻于脑干网状结构及广泛皮质病变时的意识障碍程度，常表现为嗜睡或昏睡状态）。患者醒后言语不清、语言减少、语音变低，为丘脑前核群病变导致语言障碍的特点，需要与其他失语类型及构音障碍鉴别。

丘脑出血是高血压脑出血的常见部位。当血肿压迫内囊时，可出现对侧偏瘫，累及腹外侧核群可出现对侧肢体运动障碍，病变向下扩展累及底丘脑时可出现偏侧投掷症，向下累及中脑网状结构时意识障碍的程度会加重。

（四）外侧核群

1. 背侧组：背外侧核、后外侧核

背外侧核与后外侧核属于联络性核团，不直接接受上行传导束传入，主要接受丘脑其他核团的传入纤维，发出纤维联络顶叶、颞叶、枕叶皮质。

2. 腹侧组：腹前核、腹外侧核

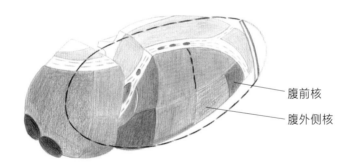

腹前核
腹外侧核

图 2-1-17　腹前核及腹外侧核

（1）参与锥体外系功能调节

丘脑腹前核及腹外侧核接受纹状体与黑质的传入纤维，与皮质运动区及运动前区相联系，起到调节运动的作用。

单侧腹前核、腹外侧核病变后可出现对侧锥体外系表现，如对侧手足徐动、舞蹈样动作、情感性面瘫（对侧面部表情丧失，但随意运动时无面肌瘫痪）及强哭、强笑等。

（2）参与大脑小脑的功能调节

丘脑腹前核与腹外侧核接受由对侧大脑小脑发出并经小脑上脚传来的纤维，之后再由丘脑发出纤维至皮质运动区，起到协调运动的作用（详见小脑部分），丘脑腹前核与腹外侧核是小脑与大脑皮质相联系的中继站。

皮质、丘脑、小脑之间的联系通路：皮质（右）脑桥束→脑桥^{交叉}→小脑中脚（左）→小脑（左）齿状核^{发出纤维}→小脑上脚（左）→中脑 Wernekink 连合→红核（右）→红核丘脑束（右）→丘脑腹前核、腹外侧核（右）→丘脑皮质束（右）（图 1-2-18）。

故一侧的丘脑腹前核、腹外侧核病变后，可出现对侧小脑性共济失调，伴意向性震颤、辨距不良、轮替试验及跟－膝－胫试验障碍等（详见大脑小脑部分），这需要与小脑病变相鉴别。

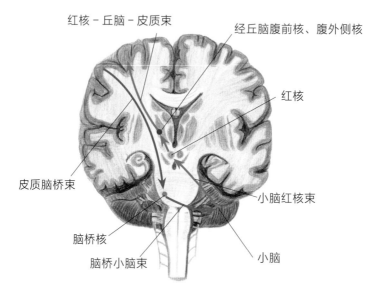

图 2-1-18　丘脑与小脑之间的联络通路

（3）参与认知

腹外侧核与额叶内侧区存在联系，非优势侧腹外侧核病变后可出现对侧运动忽视。忽视综合征属于认知功能障碍的一部分，当患者存在上肢运动忽视时，往往只用健康侧的手来完成日常事务，另一只手似乎被遗忘，因而长时间保持不动的状态；下肢忽视则表现为行走时患侧时常碰撞障碍物，穿鞋时只穿健侧的脚而忽略了患侧脚，当以针刺刺激忽视侧肢体时，患者有痛觉，但不会回缩患侧肢体。此外，非优势半球的顶叶、顶枕颞交界区、额叶、枕叶、皮质下、基底节病变后均可出现忽视。

【病案举隅】

病例摘要

患者男，65 岁，以"走路不稳 3 天"为主诉入院。

患者 3 天前无明显诱因突然出现走路不稳，左手不能做精细运动，伴左侧半身麻木。

查体：左侧指鼻试验、轮替试验、跟－膝－胫试验欠稳准，辨距不良，左侧复合觉、深浅感觉障碍。

头颅 MRI：右侧丘脑外侧、海马旁回、枕叶亚急性脑梗死（图 1-2-19），考虑动脉－动脉栓塞所致（累及丘脑膝状体动脉、大脑后动脉皮质支）。

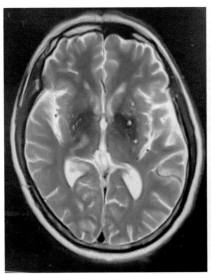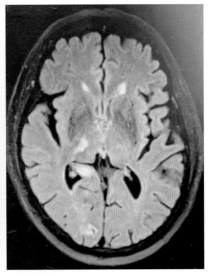

图 2-1-19 头颅 MRI 示颅内多发梗死灶

病例分析

患者右侧丘脑外侧病变，丘脑外侧的核团包括腹前核、腹外侧核、腹后外侧核，该患者左侧复合觉、深浅感觉障碍是累及右侧丘脑腹后外侧核所致。

患者左侧指鼻试验、轮替试验、跟－膝－胫试验欠稳准，辨距不良，为左侧小脑性共济失调的表现。小脑半球、丘脑外侧核群（腹前核、腹外侧核）、脊髓（脊髓小脑束走行部位）、脑干中与小脑相关的纤维及核团（脊髓小脑束、中央被盖束、橄榄小脑束、红核、下橄榄核、Wernekink 连合等）损伤后，均可出现小脑性共济失调，本患者存在右侧丘脑外侧病灶，小脑、脑干等部位无病灶及相关临床表现，考虑右侧丘脑外侧核群病变后，左侧小脑发出的结合臂纤维中断，不能投射到皮质运动区，从而导致左侧肢体出现小脑性共济失调。需要注意的是，当患者深感觉障碍时，关节位置觉减退，也会影响跟－膝－胫试验与指鼻试验的结果，出现上述试验欠稳准，此时小脑的其他检查如轮替试验、辨距不良等则是鉴别小脑性共济失调与深感觉共济失调的关键。

3. 腹侧组

（1）腹后外侧核

脊髓丘脑束（传导对侧肢体浅感觉）及内侧丘系（传导对侧肢体深感觉及复合感觉）均上行至丘脑腹后外侧核（图 1-2-20），在腹后外侧核换元后，由丘脑发出丘脑皮质纤维，投射至中央后回相应的感觉区，产生特定的感觉（图 1-2-20）。故腹后外侧核与对侧躯体的深、浅、复合感觉均关系密切，腹后外侧核病变后会出现对侧肢体感觉障碍。

腹后外侧核病变后感觉障碍的特点：对侧半身各种感觉均可出现障碍，其中躯体的感觉障碍重于面部（面部感觉纤维更多在腹后内侧核中继，两个核团是由两根不同的动脉供血，故病变一般不会全部累及）；深感觉和精细触觉损失的程度重于浅感觉（浅感觉纤维有一

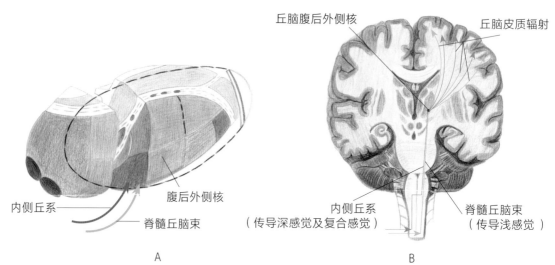

图 2-1-20 脊髓丘脑束及内侧丘系均上行至腹后外侧核
A. 丘脑 B. 脑冠状位图像

部分可能经双侧传导，故一侧腹后外侧核病变后浅感觉损失不如深感觉重）；对侧半身感觉过敏和感觉过度。

此外，该核病变后还可出现丘脑痛，表现为对侧半身持续性自发性剧烈疼痛，部位与疼痛性质不固定。丘脑痛的原因尚不明确，可能是一种释放症状，与大脑皮质对丘脑的抑制通路受损有关，一旦出现很难治疗（详见丘脑膝状体动脉血供部分）。

（2）腹后内侧核

三叉丘系（传导对侧头面部浅感觉）以及味觉丘系（传导味觉）均上行至丘脑腹后内侧核，这些纤维在腹后内侧核换元后，由丘脑发出丘脑皮质纤维，将这些感觉纤维传递至中央后回相应的功能区，产生特定的感觉（图 2-1-21）。故腹后内侧核与对侧头面部感觉及味觉有关。

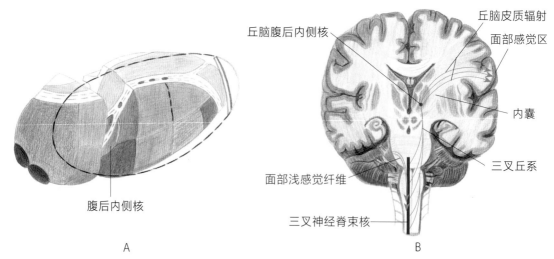

图 2-1-21 腹后内侧核及其相关传导通路
A. 丘脑腹后内侧核 B. 大脑冠状位图像，面部浅感觉传导路

【病案举隅】

病例摘要

患者男，60 岁，以"右侧半身麻木 22 天"为主诉入院。

患者于 22 天前午睡后无明显诱因出现右侧面部、上肢、下肢麻木，活动后麻木感可缓解，上肢及下肢远端尤甚，下肢麻木程度较上肢轻，无肢体无力。

查体：右侧上、下肢痛觉、温觉、粗触觉、关节位置觉、两点辨别觉减退，余无异常。

既往 2 型糖尿病病史 15 年，高血压病史 5 年，高脂血症病史 2 年。

头颅 MRI：左侧丘脑亚急性脑梗死（图 2-1-22）。

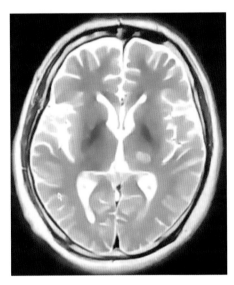

图 2-1-22　头颅 MRI T$_2$ 像示左侧丘脑外侧高信号病灶

病例分析

痛觉、温觉、粗触觉属于浅感觉，关节位置觉属于深感觉，两点辨别觉属于复合感觉，该患者右侧偏身深感觉及复合感觉减退，提示左侧内侧丘系、丘脑外侧或丘脑皮质纤维受损；右侧浅感觉减退提示左侧脊髓丘脑束、丘脑外侧或丘脑皮质纤维受损；右侧面部感觉减退提示左侧三叉丘系、丘脑外侧或丘脑皮质纤维受损。该患者无运动障碍、无脑干相关病变征象，结合头颅 MRI，提示丘脑外侧病变。丘脑腹后外侧核负责对侧偏身感觉，腹后内侧核负责对侧面部感觉，故该患者右侧偏身感觉减退是由于左侧丘脑腹后外侧核病变所致。

（五）网状核

网状核是上行性网状激活系统的一环（图 2-1-23），接受脑干网状结构的传入纤维，并发出纤维弥散地投射到大脑皮质，负责觉醒状态的维持，病变后出现意识障碍。

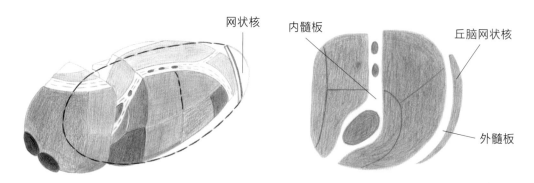

图 2-1-23　丘脑网状核的位置

（六）丘脑后部（后丘脑）

背侧丘脑后部包括外侧膝状体、内侧膝状体和丘脑枕（图 2-1-24），均属于特异性丘脑感觉中继核。这三个结构接受特定的感觉冲动后与大脑皮质产生联系，且这种联系都是双向性的。

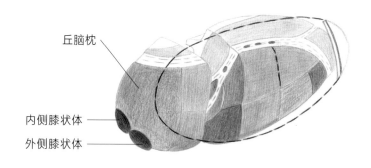

图 2-1-24　丘脑后部

1. 外侧膝状体

（1）外侧膝状体的传入与传出纤维

外侧膝状体接受视束传来的视觉纤维，之后发出视辐射。视辐射经过内囊后肢，最终投射到枕叶视觉皮质，这是外侧膝状体上传至皮质的路径（图 2-1-25）。同样，大脑皮质视觉区也可以发出纤维到达外侧膝状体。视束、外侧膝状体等结构见图 2-1-26、图2-1-27。

（2）外侧膝状体的传入纤维

一侧外侧膝状体所接受的视觉纤维来自于同侧颞半和对侧鼻半，由于眼球的屈光作用，同侧颞半视觉纤维对应着同侧鼻半视野，对侧鼻半的视觉纤维对应着对侧颞半的视野，所以外侧膝状体病变后可出现对侧视野同向偏盲，即同侧鼻半视野缺损和对侧颞半视野缺损（图 2-1-28）。

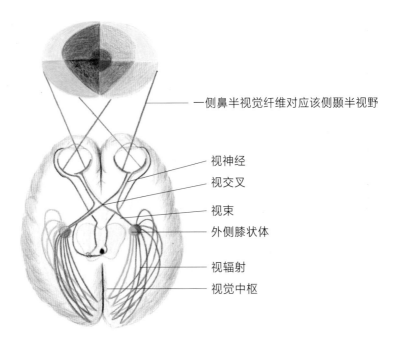

图 2-1-25　视觉传导通路

一侧鼻半视觉纤维对应该侧颞半视野

视神经

视交叉

视束

外侧膝状体

视辐射

视觉中枢

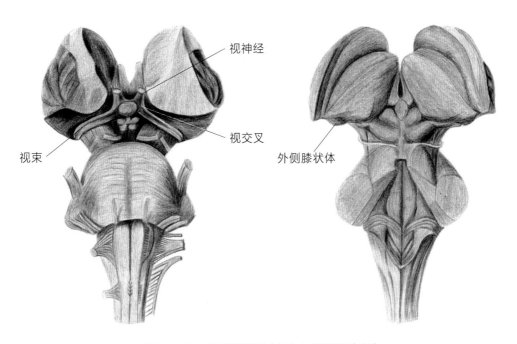

视神经

视交叉

视束

外侧膝状体

图 2-1-26　脑干腹侧面（左）与背侧面（右）

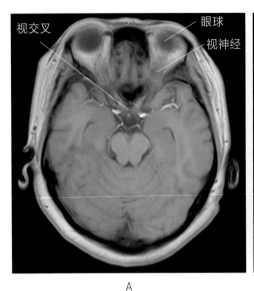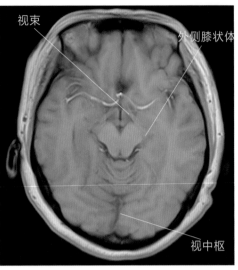

A

B

图 2-1-27　视觉传导路

A. 头颅 MRI 经视交叉断层　B. 头颅 MRI 经外侧膝状体断层

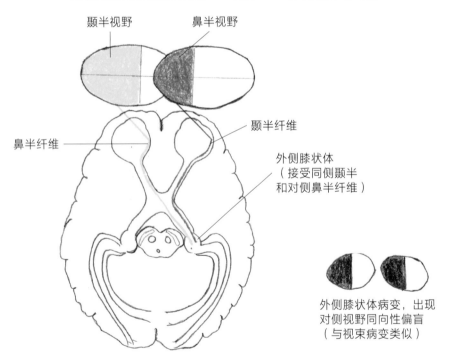

图 2-1-28　外侧膝状体参与的视觉传导路及病变模式图

　　需要注意的是，参与对光反射的传入纤维从视束直接到达中脑，并不经过外侧膝状体，而辐辏－调节反射的纤维经过外侧膝状体，所以外侧膝状体病变后可出现辐辏－调节反射障碍，一般不影响对光反射（图 1-3-16）。黄斑区的视觉纤维经过外侧膝状体，所以此部位病变后会累及到黄斑区纤维，表现为损伤侧的黄斑区视野缺损。黄斑区的纤维在胼胝体压部处投射至双侧视觉皮质，所以在胼胝体压部以后的单侧视觉通路病变会出现黄斑回避现象（黄斑区视野保留），因为一侧黄斑区纤维损伤后，在胼胝体压部投射至对侧的黄斑区纤维尚未损伤。

外侧膝状体很少单独病变，多是由于周围的结构损伤累及外侧膝状体。

2. 内侧膝状体

内侧膝状体接受中脑下丘传来的听觉纤维（外侧丘系），形成听辐射，经内囊后肢最终投射至颞叶听觉中枢，同样，颞叶听觉中枢也可以发出纤维联系内侧膝状体（图2-1-29）。由于一侧的听觉纤维在双侧传导，所以一侧内侧膝状体病变后并不会出现全聋。

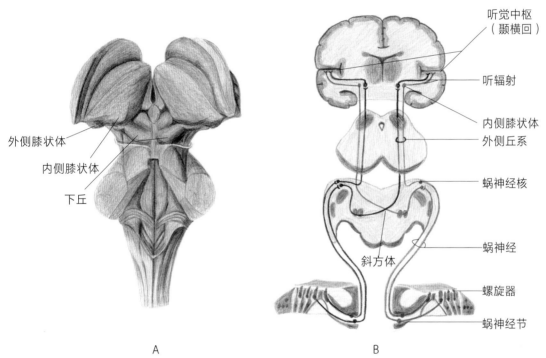

图 2-1-29　内侧膝状体的位置及其相关传导通路
A. 脑干背侧面　B. 听觉传导路

3. 丘脑枕

丘脑枕接受内、外侧膝状体及其他感觉接替核的传入冲动，之后形成丘脑后辐射，经内囊后肢最终投射到顶叶及颞叶的联合区。同样，它也接受大脑皮质顶叶及颞叶联合区发出的纤维。

丘脑枕病变后可引起视觉及听觉障碍。此外，丘脑枕还与皮质语言中枢有丰富的纤维联系，使语言功能正常发挥，当皮质下病变阻断了丘脑与皮质的功能联系时会导致丘脑性失语（尤其是优势侧病变时），表现为语音小、语量少、语义错、复述正常。

三、背侧丘脑的血供

背侧丘脑可大致划分为前核群、内侧核群、外侧核群和后核群（图 2-1-30）。

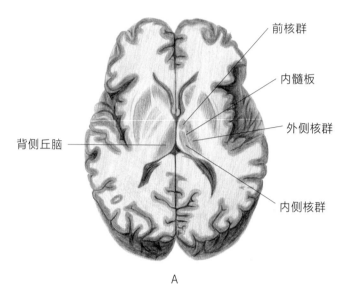

A

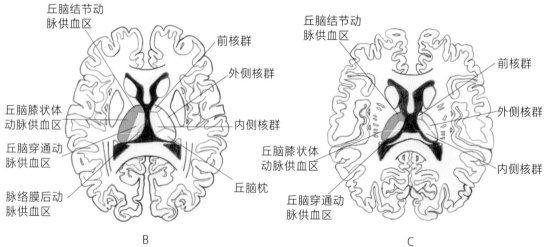

B   C

图 2-1-30　丘脑血供模式图

A. 背侧丘脑的各核群　B、C. 丘脑的血供分布

背侧丘脑主要由 4 根血管供血。丘脑前部主要由丘脑结节动脉供血；丘脑内侧部主要由丘脑穿通动脉供血；丘脑外侧部主要由丘脑膝状体动脉供血；丘脑后部主要由脉络膜后动脉供血（图 2-1-30、图 2-1-31）。以上 4 根血管中，丘脑结节动脉由后交通动脉发出，其余 3 根血管均由大脑后动脉发出，故背侧丘脑的血供主要来源于后循环。

丘脑是感觉、运动等多种纤维的中继站，所以病变后症状复杂，涉及运动、感觉、语言、意识、情感等。

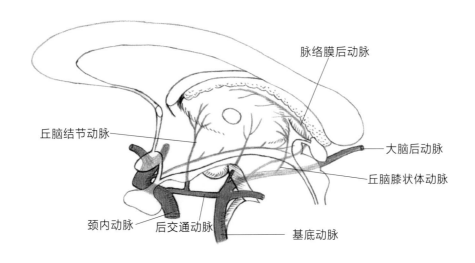

图 2-1-31 丘脑的供血动脉

（一）丘脑结节动脉

1. 血供

丘脑结节动脉起自于后交通动脉中 1/3 处，主要供应丘脑前核（与记忆力、智力、情绪相关）、网状核（维持觉醒状态）（图 2-1-32）。

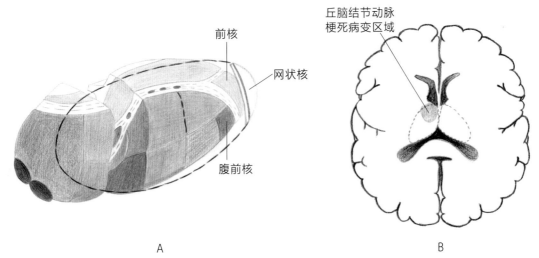

图 2-1-32 丘脑结节动脉供血区及病变示意图
A. 丘脑结节动脉主要供血部位　B. 丘脑结节动脉梗死示意图（轴位）

2. 病变

丘脑结节动脉供应丘脑前核与网状核。丘脑前核与记忆力、智力、情绪相关，网状核负责觉醒状态的维持。故丘脑结节动脉闭塞后，主要表现为精神、认知、意识的改变，可出现意识水平的改变；智力下降、记忆力下降，精神错乱、人格改变、沉默寡言，丘脑性失语（口语尚流利，听理解、阅读理解、命名障碍，复述功能尚可，丘脑性失语是皮质语言中枢与丘脑核群之间失联系所致）等表现。在梗死早期，往往表现出不同程度的意识水平改变和沉默寡言，持续的人格变化则见于疾病的后期，包括时间和空间定位障碍、冷漠、缺乏自制力等，情感方面的障碍可能很明显。

丘脑结节动脉梗死后的影像学表现（丘脑结节动脉供血区梗死在丘脑梗死中较为少见）见图2-1-33。

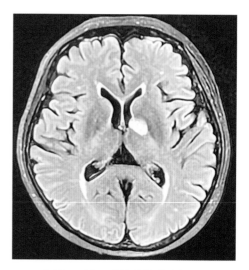

图 2-1-33　丘脑结节动脉梗死

【病案举隅】

病例摘要

患者女，72岁，以"突发认知功能下降1周"为主诉就诊。

患者1周前无明显诱因突发记忆下降，沉默寡言，言语和步态减慢，发病以来患者无发热、皮疹关节疼痛等表现。

查体：意志力缺失，定向力、注意力、命名和遵循命令、近期记忆等均受损，四肢肌力5级，上、下肢腱反射对称活跃，无原始反射、病理征及脑膜刺激征，无感觉减退。

头颅MRI：右侧丘脑部分高信号（图2-1-34）。

诊断：脑梗死。

图 2-1-34　头颅 MRI FLAIR 像示右侧丘脑前部高密度灶

病例分析

以下部位病变后均可导致认知功能下降：主管认知功能的关键部位——边缘系统，如颞叶海马、杏仁核、穹隆、乳头体、丘脑前核及背内侧核、扣带回（帕帕兹环路）、额叶前部及眶面（9~12区）、尾状核头、内囊等；功能区之间的联系中断，如胼胝体损伤、较弥漫的皮质下白质损伤；神经递质及其受体的功能紊乱，如Ach、5-HT、DA。

患者为脑梗死，起病较急，梗死灶位于丘脑前部，属于丘脑结节动脉供血区，主要累及丘脑前核，丘脑前核与认知功能相关，最常见的症状是意志缺乏、对周围事物缺乏兴趣、对询问延迟回答、表情淡漠，可伴随丘脑性失语、记忆障碍，与该患者临床表现相符，且患者无其他负责认知功能部位的病变，结合患者临床表现，考虑患者急性认知功能下降是急性丘脑梗死所致。

（二）丘脑穿通动脉（旁正中动脉）

1. 血供

丘脑穿通动脉起自大脑后动脉 P1 段，主要供应丘脑内侧（包括背内侧核、中线核群、腹后内侧核）、中脑的部分结构（包括中脑网状结构、红核嘴侧、内侧纵束尤其是头端间质核）、小脑上脚交叉（图 2-1-35）。

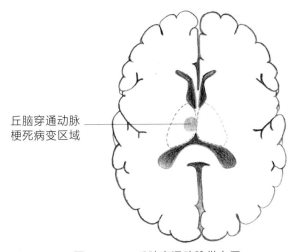

丘脑穿通动脉
梗死病变区域

图 2-1-35　丘脑穿通动脉供血区

2. 病变

丘脑穿通动脉供血区中，背内侧核与情感、记忆、智力密切相关，中线核与觉醒状态的维持密切相关，腹后内侧核与对侧面部浅感觉及味觉有关，内侧纵束与双眼同向性运动有关，红核与锥体外系、小脑的功能有关。故丘脑穿通动脉闭塞后可出现如下表现。

（1）意识障碍

累及丘脑中线核群或中脑网状结构所致，起初病人常为嗜睡状态或波动性意识障碍（丘脑病变时导致的意识障碍并没有广泛皮质病变或脑干网状结构病变所致的意识障碍重，当累及中脑时，意识障碍的程度较重）。

由于交感神经束走行在网状结构附近，累及中脑时可损伤交感神经束，由于交感神经束支配瞳孔开大肌，故病变可出现瞳孔缩小。中脑网状结构受累后可出现跌倒发作。

（2）认知功能障碍与行为异常

累及丘脑背内侧核所致。

表现为认知和行为异常，定向障碍，淡漠呆滞，常有虚构，近事遗忘突出，意志力缺乏，主侧病变可出现一过性忽视及图画抄写能力丧失。

（3）垂直注视障碍

累及中脑层面的内侧纵束头端间质核（riMLF）、Cajal 间质核（INC）、后连合（PC）所致（图 2-1-36）。

表现为垂直上视麻痹或下视麻痹，也可上视与下视均不能，双眼运动不一致时可出现复视。

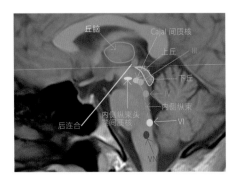

图 2-1-36　丘脑病变导致垂直凝视麻痹的相关结构基础

（4）丘脑手

丘脑手多表现为对侧上肢挛缩、手腕部屈曲和旋前，各手指末关节呈过伸位，各手指中节关节呈屈位，掌指关节屈曲使手指也屈曲，多数手指运动障碍；腕关节多数呈尺侧偏位（图 2-1-37），可同时伴有静止性震颤或意向性震颤，舞蹈样动作，一般无感觉障碍。丘脑手常见于单侧丘脑旁正中动脉梗死，病变后导致丘脑内侧核群、中脑脚间核、结合臂交叉、红核内侧等核团受损，影响了这些核团与锥体外系纤维发生联系，从而产生锥体外系症状。

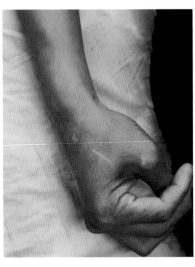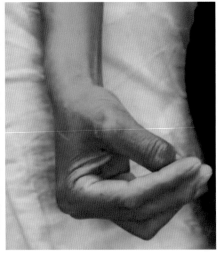

图 2-1-37　丘脑手

（5）小脑性共济失调

红核受损可导致对侧小脑性共济失调，机制见上述。齿状核红核纤维在中脑未交叉的部分受损后可出现同侧小脑性共济失调。

（6）对侧面部感觉障碍

累及腹后内侧核所致。

（7）对侧轻偏瘫与偏身感觉障碍

部分患者可累及中脑大脑脚的运动传导束与感觉传导束，导致对侧轻偏瘫与偏身感觉障碍。

（8）红核丘脑综合征

红核丘脑综合征主要包括运动症状与感觉症状两大类，其中运动症状是以协调障碍为主，表现为患侧的共济失调、手足徐动、意向性震颤等，是损伤红核齿状核之间联系纤维所致。感觉症状多由于腹后内侧核损伤所致，所以出现的是对侧头面部感觉障碍，而对侧躯体的感觉往往正常，因为传导对侧躯体感觉的腹后外侧核尚未累及。

【病案举隅】

病例摘要

患者女，54岁，急性起病，以"言语笨拙，右侧肢体活动不利2小时"为主诉入院。

既往高血压病史，血压控制不佳。

查体：双眼上视、下视均不到位，双眼复视，右侧鼻唇沟变浅，右侧肢体肌力4级，右侧巴宾斯基征（+）。

头颅CT：丘脑、中脑出血（图2-1-38）。

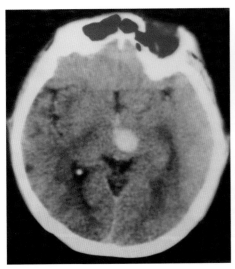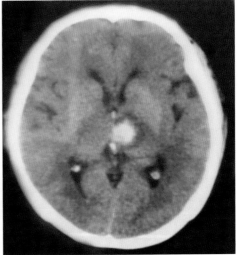

图 2-1-38　头颅 CT 示丘脑、中脑高密度灶

病例分析

患者累及左侧中脑锥体束，故出现对侧肢体上运动神经元瘫，累及中脑内侧纵束头端、Cajal 间质核、后连合，内侧纵束头端间质核主要参与垂直扫视，Cajal 间质核参与垂直凝视和维持注视，后连合使双眼活动同步，故病变后出现双眼垂直注视麻痹及复视，根据出血部位，为左侧丘脑旁正中动脉破裂出血。

3. 丘脑穿通动脉的变异

丘脑穿通动脉起自于大脑后动脉 P1 段，可分为 3 种类型（图 2-1-39）。

Ⅰ型：每一侧的丘脑穿通动脉均起源于同侧大脑后动脉。

Ⅱ型：分为Ⅱa型和Ⅱb型两种亚型，Ⅱa型是由单侧后动脉直接发出两支丘脑穿通动脉，供应双侧丘脑；Ⅱb型是一侧大脑后动脉 P1 段发出一支 Percheron 动脉，再由这一支 Percheron 动脉发出两支丘脑穿通动脉，分别供应双侧丘脑，故当 Percheron 动脉闭塞时会出现双侧丘脑内侧梗死，称为 Percheron 梗死，详见以下扩展部分。

Ⅲ型：双侧丘脑穿通动脉起源于一个连接大脑后动脉的弓状血管。

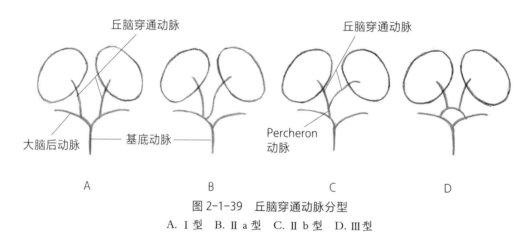

图 2-1-39 丘脑穿通动脉分型
A. Ⅰ型　B. Ⅱa型　C. Ⅱb型　D. Ⅲ型

扩　展

◎ Percheron 梗死

丘脑穿通动脉存在一种解剖变异，即双侧丘脑穿通动脉起源于一侧大脑后动脉 P1 段发出的 Percheron 动脉。Percheron 动脉发出两支丘脑穿通动脉，分别供应双侧丘脑，故当 Percheron 动脉闭塞时会出现双侧丘脑内侧梗死，称为 Percheron 梗死。

Percheron 梗死常由血栓形成或栓塞引起，影像学表现为双侧丘脑中线旁对称性梗死（图 2-1-40，A），部分的 Percheron 梗死患者可出现双侧中脑病变（图 2-1-40，B），多累及大脑脚、红核、网状结构处，影像可表现为中脑"V"字征，累及中脑时常提示预后较差；部分患者仅为双侧丘脑旁正中区梗死、或合并丘脑前部和中脑梗死；极少数患者为双侧丘脑旁正中区及丘脑前部梗死。

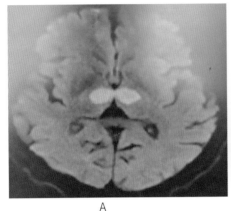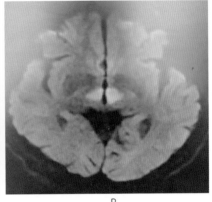

图 2-1-40 Percheron 梗死

A. 双侧丘脑内侧对称性梗死 B. 双侧中脑梗死

Percheron 梗死的临床表现主要表现为三联征。

①急性意识障碍

意识障碍是累及丘脑板内核或中脑上部网状结构所致。丘脑病变时导致的意识障碍并没有广泛皮质病变或脑干网状结构病变所致的意识障碍重，表现为嗜睡、昏睡或波动性意识障碍，一般 3~5 天可清醒，也可出现无动性缄默。当累及中脑时，意识障碍的程度较重。

②急性认知功能障碍和行为异常

丘脑背内侧核与额叶联系密切，额叶前皮质涉及智力，故损伤后可出现认知功能障碍。表现为定向障碍、淡漠、呆滞、近期记忆力下降等。

③垂直凝视麻痹

垂直凝视麻痹是后连合及内侧纵束头端间质核损伤所致，内侧纵束头端间质核参与垂直扫视，后连合可使双眼同步运动。病变后表现为上视麻痹或下视麻痹（后者更多见），或上视及下视均麻痹（图 2-1-41）。

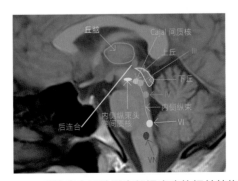

图 2-1-41 丘脑病变导致垂直凝视麻痹的相关结构基础

累及腹后内侧核时可出现对侧面部浅感觉障碍及味觉障碍。亦可出现偏身感觉障碍与轻偏瘫（此动脉可供应大脑脚运动纤维）。

由于丘脑穿通动脉属于小的深穿支动脉，故病变后较难在 MRA、CTA 等血管检查上发现相应的血管病灶。

本病预后相对较差，成人患病 1 年后，认知、注意力、眼动障碍等可显著改善，但一般无法恢复到正常状态，可遗留长期记忆、智能及语言障碍。

双侧丘脑梗死除了可能出现于 Percheron 梗死之外，还可见于基底动脉尖综合征，当后循环仅有双侧丘脑内侧部梗死时考虑为 Percheron 动脉梗死，若同时还伴有颞叶、枕叶、中脑、小脑的梗死灶时，则考虑为基底动脉尖综合征，基底动脉尖综合征主要累及小脑上动脉、大脑后动脉供血区。此外，某些代谢性疾病如 Wernicke 脑病；脑血管病如可逆性后部脑病综合征、大脑大静脉血栓、硬脑膜动静脉瘘等；颅内肿瘤如胶质瘤、淋巴瘤等；感染性疾病如流行性乙型脑炎、变异型克－雅病等；炎性脱髓鞘疾病如视神经脊髓炎谱系病（NMOSD）等也可出现双侧丘脑病变，临床需要仔细鉴别。

【病案举隅】

病例摘要

患者女，55 岁，以"头痛头晕 1 周，加重伴意识不清 1 天"为主诉入院。

患者 1 周前因上呼吸道感染后出现头痛、头晕症状，头痛呈全头胀痛，头晕呈间断性发作，无视物旋转，1 天前，患者出现意识不清，能叫醒，但睁眼困难，醒后能正常交流，无发热、恶心、呕吐，无四肢抽搐。

头颅 MRI：双侧丘脑内侧异常信号（图 2-1-42）。

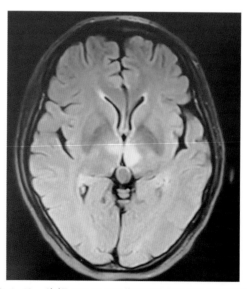

图 2-1-42　头颅 MRI FLAIR 像示双侧丘脑内侧高信号灶

病例分析

　　患者为急性脑梗死，根据双侧丘脑内侧病灶，考虑为 Percheron 梗死。由于损伤丘脑内侧的板内核等负责维持觉醒的核团，故出现意识障碍（波动性意识障碍多见），此外 Percheron 梗死还可能出现急性认知功能障碍、精神异常或垂直凝视麻痹等表现。需要注意的是，双侧丘脑病变可见于多种疾病，临床应仔细鉴别。

（三）丘脑膝状体动脉（下外侧动脉）

1. 血供

　　丘脑膝状体动脉起自大脑后动脉 P2 段（图 2-1-43）。

　　丘脑膝状体动脉主要供应丘脑外侧核群（腹后外侧核、腹后内侧核、腹前核与腹外侧核）、丘脑后部（内外侧膝状体、部分丘脑枕）、部分内囊后肢（图 2-1-44）。

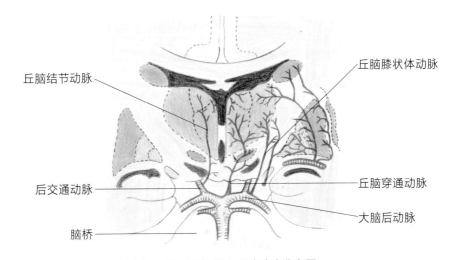

图 2-1-43　冠状位上丘脑动脉分布图

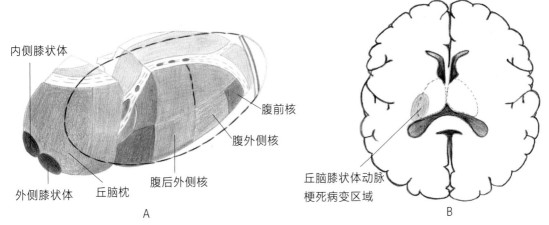

图 2-1-44　丘脑膝状体动脉

A. 主要供血区　　B. 病变示意图

2. 病变

丘脑膝状体动脉梗死后的影像学表现见图 2-1-45。

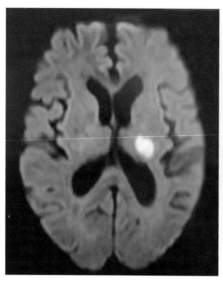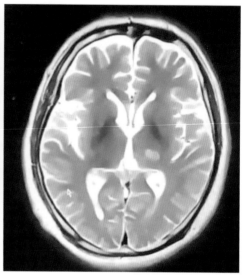

图 2-1-45　丘脑膝状体动脉梗死

临床表现如下：

（1）感觉障碍

表现为对侧偏身感觉障碍。

累及腹后外侧核可导致对侧偏身感觉障碍。特点是各种感觉均障碍，深感觉障碍重于浅感觉，伴有丘脑痛、麻木等感觉异常（对侧半身感觉异常常提示丘脑病变而非内囊后肢病变），腹后内侧核未受累时，面部感觉无障碍。

丘脑痛机制尚不明确，可能是丘脑传入纤维中断后，皮质对丘脑伤害性感觉系统的抑制解除而产生的一种疼痛。不同人群的疼痛的程度不一，但其剧烈程度多逐年加重，表现为对侧肢体剧烈的、难以形容的自发痛或激发性痛，剧痛为持续性，可突然加重，也可因强光照射、风吹、特殊气味、高尖声音及情绪等刺激而加剧。疼痛性质各种各样，有灼烧感、麻刺感、冷感和难以描述的痛感。身体受涉部位常伴有感觉过敏和感觉过度。除腹后外侧核外，丘脑板内核病变也可出现丘脑痛。

扩　展

◎手－口综合征（cheiro-oral syndrome，COS）

丘脑膝状体动脉病变后可出现手－口综合征，表现为手指及口周的感觉障碍，可为单侧或双侧。

该综合征的机制：丘脑腹后外侧核（VPL）是对侧偏身感觉纤维的中继站，丘脑腹后内侧核（VPM）是对侧面部感觉纤维的中继站。腹后内侧核感觉纤维排列顺序由内→外依次为"后枕部、面颊、口、舌"，丘脑腹后外侧核感觉纤维排列顺序由内→外依次为"手、上肢、躯干、下肢"。口周的感觉纤维位于腹后内侧核外侧，手部感觉纤维位于腹后外侧核内侧，口与手的纤维是相邻的，且丘脑膝状体动脉可供应该区域，故丘脑膝状体动脉梗死后可损伤相邻的口周纤维及手部纤维，从而出现手－口综合征。

有时单侧丘脑病变后可导致双侧手－口综合征，可能机制：终止于病变侧腹后内侧核的三叉丘脑束由对侧三叉神经脊束核、大部分三叉神经脑桥核及小部分同侧三叉神经脑桥核发出的神经纤维组成，此处病变可以出现双侧口周感觉障碍；终止于病变侧丘脑腹后外侧核的脊髓丘脑束由对侧脊髓丘脑侧束、大部分脊髓丘脑前束及小部分同侧脊髓丘脑前束组成，故此处病变可以出现双侧手指、口周感觉障碍。

（2）运动障碍

①对侧肢体轻偏瘫

多因梗死面积较大，累及腹后外侧核附近的内囊后肢，造成锥体束损伤所致。丘脑膝状体动脉闭塞后造成的锥体束损伤一般不严重，多表现为短暂性或持续性的对侧肢体轻度无力（内囊后肢完全梗死时，造成的运动障碍往往较重）。

②运动协调功能障碍

累及腹外侧核、豆状袢所致。

表现为对侧小脑性共济失调、舞蹈样动作（豆状袢损伤所致）、强哭强笑（情感性面瘫，系丘脑－苍白球－面神经传导通路受损所致）、丘脑手（图2-1-37）。

3. 病变综合征

丘脑膝状体动脉病变后，各个核团受累程度可有不同，根据各个核团的受累程度可将丘脑膝状体的临床表现分为三类综合征。

根据丘脑膝状体的血供可知，此动脉闭塞后，一般不出现认知功能障碍及精神异常、意识障碍。

（1）丘脑综合征（Dejerine-Roussy综合征）

丘脑综合征是丘脑膝状体动脉供血区的大梗死引起，主要累及腹后外侧核、腹前核与腹外侧核、内囊后肢。表现为：对侧半身感觉障碍，伴"丘脑痛"，为腹后外侧核受损所致；短暂性或持续性对侧轻度无力，为锥体束受损所致；肢体协调不能和共济失调，为丘脑腹前核与腹外侧核受损所致；偏侧肌张力不全、丘脑手或偏侧舞蹈样动作，为豆状袢受累所致。

（2）纯感觉性卒中

是丘脑膝状体的分支闭塞导致腔隙性梗死的一种表现，累及的范围较小。累及腹后外侧核、腹后内侧核时，表现为对侧半身、面部与手部的感觉障碍，累及腹后外侧核时，表现为对侧上、下肢感觉障碍。常为感觉异常或主观感觉障碍，客观感觉障碍较轻微。

（3）感觉运动性卒中

累及腹后外侧核及其附近内囊后肢的皮质脊髓束，故表现为对侧中枢性轻偏瘫、偏身感觉障碍，言语、认知功能和行为是正常的。

【病案举隅】

病例摘要

患者男，70岁，以"突发左侧肢体不自主舞动2天"为主诉就诊。

患者于2天前喝酒后骑车时突发左侧肢体不自主运动，表现为大幅度不自主的舞动，自己不能控制，因摔倒在地致右侧肢体软组织损伤，入睡后不自主舞动消失，清醒后又重新出现，伴躁动不安。

既往高血压病史10年，不规则服用降压药物。

神经科查体：神智清楚，口齿欠清，对答切题，左侧肢体不自主舞蹈样伴投掷动作，双侧上、下肢肌力5级，左侧肌张力略低，左膝腱反射减弱，双侧病理征未引出。

头颅CT：右侧丘脑外侧高密度灶（图2-1-46）。

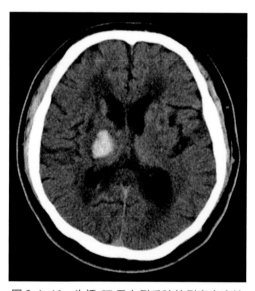

图 2-1-46　头颅 CT 示右侧丘脑外侧高密度灶

病例分析

患者突发左侧舞蹈样动作，考虑锥体外系病变。老年男性，有高血压病史，急性起病，快速达峰，考虑急性脑血管病，运动中起病、伴精神躁动，结合头颅 CT，为急性丘脑出血。丘脑外侧核群、红核、基底节等区域病变后均可出现对侧舞蹈样动作。根据头颅 CT，患者累及丘脑外侧核群，为丘脑膝状体动脉供血区，丘脑腹前核与腹外侧核病变后可导致对侧舞蹈样动作。

（四）脉络膜后动脉

1. 血供

脉络膜后动脉起自大脑后动脉 P2 段，分为脉络膜后内侧动脉和脉络膜后外侧动脉。供应丘脑枕、内外侧膝状体、丘脑内侧核、缰核等区域（图 2-1-47、图 2-1-48、图 2-1-49）。

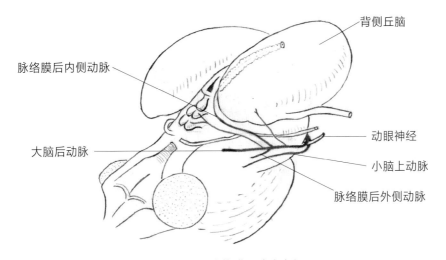

图 2-1-47 脉络膜后动脉走行

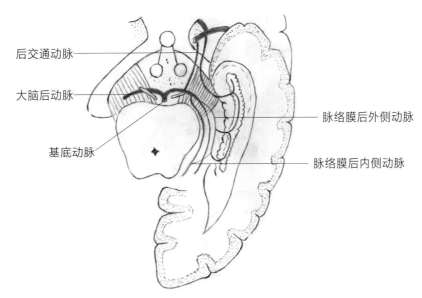

图 2-1-48 脉络膜后动脉走行（轴位）

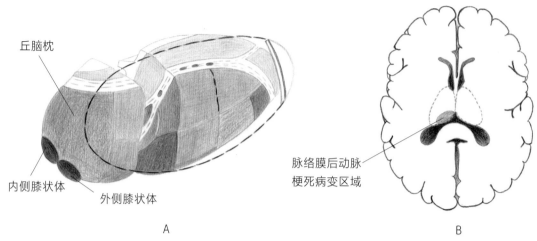

图 2-1-49　脉络膜后动脉
A. 供血区　B. 病变示意图

2. 病变

脉络膜后动脉供血区梗死很少见。累及丘脑背侧可出现对侧忽视；累及丘脑枕和前核可出现语言障碍、视幻觉及不自主运动；累及外侧膝状体时可出现视野缺损（对侧视野同向性偏盲、对侧视野同向性上或下象限盲，一般不累及对光反射，原因见前述）；一侧内侧膝状体病变一般无听力障碍。

第二节 上丘脑

上丘脑包括丘脑髓纹、缰三角、缰连合、松果体和后连合（间脑与中脑交界处）。

（一）丘脑髓纹

丘脑髓纹自丘脑上方、沿着背侧丘脑的内上缘自前向后走行（图 2-2-1），逐渐延续为两侧的缰三角，髓纹的内侧为第三脑室。

丘脑髓纹主要接受来自于隔区的纤维束（见下述），大部分纤维终止于缰三角内的缰核。

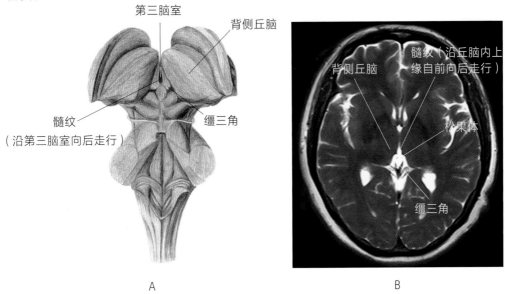

图 2-2-1　丘脑髓纹的位置

A. 脑干背侧面　B. 头颅 MRI 轴位层面（经丘脑、髓纹、缰三角、松果体）

（二）缰三角、缰连合

丘脑髓纹向后走行，延续为两侧的缰三角（图 2-2-2）。

缰三角由左、右两侧各一的三角形结构组成，每个三角形的结构内含有缰核，接受丘脑髓纹的纤维。两侧的缰三角由缰连合相连，一侧丘脑髓纹的纤维经过缰连合终止于对侧缰核，两侧缰核之间的纤维也通过缰连合相互联系（图 2-2-2）。

缰核接受丘脑髓纹传来的纤维，并发出纤维组成缰核脚间束，到达中脑脚间核，是边缘系统与中脑之间联系的中继站。

背侧丘脑内下方可见六个隆起，自上而下依次为两侧的缰三角、上丘、下丘（图 2-2-2）。

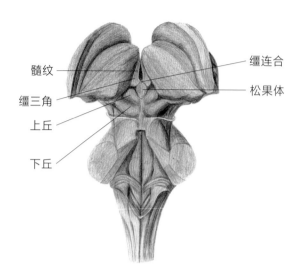

图 2-2-2　脑干背侧面

髓纹和缰三角在功能上与嗅觉和内脏活动有关。丘脑髓纹是复合纤维束，包括了来自嗅区、海马、丘脑前核、苍白球等处的纤维。例如，髓纹可将嗅觉纤维传至缰三角内的缰核，缰核再发出纤维投射至脑干的泌涎核等植物神经核（通过缰核脚间束），对摄食发挥重要作用，当人闻到食物的香味时，神经冲动经上述通路传导至脑干泌涎核，促进消化液的分泌。

在轴位影像上，先找到两侧丘脑和第三脑室，在丘脑的内侧，第三脑室外侧，可见由前向后走行的丘脑髓纹（较细）（图 2-2-1，B）。髓纹向后终止于缰三角（图中两个三角形的结构），两侧缰三角通过缰连合连接。

（三）松果体

松果体的尖部朝向后方下，底部朝向前上方，位于两侧上丘之间、胼胝体压部的下方。松果体的底部有一白质柄附着，此柄分为上、下两脚，上脚连于缰连合，下脚连于后连合（图2-2-1、图 2-2-2、图 2-2-3）。松果体主要接受丘脑髓纹、缰核及后连合的纤维。

低等动物的松果体是一种光感受器，而哺乳动物的松果体是一内分泌腺，可以分泌褪黑素（可影响生物钟）、多种具有很强的抗促性腺激素作用的肽类激素（可有效地抑制性腺的活动和两性性征的出现，若松果体受到破坏，则会出现早熟和生殖器官过度发育）、松果体激素（具有降血糖的作用）。

松果体可出现生理性钙化，是颅内最常见的生理性钙化部位之一（图 2-2-3，B），但松果体区的肿瘤也常发生钙化，故当儿童出现松果体钙化、钙化松果体明显偏离中线、或松果体团块直径超过 10mm 时，应怀疑是否为松果体区肿瘤。松果体常见肿瘤为松果体瘤、畸胎瘤、生殖细胞瘤。由于松果体距离四叠体很近，故松果体区肿瘤可压迫上丘、下丘从而导致帕里诺综合征，详见中脑部分。

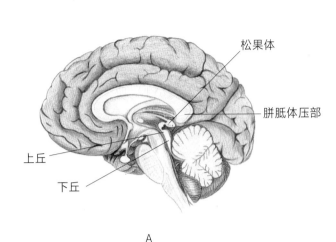

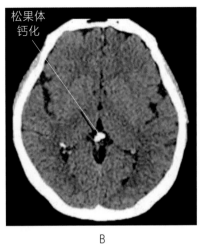

A   B

图 2-2-3　松果体

A.大脑正中矢状位　B.松果体钙化

（四）后连合

后连合是中脑与间脑的交界结构，松果体下脚连接于后连合（图 2-2-4）。

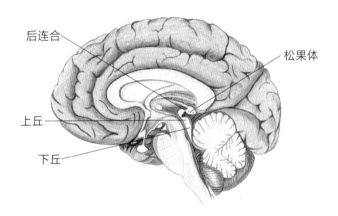

图 2-2-4　大脑正中矢状位

后连合内含很多纤维成分，但是具体的走行和功能尚不完全清楚，切断后连合可出现间接对光反射减弱，不影响直接对光反射，所以推测后连合可能是同侧对光反射纤维到达对侧的路径之一。

此外，后连合还与双眼垂直凝视、垂直性追踪有关。后连合具有使双眼运动同步的功能，故后连合病变后可出现眼球垂直性运动障碍、复视等表现。当出现双眼上视障碍及一侧眼球下视障碍的表现时，称为垂直性一个半综合征（又称为中脑背侧综合征），该综合征的病变部位涉及中脑上部顶盖前区、内侧纵束及后连合，顶盖前区病变可导致两眼上视麻痹，后连合或内侧纵束的部分病变可导致一侧眼球下视麻痹，仅一侧眼可向下凝视。多见于丘脑—中脑的梗死与出血。

第三节 底丘脑

在间脑的矢状位图上可见，底丘脑位于中脑被盖与丘脑之间。底丘脑背侧是丘脑，前内侧是下丘脑，腹侧是中脑大脑脚（图2-3-1，A）。在大脑冠状位图像上，可见底丘脑位于内囊内侧，紧邻内囊（图2-3-1，B）。

底丘脑由底丘脑核与未定带组成。底丘脑核紧邻内囊，位于黑质内侧部上方与苍白球之间，与其有往返纤维联系，且底丘脑核与苍白球同源，是锥体外系的重要组成部分，功能是维持苍白球的抑制状态。一侧底丘脑病变后可出现对侧上肢为主的舞蹈样运动，表现为连续的不能控制的投掷运动，称为偏身投掷运动，症状多在清醒时出现，入睡后消失。此外，底丘脑核病变后还可出现半身颤搐。

未定带是中脑网状结构的延续，过渡到丘脑网状核。

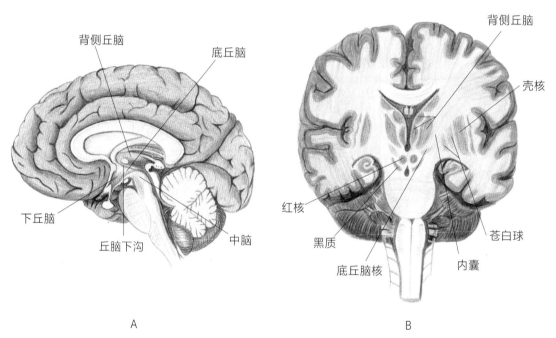

A

B

图 2-3-1 底丘脑的位置
A. 大脑正中矢状位 B. 大脑冠状位

第四节 下丘脑

一、下丘脑的解剖与影像

（一）下丘脑的位置

下丘脑位于背侧丘脑的下方、第三脑室底部（图 2-4-1）。

下丘脑、底丘脑、中脑通过一条丘脑下沟与背侧丘脑分隔，丘脑下方自前向后依次是下丘脑、底丘脑、中脑上部。下丘脑位于背侧丘脑的前下方，底丘脑、中脑位于背侧丘脑的后下方（图 2-4-1）。

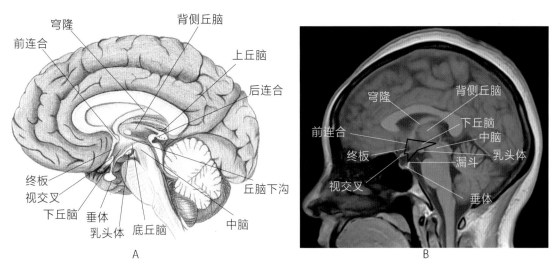

图 2-4-1 下丘脑的位置与毗邻（矢状位）
A. 大脑正中矢状位图像 B. 头颅 MRI 矢状位影像

（二）下丘脑的分界

下丘脑的前界是端脑的终板，下界是中脑顶部，上方隔丘脑下沟与背侧丘脑相邻，后方为底丘脑。终板是前连合与漏斗之间的结构，前连合位于穹隆前方、终板上方，漏斗连接垂体，位于垂体上方（灰结节前下方移行为漏斗）。后连合位于上丘上方。前连合下缘、终板、后连合前缘、视交叉、中脑上缘、乳头体及灰结节外缘围成的区域即为下丘脑区域（图 2-4-2）。

下丘脑所在层面上，自前向后依次可见视交叉、灰结节、乳头体、脚间池、大脑脚（图 2-4-3）。

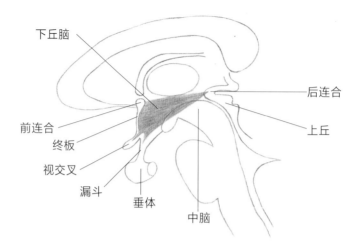

图 2-4-2　下丘脑（矢状位）

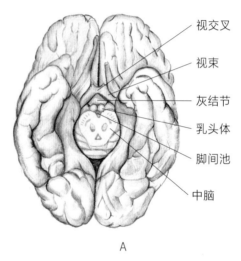

A

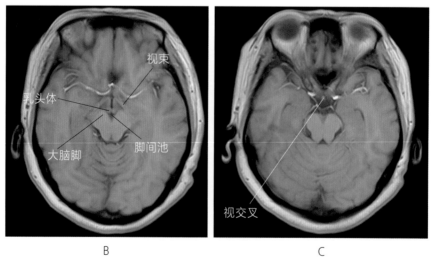

B　　　　　　　　　　　　　　C

图 2-4-3　下丘脑的位置与毗邻

A. 大脑底面　B. 头颅 MRI 经大脑脚层面影像　C. 头颅 MRI 经视交叉层面影像

根据图 2-4-4（冠状位核磁断面）可见，下丘脑被第三脑室下部分隔为左右两部分，下丘脑的内侧面构成了第三脑室侧壁的下半和底壁，下丘脑下方是漏斗与垂体，需要注意的是，神经垂体也被认为是下丘脑的一部分，腺垂体则不属于下丘脑。

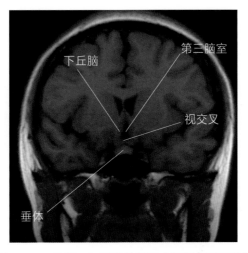

图 2-4-4　头颅 MRI 冠状位断面（经视交叉层面）

（三）内部结构

1. 分区

下丘脑在矢状位由前向后分为四个区：视前区、视上区、结节区、乳头体区。

视前区位于前连合与视交叉前缘之间，也就是视交叉前上方的位置。视交叉的上方为视上区，灰结节及其上方为结节区，乳头体及其上方为乳头体区（图 2-4-5）。

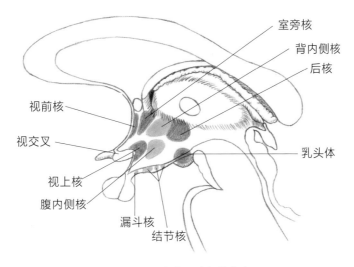

图 2-4-5　下丘脑分区（矢状位）

二、下丘脑的功能与病变

（一）下丘脑各核团的主要功能

1. 视前区

视前区临近终板，内有视前核（图 2-4-6）。

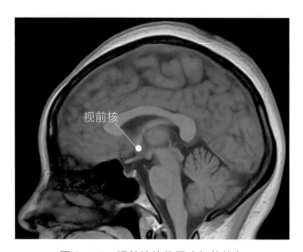

图 2-4-6 视前核的位置（矢状位）

下丘脑前内侧区尤其是视前区内存在散热中枢，当体温升高时，散热机制启动，通过气喘、出汗、血管扩张等散发多余热量，以维持正常体温，故损害此区可出现中枢性高热，并且不能耐受高温环境（产热中枢位于下丘脑后核）。

视前区内尚有促进睡眠的中枢，损害此区可出现失眠（下丘脑后区网状结构与觉醒相关），且下丘脑的视前区也是副交感神经的高级中枢。

2. 视上区

视上区的核团主要包括视上核、室旁核、视交叉上核。

（1）视上核、室旁核

在视上区的位置做一冠状切，可见位于第三脑室旁的两个核团（图 2-4-7，A）。

视上核、室旁核可合成抗利尿激素（精氨酸加压素）。抗利尿激素合成后通过视上垂体束和室旁垂体束到达神经垂体储存，待需要时释放。下丘脑内存在血浆渗透压感受器，当机体过度失水时，流经下丘脑的血液的渗透压升高，可促进视上核和室旁核神经分泌物质增加，促进抗利尿激素由神经垂体释放入血液循环，抗利尿激素可促进远端肾小管重吸收较多的水分，减少排尿；相反，当饮水过多时，会导致抗利尿激素释放减少，促进排尿。当视上核、室旁核或视上垂体束、室旁垂体束损伤时会出现抗利尿激素的减少而造成中枢性尿崩症，此时肾小管重吸收水的功能下降，表现为多饮、烦渴、多尿、尿比重减低、尿渗透压低于 290mmol/L，禁水 8 小时后血浆渗透压增高（大于 300mmol/L）（图 2-4-7，B）。此外，控制饮水的中枢位于下丘脑外侧区，视上核、室旁核负责肾脏排水功能，饮水与排水是下丘脑对水平衡调节的两个方面。

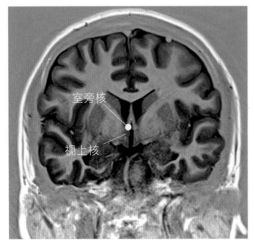
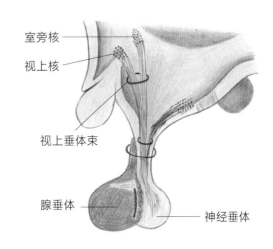

图 2-4-7　下丘脑室旁核与视上核
A. 室旁核与视上核的位置（冠状位）　B. 视上核、室旁核的激素分泌路径

　　室旁核还可合成催产素，催产素也是经过视上、室旁垂体束到达神经垂体，再由神经垂体释放入血液循环，促进泌乳及子宫收缩。神经垂体又称为垂体后叶，所以在神经垂体内储存的抗利尿激素与催产素也叫垂体后叶素。
　　（2）视交叉上核
　　视交叉上核或称下丘脑视交叉上核（suprachiasmatic nucleus，SCN），是哺乳动物昼夜节律调节系统的中枢结构，产生和调节睡眠 - 觉醒、激素、代谢和生殖等众多生物节律。

3. 结节区
　　结节区由漏斗核（弓状核）、腹内侧核、背内侧核、结节核构成。
　　（1）漏斗核
　　漏斗核在情感行为和内分泌活动中起重要作用，可释出多巴胺、促激素释放激素或抑制激素等，根据上述，垂体后叶素通过轴索（视上垂体束和室旁垂体束）进入神经垂体，而漏斗核的激素则是通过垂体门脉系统进入腺垂体（垂体前叶）。
　　（2）腹内侧核
　　腹内侧核与性功能及摄食行为相关。
　　腹内侧核内存在性行为抑制中枢和促性腺中枢，损伤后可出现促性腺激素释放不足导致的性腺萎缩及性行为不能抑制等。
　　腹内侧核内还有饱食中枢（摄食中枢位于下丘脑外侧区），若受到刺激，可抑制摄食，若受到破坏（尤其是双侧破坏），可导致摄食过多（摄食中枢则位于下丘脑背外侧核，破坏后可出现食欲下降、摄食减少）。腹内侧核受损后出现的肥胖多为向心性肥胖，面如满月，躯干亦显著肥胖，但四肢不明显，这亦称为脑性肥胖。

（3）背内侧核

背内侧核与脂肪代谢有关。

（4）结节核

与生殖及性功能有关。病变后可出现生殖器发育障碍、性功能减退等。

4. 乳头体区

乳头体区有后核、乳头体。

（1）后核

后核内存在产热中枢，对低温敏感，在低温环境下可发动产热机制，通过血管收缩、减少泌汗、竖毛、心率加快等方式来产热保持体温。病变后可导致体温过低。

（2）乳头体

乳头体接受经穹隆传来的海马区纤维，之后通过乳头丘脑束联系丘脑前核，组成了帕帕兹环路的一部分（详见背侧丘脑），与情绪、认知、记忆功能有关。病变后可导致记忆下降、情绪异常等表现。

乳头体在中脑大脑脚前方（图 2-4-8），故可在大脑脚的层面上寻找乳头体。

乳头体对维生素 B_1 十分敏感，当维生素 B_1 缺乏时，可导致乳头体变性，出现记忆力缺失、行为异常，称为科萨科夫综合征，可见于 Wernicke 脑病等。

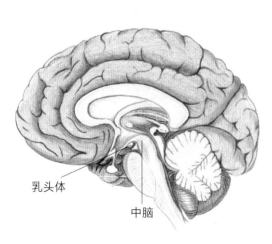

A

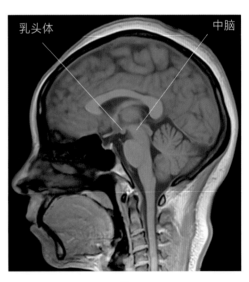

B

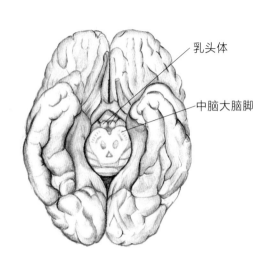

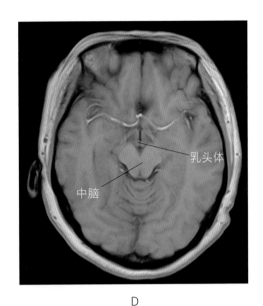

C D

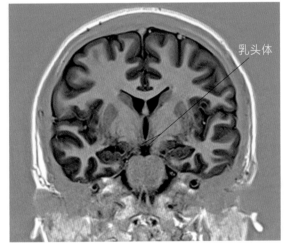

E

图 2-4-8 乳头体的位置

A. 大脑矢状位图像 B. 头颅 MRI 矢状位 C. 大脑底面图像 D. 头颅 MRI 轴位影像 E. 头颅 MRI 冠状
位影像

（二）下丘脑对内脏神经系统的调控作用

1. 下丘脑副交感中枢

一般认为，下丘脑的前区、内侧区及灰结节的脑室部为副交感神经中枢。

副交感中枢受刺激时，可出现心跳减慢、周围血管扩张、血压下降、胃肠蠕动增强（可
导致腹痛）、瞳孔缩小等表现。

副交感中枢破坏性病变后，副交感神经活动减弱，交感中枢处于优势状态，可出现交

感神经活动增强的表现，严重时，可导致神经源性肺水肿、消化性溃疡（交感兴奋后，体循环静脉血管收缩，大量血液涌入压力较低的肺循环从而导致肺水肿；胃肠壁血管痉挛或消化液分泌障碍，导致胃肠血液循环及营养障碍，发生溃疡及出血等）。

2. 下丘脑交感中枢

一般认为，下丘脑的后区、外侧区为交感神经中枢。

交感中枢受刺激时，可出现心跳加快、头痛头胀、血压升高、呼吸深快、瞳孔散大、易激动、血糖升高等表现。破坏性病变可导致交感神经活动减弱，副交感活动增强。

扩 展

◎间脑性癫痫

间脑性癫痫分为原发性和继发性两类。

原发性间脑性癫痫：反复发作性的自主神经症状与精神症状，有时伴有意识丧失及强直发作；脑电图为 14 次及 6c/s 的阳性棘波、棘慢综合波；未发现明确的器质性病因。

继发性间脑性癫痫：临床表现一般很少有先兆，发作时主要症状为皮肤血管运动失调，表现为面色苍白或潮红、颈胸部发作性皮肤潮红，有时伴有眼结合膜充血；发作性心动过速或心动过缓，血压升高（收缩压平均上升 10~30mmHg），呼吸增快，发汗障碍，发作性体温增高等。多继发于下丘脑部肿瘤、颅脑外伤、感染性疾病、中毒、营养障碍与代谢障碍等。

三、下丘脑的血供

下丘脑的血供主要来源于三组动脉。

（一）前群

供应下丘脑的前群动脉起源于颈内动脉、大脑前动脉、前交通动脉、后交通动脉前部，包括视前内侧动脉、视前外侧动脉、视交叉上动脉、垂体上动脉和漏斗动脉，供应下丘脑视前区、室上区。

（二）中群

供应下丘脑的中群动脉起源于后交通动脉及大脑后动脉，包括结节内侧动脉、结节外侧动脉、结节丘脑动脉（丘脑穿后动脉），供应下丘脑结节区、乳头体区。

（三）后群

供应下丘脑的后群动脉即大脑后动脉发出的丘脑后穿动脉，供应下丘脑乳头体区。

扩 展

◎垂体

1.垂体的位置

垂体位于颅底蝶鞍的垂体窝内（图2-4-9）。

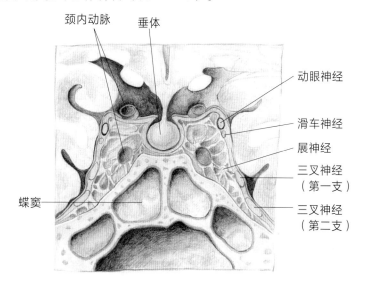

颈内动脉　　　垂体

动眼神经

滑车神经

展神经

三叉神经
（第一支）

蝶窦

三叉神经
（第二支）

图2-4-9　垂体及其周围结构

2.垂体的分部

垂体分为前部的腺垂体和后部的神经垂体（图2-4-7，B）。

3.垂体的影像学识别

垂体、海绵窦均可在脑桥首端层面寻找（视交叉、灰结节、乳头体均位于垂体上方，一般在大脑脚层面寻找）。

在冠状位上，可在两侧海绵窦中穿行的颈内动脉之间找到垂体，垂体柄上方可见视交叉（图2-4-10）。

在矢状位及轴位上，垂体上方自前向后依次可见视交叉、灰结节、乳头体（图2-4-2、图2-4-3）。

在T_1及T_2像上，垂体前叶为等信号，垂体后叶可见点样、条样高信号（图2-4-10，A），与其内类脂物质、血管加压素的储存有关，此高信号一般代表着垂体后叶处于正常功能状态，中枢性尿崩症患者此高信号消失，提示血管加压素储存不足。正常垂体缺乏血脑屏障，增强可被强化。

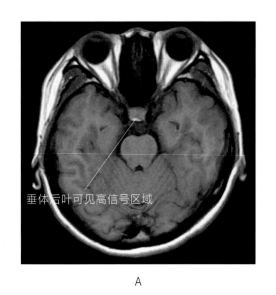

垂体后叶可见高信号区域

A

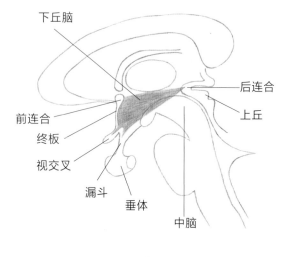

B

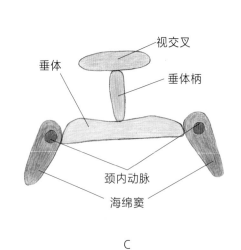

C

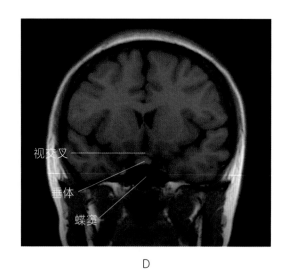

D

图 2-4-10　垂体的位置

A. 头颅 MRI 轴位影像　B. 大脑矢状位　C. 垂体及其相关结构冠状位切面　D. 头颅 MRI 冠状位层面

4. 空蝶鞍综合征

垂体位于颅底蝶鞍的垂体窝内，外包坚韧的硬脑膜。

在蝶鞍的上方可见位于蝶鞍与垂体上方的硬脑膜，即鞍隔。正常情况下，鞍隔只允许垂体柄及相关血管通过。当鞍隔缺损、颅内压升高时，蛛网膜下腔内脑脊液的压力升高，蛛网膜在脑脊液压力的冲击下陷入鞍内，致使垂体受压变形，向后方移位，可引起头痛、视力下降、视野缺损、内分泌障碍等表现，称为空泡蝶鞍综合征（图 2-4-11）。

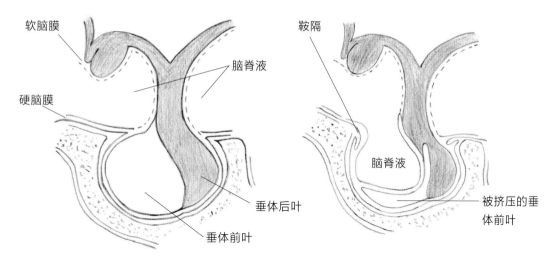

软脑膜

硬脑膜

脑脊液

垂体后叶

垂体前叶

鞍隔

脑脊液

被挤压的垂体前叶

图 2-4-11　空泡蝶鞍综合征模式图

　　空蝶鞍综合征临床可分为两类，原发性空泡蝶鞍综合征和继发性空泡蝶鞍综合征。继发性空泡蝶鞍综合征常见于鞍内或鞍旁手术或放射治疗后，原发性空泡蝶鞍综合征可见于鞍隔先天缺损、鞍区蛛网膜粘连、垂体病变、内分泌因素等。

　　空蝶鞍综合征的 MRI 表现：蝶鞍扩大或正常，鞍内充填大量脑脊液，呈明显长 T_1 长 T_2 信号（T_1 低信号、T_2 高信号）；垂体受压变扁，厚度 ≤ 3mm，紧贴鞍底，矢状位呈短弧线状，冠状位呈向下浅弧形成"锚状"，冠状位上垂体柄居中，矢状位上可见其后移（图 2-4-12）。

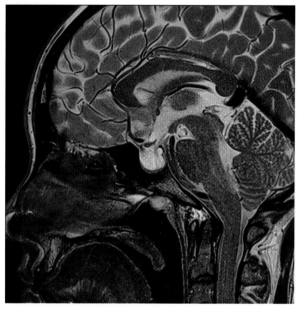

图 2-4-12　空泡蝶鞍综合征（头颅 MRI 矢状位）

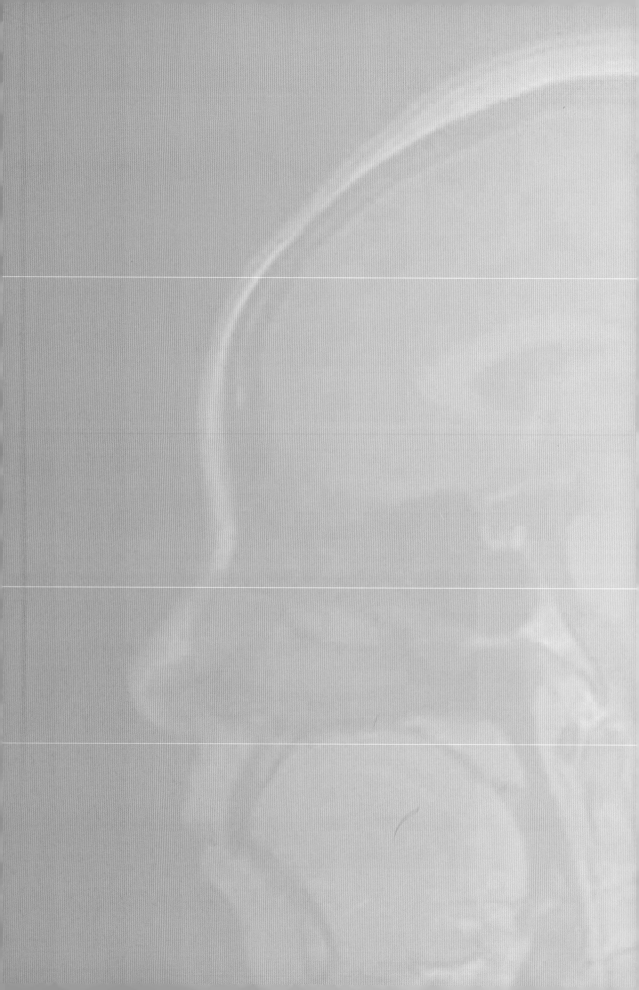

第三章

端 脑

CHAPTER THREE

要点速览

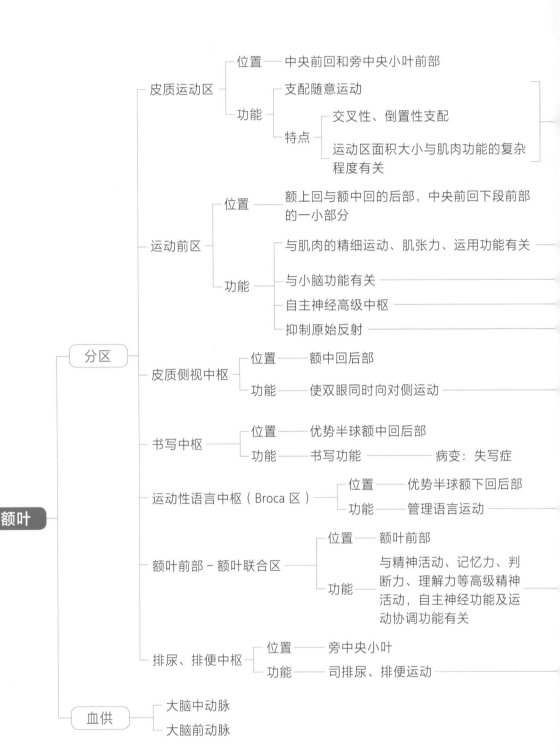

├─病变 ┬─ 刺激性病变 ──────── 对侧相应部位抽搐
│   └─ 破坏性病变 ──────── 对侧相应部位瘫痪

├── 病变：对侧肢体失用、肌张力升高、腱反射亢进、出现病理反射，精细运动障碍

├── 病变：额叶性共济失调

├── 病变：血压、心率不稳，对侧肢体苍白、皮肤发凉等

├── 病变：出现吮吸、摸索、握强反射等原始反射

├─病变 ┬─ 刺激性病变 ──────── 双眼向病灶对侧凝视
│   └─ 破坏性病变 ──────── 双眼向病灶同侧凝视

├── 病变：运动性失语

├── 病变：认知功能下降、精神行为异常、智力下降

├── 病变：尿便障碍

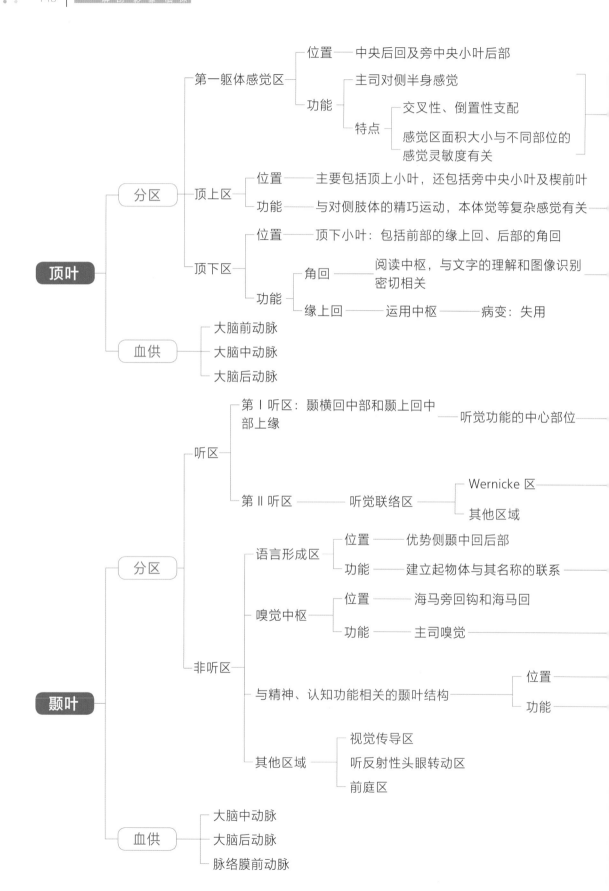

顶叶
- 分区
  - 第一躯体感觉区
    - 位置 —— 中央后回及旁中央小叶后部
    - 功能
      - 主司对侧半身感觉
      - 特点
        - 交叉性、倒置性支配
        - 感觉区面积大小与不同部位的感觉灵敏度有关
  - 顶上区
    - 位置 —— 主要包括顶上小叶，还包括旁中央小叶及楔前叶
    - 功能 —— 与对侧肢体的精巧运动，本体觉等复杂感觉有关
  - 顶下区
    - 位置 —— 顶下小叶：包括前部的缘上回、后部的角回
    - 功能
      - 角回 —— 阅读中枢，与文字的理解和图像识别密切相关
      - 缘上回 —— 运用中枢 —— 病变：失用
- 血供
  - 大脑前动脉
  - 大脑中动脉
  - 大脑后动脉

颞叶
- 分区
  - 听区
    - 第Ⅰ听区：颞横回中部和颞上回中部上缘 —— 听觉功能的中心部位
    - 第Ⅱ听区 —— 听觉联络区
      - Wernicke区
      - 其他区域
  - 非听区
    - 语言形成区
      - 位置 —— 优势侧颞中回后部
      - 功能 —— 建立起物体与其名称的联系
    - 嗅觉中枢
      - 位置 —— 海马旁回钩和海马回
      - 功能 —— 主司嗅觉
    - 与精神、认知功能相关的颞叶结构
      - 位置
      - 功能
    - 其他区域
      - 视觉传导区
      - 听反射性头眼转动区
      - 前庭区
- 血供
  - 大脑中动脉
  - 大脑后动脉
  - 脉络膜前动脉

病变 ┬── 刺激性病变 ───────── 对侧相应部位出现癫痫发作

　　 └── 破坏性病变 ───────── 对侧相应部位出现感觉障碍

──── 病变：定位觉、运动觉、位置觉等复杂的感觉出现障碍

──── 病变：失读症，可伴有轻度书写障碍。优势侧角回病变后可出现古茨曼综合征，非优势侧角回附近病变可出现体象障碍、结构性失用

病变 ┬── 破坏性病变 ┬── 单侧病变：无耳聋或仅听力下降
　　 │　　　　　　　 └── 双侧病变：双侧耳聋
　　 └── 刺激性病变 ───── 幻听

┬── 位置 ───────── 优势侧颞上回后部
└── 功能 ───────── 听理解功能 ───────── 病变：Wernicke 失语

──── 病变：命名性失语

病变 ┬── 刺激性病变：幻嗅和幻味
　　 └── 破坏性病变：嗅觉减退

──── 颞叶前部、海马、杏仁核、颞中回、枕颞回

──── 与精神、认知功能相关 ───────── 病变：精神异常，认知功能障碍

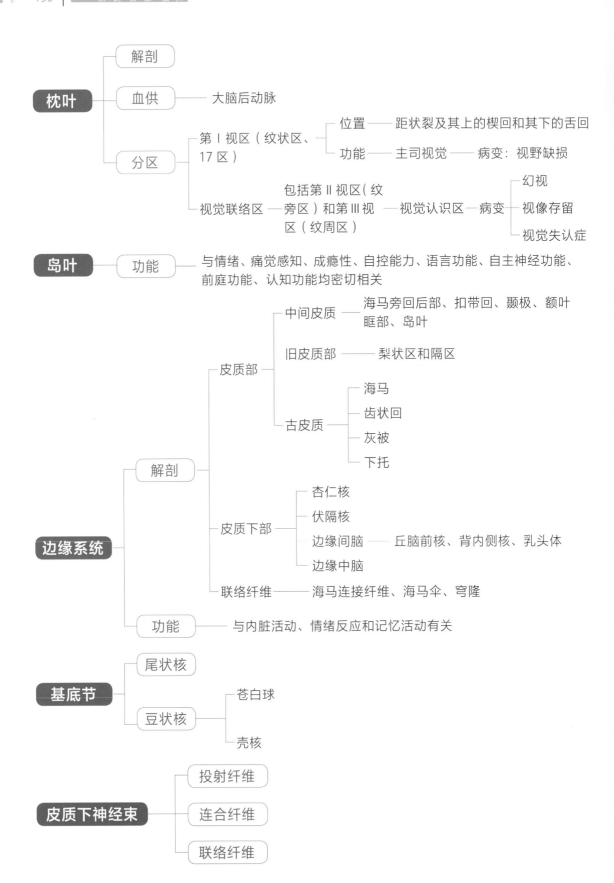

枕叶
- 解剖
- 血供 —— 大脑后动脉
- 分区
  - 第Ⅰ视区（纹状区、17区）
    - 位置 —— 距状裂及其上的楔回和其下的舌回
    - 功能 —— 主司视觉 —— 病变：视野缺损
  - 视觉联络区 —— 包括第Ⅱ视区（纹旁区）和第Ⅲ视区（纹周区） —— 视觉认识区 —— 病变
    - 幻视
    - 视像存留
    - 视觉失认症

岛叶
- 功能 —— 与情绪、痛觉感知、成瘾性、自控能力、语言功能、自主神经功能、前庭功能、认知功能均密切相关

边缘系统
- 解剖
  - 皮质部
    - 中间皮质 —— 海马旁回后部、扣带回、颞极、额叶眶部、岛叶
    - 旧皮质部 —— 梨状区和隔区
    - 古皮质
      - 海马
      - 齿状回
      - 灰被
      - 下托
  - 皮质下部
    - 杏仁核
    - 伏隔核
    - 边缘间脑 —— 丘脑前核、背内侧核、乳头体
    - 边缘中脑
  - 联络纤维 —— 海马连接纤维、海马伞、穹隆
- 功能 —— 与内脏活动、情绪反应和记忆活动有关

基底节
- 尾状核
- 豆状核
  - 苍白球
  - 壳核

皮质下神经束
- 投射纤维
- 连合纤维
- 联络纤维

　　端脑是中枢神经系统的最高级部位，由左、右两个大脑半球组成，两侧半球由胼胝体连接。每侧半球可以从三个面去观察：背外侧面、内侧面与底面。

　　每侧半球都有三条恒定的沟，即中央沟、外侧裂（外侧沟）和顶枕沟。大脑半球的背外侧面可见中央沟和外侧裂，顶枕沟由内侧面自下向上转至背外侧面后部（图 3-1-1、图 3-1-2）。大脑外侧裂是大脑半球最深、最明显的一条裂。外侧裂分为三支，分别为前支、升支、后支，前支和升支将额下回分为了三部分（详见额叶部分），后支较长，是位于大脑半球外侧面中部较为明显的沟。中央沟的上端延伸到半球内侧面（图 3-1-1、图 3-1-2）。

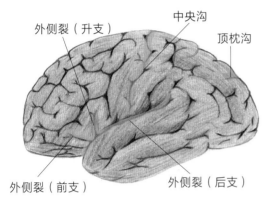
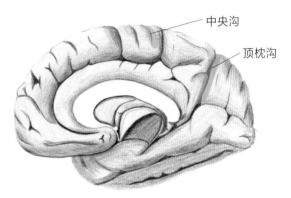

图 3-1-1　大脑半球背外侧面　　　　图 3-1-2　大脑半球内侧面

　　大脑半球的表面为灰质，称为大脑皮质，皮质的深部为白质，称大脑髓质，大脑半球的灰质与白质所处的位置与脊髓的相反，大脑半球的灰质在外，白质在内（脊髓的灰质在内，白质在外）。另外，大脑的白质内还埋有灰质核团，如基底核。

　　大脑皮质厚度只有 1.5~4.5mm，但重量达大脑的 60%，面积达 $2200cm^2$，它只有 1/3 露于表面，2/3 深藏于沟裂内。皮质主要是由神经元胞体、神经纤维和神经胶质组成，分为较古老的异生皮质和较新的同生皮质，其中较新的同生皮质根据其神经细胞的不同又分为六层，自外向内依次是分子层、外颗粒层、外锥体层、内颗粒层、内锥体层、多形层，各层神经元之间有着极其复杂的相互作用方式。

　　大脑皮质按照功能的不同可人为划分为 52 个功能区（Brodmann 分区法）需要注意的是，每个脑区只是执行某种功能的核心部位，皮质的其他部位也有类似功能，当一个脑区损伤后，其他有关脑区可能会有一定程度的代偿作用。

<h1 style="text-align:center">第一节　额　叶</h1>

一、额叶的解剖与影像

（一）额叶的分界

1. 背外侧面

在背外侧面上，额叶的下界是外侧裂，额叶的后界是中央沟（图 3-1-3）。在矢状位影像上（图 3-1-3），外侧裂上方、中央沟前方的脑叶就是额叶。

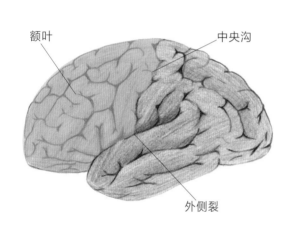
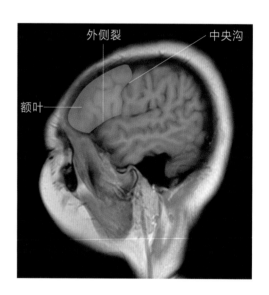

图 3-1-3　大脑半球背外侧面 额叶的界线

在轴位层面，上述背外侧面的相关结构位于影像断层的外侧。先找到较深的中央沟，中央沟的前方就是额叶（中央沟后方是顶叶）（图 3-1-4）。之后将目光聚焦在中央沟并向下逐层观察中央沟，可以看到中央沟逐渐向断层的前方移动，且长度逐渐缩小。

在矢状位影像上，中央沟下方与外侧裂之间并非直接相连，而是隔了额下回。所以，在轴位逐渐向下的断层上中央沟逐渐消失的同时，逐渐出现了一个脑回，即额下回，再向下的断层上即可看到外侧裂。

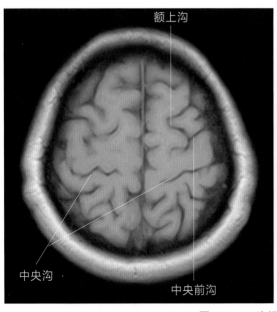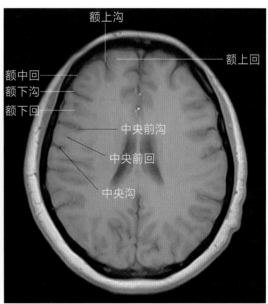

图 3-1-4 头颅 MRI 轴位层面

扩 展

◎中央沟影像定位方法

在轴位影像上，可见一条自前外侧向中央部走行的脑沟，左右对称，即为中央沟（中央沟较深）。找到中央沟后，其前方的脑回为中央前回，其后方的脑回为中央后回，中央前回较中央后回更宽。在旁中央小叶的断面上，将中央沟向大脑镰方向做一延长线，延长线的前方为旁中央小叶前部，为中央前回向大脑内侧面的延伸，也是运动区的组成部分。

中央沟的其他征象：Ω 征，中央前回的后面凸向中央沟，像倒置的"Ω"（图 3-1-5）（此区为手结区，详见后述）；T 字征，额上沟后端与中央前沟以"T"字形相交，可

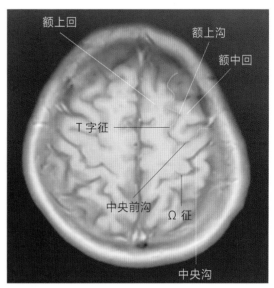

图 3-1-5 中央沟相关征象 Ω 征、T 字征

据此找到中央前沟，中央沟是中央前沟后方的第一条脑沟（图 3-1-5）；灰质信号增高征，是指中央沟邻近的中央前后回的灰质在高分辨 3D T_1WI 序列上信号增高，灰白质对比度减低，两者边界模糊。不同的影像中，这些征象的敏感度存在差异，需要综合运用多种征象进行判断。

◎外侧裂的影像定位方法

外侧裂在大脑外侧面可清晰地看到（图3-1-6），故在轴位影像的外侧去寻找此裂。

外侧裂的起始部分分隔了额叶眶面和颞叶（图3-1-6），在轴位影像上，外侧裂起自鞍上池层面，故此层面外侧裂从前外侧向后内侧走行，呈"一"字形，达到鞍上池的外侧角，分隔额叶底面、颞极，此时岛叶尚未出现（图3-1-7，A）。

向上逐层观察外侧裂，至前连合层面，外侧裂呈"Y"字形，其前方是额叶、后方是颞叶、内侧是岛叶（图3-1-7，B）。在基底核下部层面，外侧裂呈"T"字形，较上一层面继续后移，仍位于额叶、

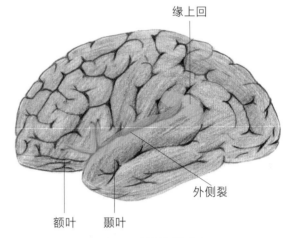

图 3-1-6 外侧裂的走行

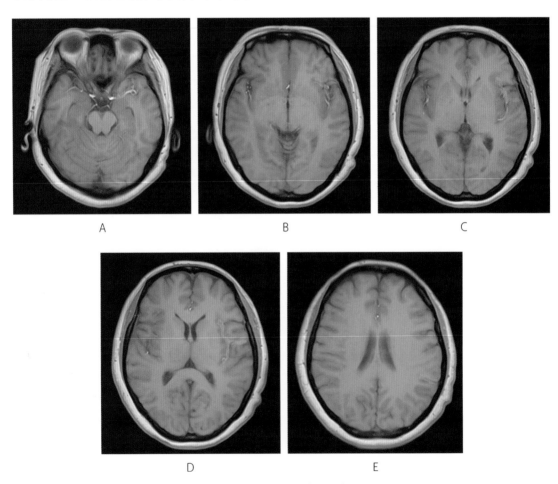

图 3-1-7 外侧裂（轴位）

A.鞍上池层面　B.前连合层面　C.基底核下部层面　D.基底核层面　E.侧脑室中央部层面

颞叶和岛叶之间，需要注意的是，此层面在外侧裂水平部的前方有一条与之近似平行的沟，此沟是外侧裂升支，它的前、后方分别为额下回的三角部和盖部（图3-1-7，C）。在经侧脑室中央部层面上，外侧裂大致位于层面中间偏后的位置（图3-1-7，E）。在此层面上，外侧裂为终末支，根据半球外侧面（图3-1-6）所示，外侧裂终末支上下均为顶叶缘上回，由于在侧脑室中央部层面上的外侧裂为终末支，故外侧裂前后方均为顶叶缘上回（图3-1-7，E）。综上所述，在存在外侧裂的大部分层面上，外侧裂的前方是额叶、后方是颞叶，但在侧脑室中央部层面，外侧裂前方与后方均为顶叶缘上回（详见顶叶）。

2. 内侧面

在内侧面上，可见到中央沟延伸到半球内侧面，内侧面额叶的后界仍然是中央沟（图3-1-12，A）。

3. 额叶底面

额叶底面又称为额叶眶面，可见嗅球和嗅束，嗅束走行在嗅沟内，嗅沟将额叶底面分为两部分，嗅沟的内侧为直回，外侧为眶回（图3-1-8）。

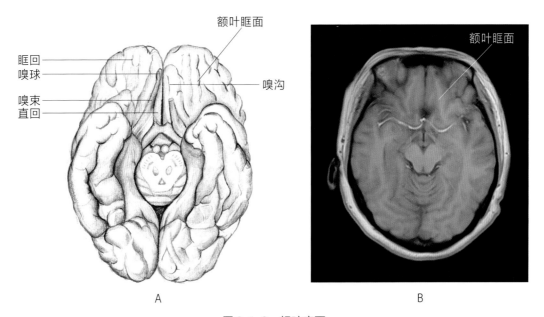

图 3-1-8 额叶底面
A. 大脑底面观 B. 头颅 MRI 轴位影像

（二）额叶的沟回

1. 额叶背外侧面的沟回

（1）中央沟、中央前沟与中央前回

在半球背外侧面上，中央沟前方可见与其大致平行的中央前沟；相应地，在轴位与矢状位的影像断面上也可看到中央沟前方的中央前沟，中央前沟与中央沟之间的脑回为中央前回（图 3-1-9）。

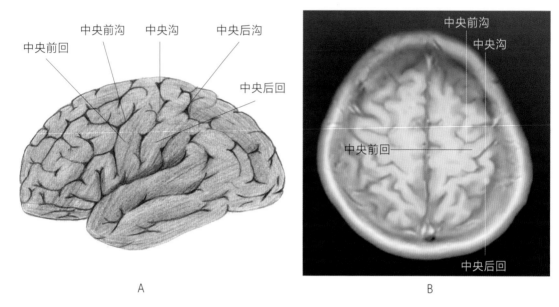

图 3-1-9　中央沟、中央前沟、中央前回的位置
A. 半球背外侧面　B. 头颅 MRI 轴位层面

（2）额上沟、额下沟与额上回、额中回、额下回

在半球背外侧面上，可见中央前沟前方有两条与中央沟近似垂直的脑沟，它们自上而下分别是额上沟和额下沟，它们将中央前沟前方的额叶分为额上回、额中回和额下回（图 3-1-10，A）。

在轴位偏上的层面，若中央前沟之前有 1 个与其近似垂直的脑沟，则这个脑沟是额上沟，额上沟将额叶分为断层偏内的额上回、偏外的额中回（图 3-1-5）。若中央前沟之前有 2 个脑沟（稍偏下的层面），则这 2 个脑沟分别为额上沟、额下沟，它们将额叶分隔为额上回、额中回和额下回（图 3-1-10，C）。

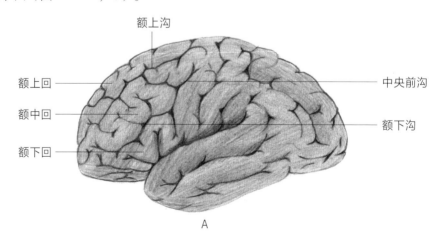

A

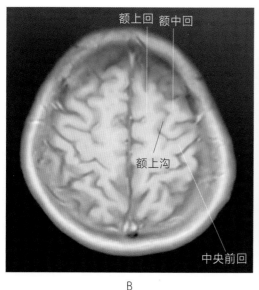
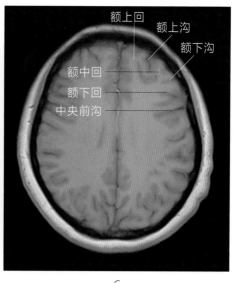

B   C

图 3-1-10　额上沟、额下沟与额上回、额中回、额下回的位置

A. 半球背外侧面　　B、C. 头颅 MRI 轴位层面

（3）额下回的分部

在半球背外侧面上，额下回处可见外侧裂的两条分支，即前支和升支，前支又称水平支。这两条分支将额下回分为眶部、三角部、盖部三个部分（图 3-1-11，A），其中三角部和盖部合称 Broca 区，是运动性语言中枢（详见额叶的功能部分）。在基底核下部层面，外侧裂水平部的前方有一条与之近似平行的沟，此沟是外侧裂升支，它的前、后方分别为额下回的三角部和盖部（图 3-1-7，C）；外侧裂前方为 Broca 区（图 3-1-11，B）。

Broca 区：三角部、盖部

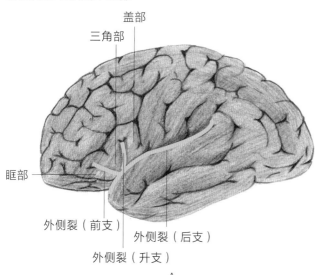
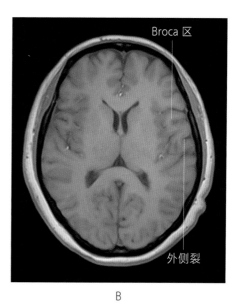

A   B

图 3-1-11　额下回的分部

A. 半球背外侧面　　B. 头颅 MRI 轴位层面

2. 额叶内侧面的沟回

在内侧面上，额叶的后界是中央沟。在中央沟的前方可见中央前沟延伸到内侧面的部分，称为中央旁沟，中央旁沟和中央沟之间的脑回是旁中央小叶前部（由于中央沟与中央前沟之间的脑回是中央前回，所以中央旁沟与中央沟之间的脑回可看作是中央前回在内侧面上的延伸）（图 3-1-12）。

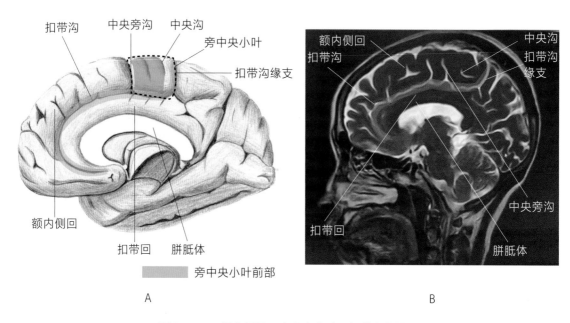

图 3-1-12　额内侧回、旁中央小叶、扣带沟的位置

A. 头矢状位图像　B. 头颅 MRI 矢状位影像

扣带沟缘支是扣带沟的延伸。扣带沟下方依次可见扣带回、胼胝体，扣带沟缘支前方的脑沟为中央沟。中央旁沟前方、扣带沟上方的脑回大部分都是额上回延伸到内侧面的部分，称为额内侧回（图 3-1-12）。

在轴位旁中央小叶层面上，先找到中央沟，沿着中央沟的方向向内侧做一延长线，大致作为中央沟在内侧面的延伸，这条线即旁中央小叶前部的后界，顺着中央前沟向内侧做一延长线，这条线大致是旁中央小叶的前界，两条延长线之间即旁中央小叶前部，可看作是中央前回在内侧面上的延伸（图 3-1-13）。

在冠状位上，位于大脑纵裂两侧的即额叶内侧面，额叶内侧面基本上是额上回向内侧的延伸。沿着中央前回做冠状切面，可见到中央前回向内侧延伸为旁中央小叶前部（图 3-1-13，A）。

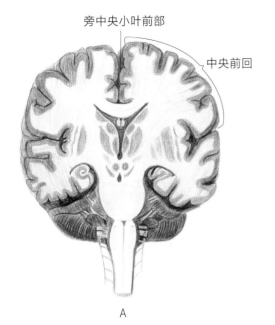
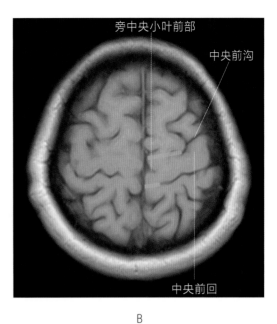

图 3-1-13 旁中央小叶的位置

A. 头冠状位图像（经中央前回断面） B. 头颅 MRI 轴位影像

二、额叶的功能

（一）皮质运动区

1. 运动区的功能与部位

皮质运动区位于中央前回和旁中央小叶前部（图 3-1-14），即 4 区和 6 区，以 4 区为主，是运动的发源地。

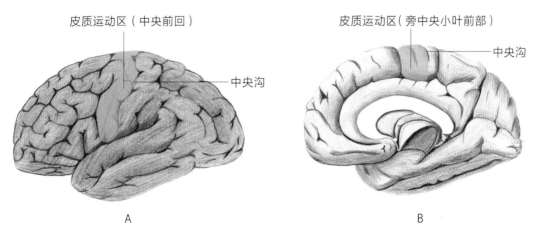

图 3-1-14 皮质运动区的位置

A. 背外侧面 - 中央前回 B. 内侧面 - 旁中央小叶前部

皮质运动区发出皮质脊髓束和皮质核束，通过它们来支配肌肉的随意运动。其中皮质脊髓束通过联系脊髓前角、周围脊神经来支配对侧躯体的随意运动，皮质核束通过联系脑干运动神经核、脑神经来支配头面部随意运动（所谓随意运动，是自己可以通过意识支配的运动，这是由横纹肌所支配的，心肌和平滑肌受自主神经支配，人体不能通过意识自由控制）。

2. 运动区的功能特点

运动区发出纤维支配横纹肌的随意运动，具有三个重要特点：交叉性支配、倒置性支配、肌肉功能越复杂则负责支配它的皮质区域面积就越大。

（1）交叉性支配

皮质运动区发出皮质脊髓束支配对侧肢体的随意运动（皮质核束支配头面部随意运动），该束下行依次经过放射冠、内囊后肢后部、中脑大脑脚中 3/5、脑桥基底部，最后皮质脊髓束在延髓锥体交叉处交叉到对侧并继续下行，之后与相应脊髓节段的前角联系，支配相应区域的骨骼肌运动（图 3-1-15，A）。需要注意的是，躯干肌（包括呼吸肌）是接受双侧皮质脊髓前束支配，故一侧皮质脊髓束病变后一般不出现躯干肌肉瘫痪、呼吸肌麻痹等表现。

（2）倒置性支配

中央前回弥散地发出运动纤维，这些纤维自下而上，依次支配舌、颌、唇、喉、眼睑、额部肌肉运动（即皮质核束）、颈、指（拇指最低、小指最高）、掌、腕、肘、肩、躯干、髋、大腿的运动。中央前回延伸至大脑半球内侧面，续为旁中央小叶前部，此区发出支配膝、小腿、脚、会阴部的运动纤维（图 3-1-15，B、C）。从整体上看，中央前回及旁中央小叶前部的控制区就像一个倒置的人形，头在下，脚在上，但头部是正立的（图 3-1-15，

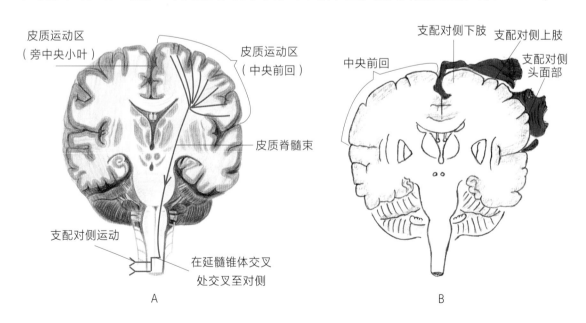

A

B

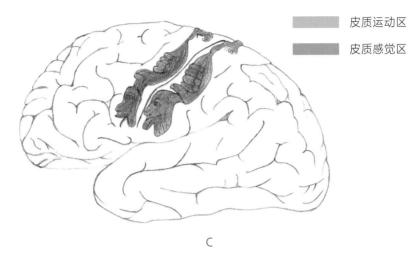

皮质运动区
皮质感觉区

C

图 3-1-15　运动传导路及其功能特点
A. 运动传导路　B、C. 皮质运动区的倒置性支配

B、C）。在轴位影像上，支配对侧手部运动的区域位于中央前回的"手结区"，此区是支配手指运动的中央前回皮质凸起，类似倒置的"Ω"，在影像学上此区可帮助定位中央沟，男性的这一凸起较女性更显著。手结区内侧支配对侧手部的尺侧肌肉，手结区外侧支配对侧手部的桡侧肌肉（图 3-1-16）。

　　运动区受损时，会出现对侧相应部位的瘫痪，损伤严重时早期多表现为弛缓性瘫痪，之后转变为痉挛性瘫痪。运动区下部病变时，可以只出现对侧中枢性面瘫或舌瘫，损伤运动区上部时，表现为对侧肢体相应区域瘫痪，旁中央小叶前部病变后，可出现对侧下肢瘫痪及尿便障碍。病灶较小时，可仅出现对侧单瘫。

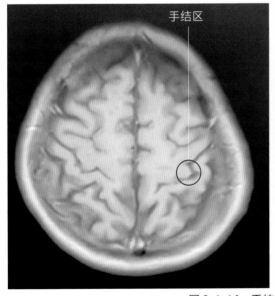

手结区

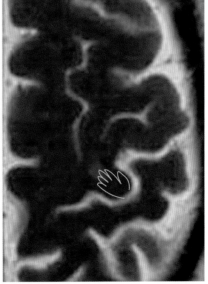

图 3-1-16　手结区的位置

■ 【病案举隅】

病例摘要

患者男，65 岁，以"右手无力 3 天"为主诉入院。

患者 3 天前无明显诱因出现右手无力，小指无力较重（尺侧），无感觉障碍、无锥体束征。

既往史：高血压病史 10 年。

头颅 MRI：左侧中央前回（手结区处）梗死灶（图 3-1-17）。

病例分析

患者左侧中央前回手结区的区域病变，手结区支配对侧手部的运动，故患者表现为对侧手部的运动障碍，由于未累及中央后回，故未出现感觉障碍。

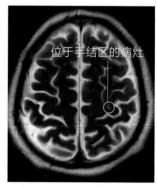

图 3-1-17　头颅 MRI T$_2$ 示左侧中央前回梗死灶

（3）肌肉功能越复杂则负责支配它的皮质区域面积就越大

运动投射区的面积是根据运动的精细程度来衡量的，并非根据肢体的大小程度来衡量。例如，手部的运动最为精细，故手在皮质投射区的面积就很大，所以运动区病变损及手部及其他部位的运动区后，手部运动障碍较严重，也较难恢复。

3. 运动区的传入纤维

此区可接受各种感觉传入冲动并引起运动区锥体细胞兴奋，之后由此区发出锥体束。需要注意的是，锥体束大约只有 40% 由此区发出，剩下的锥体束由中央后回和运动前区等部位发出。运动前区（6 区）发出并组成锥体束的纤维具有抑制肌张力的作用，运动区不直接发出抑制肌张力的纤维，故单纯破坏皮质运动区可以使对侧相应的部位出现弛缓性瘫痪，而非痉挛性瘫痪。但若运动前区的纤维同时受损，则出现痉挛性瘫痪。实际上单纯的运动区病变较少见，运动区和运动前区位置很近，两区发出纤维后组成了锥体束，故皮质下的锥体束损伤往往损伤了运动前区加入锥体束的纤维，故常出现痉挛性瘫痪。

4. 运动区损伤表现

皮质的病灶分为两种类型，破坏性病灶和刺激性病灶。

破坏性病变多导致对侧肢体瘫痪，常见于脑梗死、脑出血等；刺激性病变可刺激皮质神经元过度放电，产生癫痫的表现，如对侧肢体抽搐，可见于原发性癫痫、脑梗死后期胶质增生、脑炎等。

（1）破坏性病变

①运动区全部受损

当运动区全部受损时，会出现对侧半身瘫痪，包括对侧中枢性面瘫舌瘫和上、下肢瘫痪（上肢远端损伤多较重），在病变早期多表现为弛缓性瘫痪，之后转变为痉挛性瘫痪。

由于除面神经核下半、舌下神经核外，其他的脑运动神经核及躯干肌接受双侧支配，故功能得以保留。

②运动区部分受损

皮质运动区的面积较大，较小的皮质病灶往往只损伤到支配某个部位的运动区，造成对侧局部的瘫痪或单瘫，如累及运动区下部可出现对侧中枢性面瘫；累及运动区中部可出现对侧上肢单瘫；上矢状窦旁的脑膜瘤累及运动区上部及旁中央小叶前部时可出现对侧下肢单瘫及尿便障碍，而上肢运动不受影响。

较小的运动区破坏性病灶损伤区域较小，可能只引起对侧肢体单瘫，这些症状有时类似于某些脑神经运动核、前角或周围神经的损伤表现，故需要鉴别，若单瘫的患者伴有复合感觉明显减退或存在病理征，则多提示皮质病变；若患者瘫痪的部位按照皮质运动纤维的排列顺序相应扩大也多提示病变在皮质，影像学检查、神经电生理检查也是鉴别诊断的方法。

（2）刺激性病变

皮质运动区出现刺激性病灶时，就会在对侧的相应部位出现运动过度的相关症状，多表现为癫痫发作，如面、口、手、足的抽搐等，发作时一般无意识障碍（多为癫痫部分性发作）。

例如，刺激性病灶经常会出现在皮质的手部运动区（手部运动区的面积也是占比最大的），导致对侧手部抽搐，很多癫痫首发症状是从手部开始的。若放电区域沿着中央前回扩大，则对侧的抽搐的范围也会按照皮质运动纤维的排列顺序相应扩大（杰克逊癫痫），如向下扩大会累及到头面部投射区，向上扩大会累及到上肢躯干到投射区，当全身抽搐时，多提示整个运动区神经元的异常放电，也可发展为全面性发作。需要注意的是，皮质其他区域的异常放电可蔓延至中央前回，对侧半球的异常放电也可通过胼胝体蔓延至同侧半球。另外，癫痫发作后由于大脑皮质细胞功能处于抑制状态，抽搐过的肢体可出现数分钟到48小时的暂时性瘫痪，称为Todd's现象（也可以表现为感觉、语言或综合能力的短暂性神经功能缺损），瘫痪的部位对病变的定位具有重要价值，需要与破坏性病变鉴别。

■ 【病案举隅】

病例摘要

患者男，69岁，以"左上肢无力2小时"为主诉入院。

头颅MRI提示脑梗死，予阿替普酶溶栓治疗，入院后第2天中午出现左上肢不自主抖动，血糖正常，脑电图提示右侧额叶有痫样放电。

头颅MRI：颅内多发梗死灶（图3-1-18）。

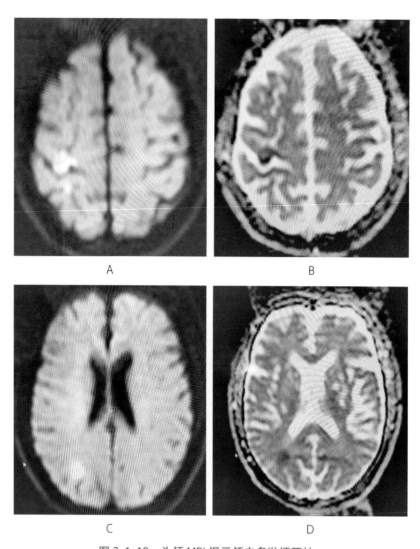

图 3-1-18 头颅 MRI 提示颅内多发梗死灶

A. DWI 示右侧中央前回新发梗死 B. ADC 示右侧中央前回新发梗死 C. DWI 示右侧后分水岭区新发脑
梗死 D. ADC 示右侧后分水岭区新发脑梗死

病例分析

患者颅内多发病灶，其中有一病灶累及右侧中央前回手结区附近，此区域支配对侧手部的运动，故考虑该病灶是患者左上肢无力的责任病灶。第二天患者出现左上肢不自主运动，同时伴有右侧额叶痫样放电，考虑右侧梗死灶周边存在刺激性病灶所致。

5. 皮质运动区的供血

中央前回中下部由大脑中动脉皮质支上干供血，旁中央小叶及中央前回上部由大脑前动脉皮质支供血，所以一侧大脑中动脉或前动脉皮质支闭塞后出现对侧肢体不均等上运动神经元瘫，大脑中动脉皮质支闭塞后出现的是对侧上肢为主的瘫痪（尤其是手部瘫痪），大脑前动脉皮质支闭塞后出现对侧下肢为主的瘫痪（图 3-1-19）。

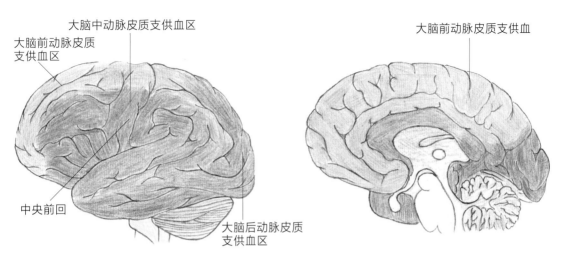

图 3-1-19 运动区的血供

（二）运动前区

运动前区（主要是6区和8区）包括额上回与额中回的后部、中央前回下段前部的一小部分（图3-1-20）。运动前区与肌肉的精细运动、运用功能有关（详见顶叶部分），同时也控制对侧某些肌肉的运动（是运动区的周边部）。运动前区通过与运动区、运用中枢（缘上回）的联系来完成有关功能。

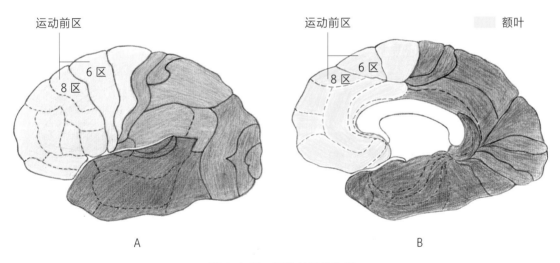

图 3-1-20 运动前区的位置

A. 半球外侧面　B. 半球内侧面

1. 与运用功能有关（详见顶叶部分）

人体掌握的一些精细动作的运动轨迹储存在优势侧运动联合区（6区），当我们要再次完成之前掌握的这些精细动作时，首先需要在优势侧缘上回形成意念，优势侧缘上回发出的纤维与同侧运动联合区（6区）的动作印迹储存区相联系，之后激活优势侧皮质运动区

（做这些动作时，需要运动纤维支配肌肉才能最终完成），由运动区发出锥体束下行，经锥体交叉，最终支配非优势侧的肢体完成此精细动作。优势侧的缘上回发出的纤维还经胼胝体前1/3到达非优势侧缘上回，之后与非优势侧运动区（6区）相联系并发出锥体束，之后经过锥体交叉，以达到支配优势侧肢体精细运动的目的。

由此可见，运动前区发出纤维到达同侧运动区并参与锥体束的形成，随后经锥体束下传，控制对侧肌肉的精细运动以及某些肌肉的独立运动。病变后可出现肢体运动性失用，表现为对侧肢体，尤其是上肢远端的运用障碍。患者不能按命令执行上肢的动作，如洗脸、刷牙、梳头、书写、扣衣服扣、擦燃火柴等。

2. 与小脑功能有关

运动前区是额-桥-小脑束的发源地，与小脑的功能有关（详见小脑部分）。

病变后会出现对侧肢体的共济失调，称为额叶性共济失调，由于一侧额叶皮质的纤维传递至对侧小脑，经小脑中继后的纤维又返回皮质，经锥体束控制对侧运动的速度和范围，故额叶病变后出现对侧肢体共济失调，症状不如小脑病变严重。

表现为走路不稳、易倾倒，这需要与小脑病变鉴别，影像学、病变后各自的伴随症状可作为鉴别的依据。

3. 抑制肌张力

运动前区是锥体外系的高级中枢，与丘脑、纹状体等部位关系密切，参与肌张力的抑制。

运动前区发出的抑制性纤维加入同侧锥体束，以此参与肌张力的抑制。此区病变后会出现肌张力增高，而肢体肌力可以正常，患肢做精细动作困难，由于肌张力增高，可出现类似帕金森综合征的表现。锥体束损伤后，也会导致肌张力升高、腱反射亢进、病理征阳性等表现。

4. 抑制原始反射

原始反射即新生儿的一些正常反射，如吮吸、摸索、强握反射等，这些反射正常时是被运动前区所抑制的，但由于新生儿的运动前区未发育完善，故可表现出原始反射，随着运动前区发育完善而被抑制，当运动前区病变后可再次出现。额上回后部可通过运动区对原始反射有抑制作用，故额上回后部病变后可出现原始反射，常见于脑炎。

需要注意的是，由于这些原始反射也属于躯体运动，故反射的完成也依赖于锥体束的完整性，当额上回后部损伤同时合并锥体束损伤时，可不表现出原始反射。另外，由于额上回后部负责抑制原始反射的纤维可经同侧传导，也可经对侧传导，故病变导致原始反射出现时，反射可以出现在同侧也可以出现在对侧，若双侧肢体均出现原始反射时，多见于颅内压升高或额叶弥漫性损害，如急性播散性脑脊髓炎、一氧化碳中毒等。

5.自主神经高级中枢

运动前区内还包括了自主神经皮质中枢,自主神经皮质中枢除了存在于边缘叶皮质外也存在于额叶皮质,病变后可出现血压、心率不稳,对侧肢体苍白、皮肤发凉等自主神经功能紊乱的表现。

(三)皮质侧视中枢

1.解剖

皮质侧视中枢位于额中回后部(图3-1-21)。在中央前回控制眼部运动的区域前方,皮质侧视中枢与控制头部转动的中枢较为接近且均为大脑中动脉皮质支供血,两者往往一同出现破坏性症状或刺激性症状。

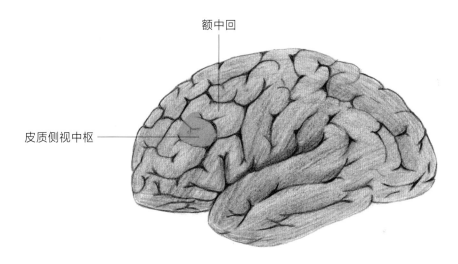

图 3-1-21 皮质侧视中枢的位置

2.功能

支配对侧脑桥侧视中枢,使双眼同时向对侧运动。控制头眼部肌肉运动的纤维是皮质核束,例如当双眼向右侧看时,需要右眼外展、左眼内收。左侧皮质侧视中枢发出纤维,加入皮质核束,把兴奋传递到右侧脑桥侧视中枢,之后脑桥侧视中枢发出冲动,最终双眼就同时向右侧移动(详见脑桥部分),同时转头中枢发出的纤维也联系负责头部运动的神经核,使头部也向右转动。

3.病变

当额中回后部出现刺激性病变时,出现双眼向病灶对侧凝视,头部也可同时转向对侧,常见于癫痫发作,原发放电灶可位于额中回后部,也可由其他区域蔓延至额中回后部从而出现凝视、转头的表现。

额中回后部出现破坏性病变时,双眼则向病灶同侧凝视,同时可伴头部向病灶侧转动，可见于大面积脑梗死（常见病因如心源性栓塞，大面积脑梗死常合并意识障碍，提示病情危重）。

凝视具有重要的定位意义，例如，当患者凝视合并偏瘫时，多提示患者颅内存在破坏性病灶，患者凝视的方向多是未瘫痪侧，颅内病灶多位于凝视侧。当患者凝视合并肢体抽搐时，多提示颅内存在刺激性病灶，此时患者多向颅内病灶的对侧凝视，也就是向着抽搐侧凝视，但患者凝视的表现有时可因其他放电灶蔓延到皮质侧视中枢所致。

当脑桥侧视中枢损伤后，双眼向病灶对侧凝视，脑桥侧视中枢以及内侧纵束损伤可出现核间性眼肌麻痹，详见脑桥部分。

■ 【病案举隅】

病例摘要

患者男，82岁，以"意识不清伴左侧肢体瘫痪1天"为主诉入院。

患者1天前无明显诱因突然出现意识不清，伴左侧肢体瘫痪，双眼向右侧凝视。

既往房颤病史。

头颅CT：右侧大脑中动脉供血区大面积脑梗死伴出血转化（图3-1-22）。

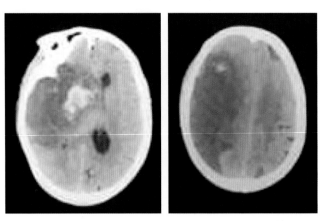

图 3-1-22　头颅 CT 示右侧大面积梗死伴出血转化

病例分析

患者意识不清，伴左侧肢体瘫痪，双眼向右侧凝视，头颅CT提示右侧大脑中动脉供血区大面积梗死，皮质广泛损伤，影响到网状激活系统，故出现意识障碍；累及右侧运动纤维，故出现左侧肢体瘫痪；损伤右侧皮质侧视中枢，为破坏性病变，故出现双眼向右侧凝视（皮质侧视中枢破坏性病变导致双眼向患侧凝视，即本病例未瘫痪侧）。

病例摘要

患者男，68岁，以"突发右侧肢体无力、失语、双眼向右斜视1小时"为主诉入院。

入院后行头颅CT检查，未见异常信号，诊断为脑卒中，并接受了静脉溶栓治疗，溶栓后患者未见改善，约20小时后患者自行恢复。后向家属询问病史后得知，患者在发现肢体无力前曾有右侧肢体不自主抽动，持续约2分钟。最终考虑：癫痫后Todd's瘫。入院后头颅MRI显示左侧顶枕皮质及皮质下白质弥散受限。患者症状及影像学表现在出院时完全消失。

病例分析

患者右侧偏瘫，提示左侧运动纤维病变，若考虑合并左侧皮质侧视中枢病变的大面积梗死，那患者双眼应该向左侧凝视（皮质侧视中枢破坏性病变时双眼向病灶侧凝视），但患者左侧病变的背景下，双眼向右凝视，暗示着癫痫发作。结合患者病史、临床表现、症状及影像学表现在出院时完全消失等特点，考虑为左侧刺激性病变，故双眼向右侧凝视，右侧偏瘫为癫痫后Todd's瘫所致。

（四）书写中枢

位于优势半球额中回后部（图3-1-23）。此区位于支配手部运动的皮质区前方，负责书写过程的完成。此区损伤产生失写症，此时手部的肌肉运动未受影响，但由于协调失灵而无法书写，患者的阅读、语言等功能可保留。

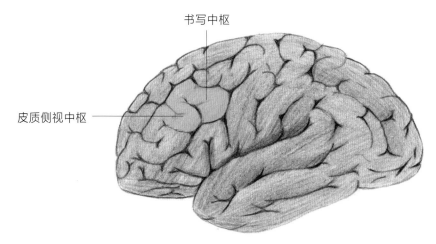

图 3-1-23　书写中枢的位置

（五）运动性语言中枢（Broca区）

此区位于优势半球额下回后部（图3-1-24）。

外侧裂的前支和升支将额下回分为眶部、三角部和岛盖部，三角部和岛盖部合称Broca区，即运动性语言中枢。此区与中央前回下部的唇、舌和咽喉肌的运动区相邻（口吃可能与善用左手有关，左利手转变到右利手过程中时也可出现口吃）。

运动性语言中枢管理语言运动，此区损伤后出现运动性失语（Broca失语），表现为语言相关的肌肉未见瘫痪，也能理解问题，但语言表达障碍，说话费力、不流利、语量稀少、呈电报式语言。

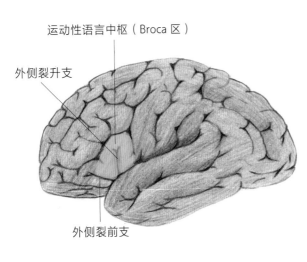
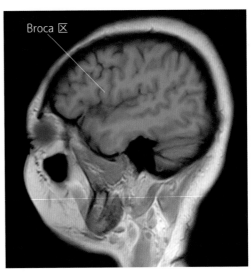

运动性语言中枢（Broca 区）

外侧裂升支

外侧裂前支

A

Broca 区

B

图 3-1-24　运动性语言中枢的位置
A. 半球背外侧面　B. 头颅 MRI 矢状位影像

　　运动性失语为优势侧额下回后部病变所致（右利手的人群左侧为优势侧），此区由大脑中动脉皮质支上干供血。在影像上，位于外侧裂上方（图3-1-24、3-1-25）。

　　优势侧Broca区附近出现病变后，可出现经皮质运动性失语，多见于优势侧皮质前型分水岭区脑梗死。主要因为语言运动区之间的纤维联系受损所致。症状与Broca失语类似，但比Braca失语轻，有自发性语言障碍，但复述功能保留。

　　此外，发音区和说话制止区分别位于额上回和中央回。

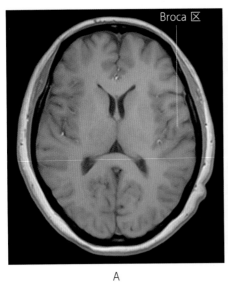
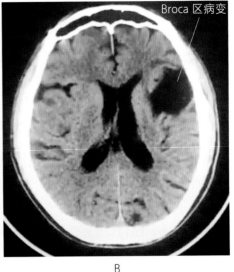

Broca 区

Broca 区病变

A

B

图 3-1-25　Broca 区的位置
A. Broca 区的位置　B. Broca 区病变

■ 【病案举隅】

病例摘要

患者女，62岁，右利手，以"突发右侧肢体活动不利伴言语不清1天"为主诉入院。

患者1天前散步时突发右侧肢体活动不利，伴右侧肢体麻木、言语不清，可完成指令动作，但无法说话及复述（Broca失语）。

既往心房颤动病史。

头颅MRI：左侧新发脑梗死（图3-1-26）。

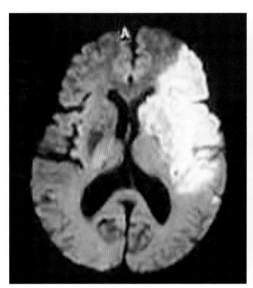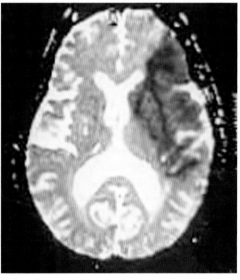

图3-1-26　头颅MRI DWI ADC示左侧新发脑梗死

病例分析

患者临床表现为言语不清，无法复述，可理解别人说话，结合影像累及优势侧Broca区，符合运动性失语。该患者既往房颤病史，起病突然，影像学示大脑中动脉供血区大面积梗死，考虑为房颤致脑栓塞。

（六）额叶前部-额叶联合区

额叶前部主要包括9~12区，具体结构为额叶眶回，额叶内侧面，额上回、额中回、额下回的前部。此区又称为额叶联合区，是精神和智力的功能区，与精神活动、记忆力、判断力、理解力等高级精神活动，自主神经功能及运动协调功能有关（图3-1-27、图3-1-28）。

此区损伤后可出现精神异常（淡漠、无欲状态、木僵状态，或躁动不安等情绪异常）、认知功能下降（尤其是近期记忆力下降）、智力下降，并可伴随少动和尿失禁（尿失禁可能与额中回后部排尿中枢受累有关）；眶回刺激性病变可出现呼吸、血压紊乱等自主神经功能障碍的表现；此外，额叶前部还是额桥束的发源地（部分来自运动前区），额

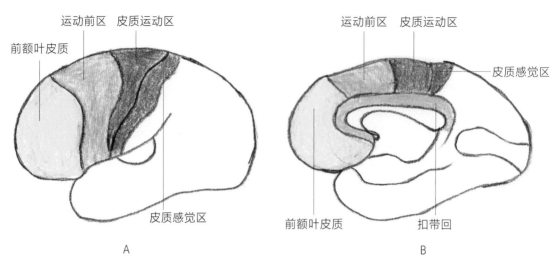

图 3-1-27　额叶前部的位置
A. 半球背外侧面　B. 半球内侧面

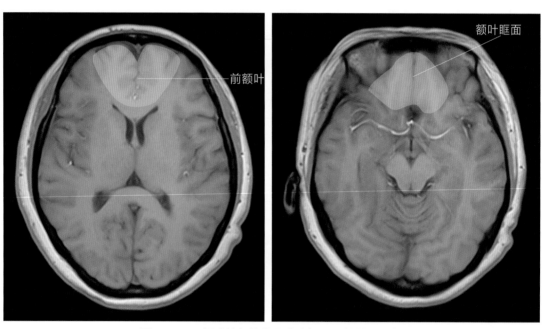

图 3-1-28　额叶前部的位置（头颅 MRI 轴位影像）

桥束是构成皮质-小脑-皮质环路的重要部分，故此区病变可出现对侧共济失调，表现为直立和行走障碍、步态蹒跚、易向对侧倾倒，称为额叶性共济失调，额叶性共济失调与小脑病变导致的共济失调较难区分，影像学及额叶前部病变的伴随症状（如皮层高级功能受损）可作为鉴别点。

前额叶主要由大脑前动脉供血（图3-1-31）。

■【病案举隅】

病例摘要

患者女，40 岁，1 月前无明显原因及诱因出现发热，体温最高可达 40.2℃，入院前患者饭后突发四肢抽搐、口吐白沫、双眼翻白、脸色苍白、意识不清，持续 10 余秒后停止，但仍有意识不清。现患者淡漠，无法交流，经常出现吃手及尖叫的情况，无运动障碍。

头颅 MRI：前额叶异常信号（图 3-1-29）。

最终诊断：病毒性脑炎。

病例分析

前额叶与精神活动、记忆力、判断力、理解力等高级精神活动有关，属于边缘系统的一部分。病毒性脑炎累及此区后，可出现精神异常、认知功能下降等表现。

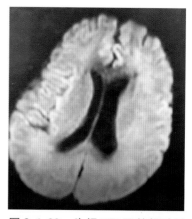

图 3-1-29　头颅 MRI 示前额叶异常信号

病例摘要

患者女，48 岁，脑膜瘤术后 8 个月，手术后一过性言语不清，无肢体无力，现存在精神情感异常、认知功能下降、运动性失语，呈木僵状态。

头颅 MRI：前额叶区脑膜瘤术后影像（图 3-1-30）。

病例分析

结合患者头颅影像可知，该患者术后主要损及前额叶，故遗留情感异常、认知功能下降等表现，运动性失语是术后累及 Broca 区的结果，该患者无运动区损伤，故肌力正常，运动功能未受影响。

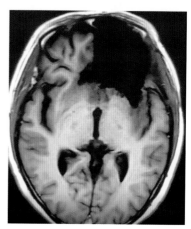

图 3-1-30　头颅 MRI 示前额叶区脑膜瘤术后影像

三、额叶的血供

在背外侧面，可见额叶主要由大脑中动脉皮质支、大脑前动脉皮质支供血（图3-1-31，A、C、D）。

在内侧面，可见额叶主要由大脑前动脉皮质支供血（图3-1-31，B、C、D）。

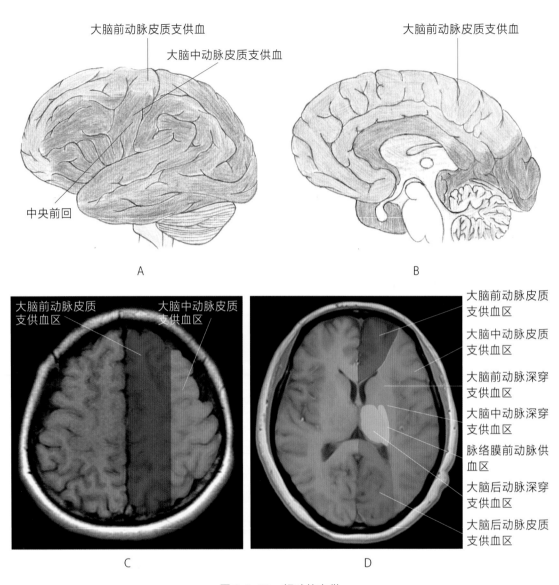

图 3-1-31　额叶的血供
A. 半球背外侧面　B. 半球内侧面　C、D. 头颅 MRI 轴位影像

四、额叶不同部位的损伤

（一）额叶背外侧面损伤

　　根据上述，皮质运动区、运动前区、皮质侧视中枢、书写中枢、运动性语言中枢、额叶联合区等均位于额叶背外侧面，故额叶背外侧面出现病灶时可损伤这些区域而出现相应的症状，同时需要注意刺激性病灶和破坏性病灶所导致的不同症状。

（二）额叶内侧面损伤

皮质运动区中，支配对侧下肢运动及尿便功能的区域位于额叶内侧，损伤后可出现对侧下肢为主的运动障碍。

额叶联合区也分布在额叶内侧，病变后可出现相应症状。

（三）额叶底面损伤

额叶底面损伤可累及额极、额叶眶面、下丘脑、嗅神经和视神经，出现智力、情感、近期记忆障碍，强哭强笑（可见于额极病变、假性延髓麻痹、丘脑情感性面瘫）、额叶性共济失调、意识障碍、自主神经功能障碍等表现。额极刺激性病灶可导致以意识障碍为首发表现的癫痫。

福斯特 - 肯尼迪综合征（Foster-kennedy syndrome）

福斯特–肯尼迪综合征见于额叶底面损伤，多为占位性病变所致（图3-1-32）。临床表现为同侧嗅神经损伤、视神经乳头萎缩及对侧眼底视神经乳头水肿。这是由于同侧的占位性病灶压迫视神经导致视神经萎缩、压迫嗅神经导致嗅觉障碍。同侧视神经被压迫，脑脊液无法流入同侧视神经间隙，占位性病变致颅内压升高使脑脊液更易流入对侧的视神经间隙，从而导致对侧眼底视神经乳头水肿。本病常见于蝶骨嵴脑膜瘤、嗅沟脑膜瘤。

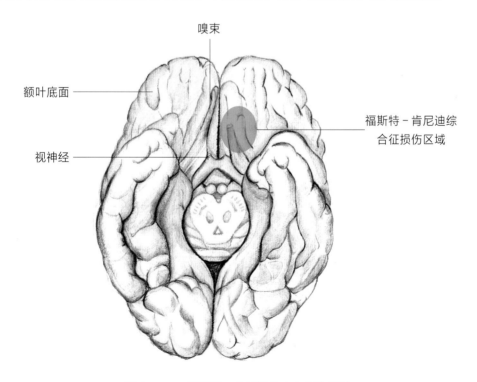

图 3-1-32　福斯特 - 肯尼迪综合征损伤区域

第二节 顶 叶

一、顶叶的解剖与影像

（一）顶叶的分界

1. 背外侧面

大脑半球背外侧面见图3-2-1。

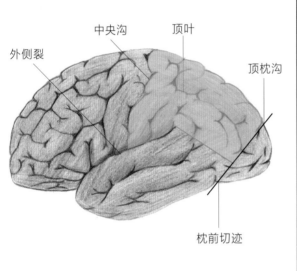

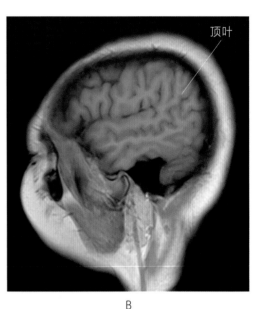

图 3-2-1 顶叶在背外侧面的界限

A. 半球背外侧面 B. 头颅 MRI 矢状位影像

顶叶的前界是中央沟（中央沟识别方法见额叶部分），顶叶后界是顶枕沟与枕前切迹的连线，顶叶下界的前半部分为外侧裂（图3-2-1）。

顶叶下界的后部与颞叶的上界不易区分，需要人为做一条线，沿着外侧裂末端，与顶叶后界分界线（即顶枕沟与枕前切迹的连线）之间相连做一垂线（颞枕线），即顶叶后部的下界（图3-2-1）。

2. 内侧面

在内侧面上，顶叶的前界是中央沟（由背外侧面延伸至内侧面的部分），后界是顶枕沟，半球内侧面可见由后上向前下延续的顶枕沟（图3-2-2）。

顶叶内侧面的下界是顶下沟，顶下沟是顶叶和扣带回之间的界线（图3-2-2）。

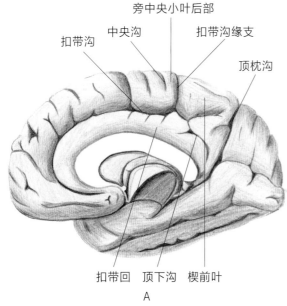

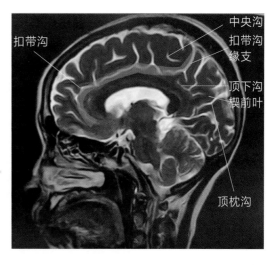

A   B

图 3-2-2　顶叶在内侧面的界限

A. 半球内侧面　B. 头颅 MRI 矢状位影像

（二）顶叶的沟回

1. 中央后沟、中央后回

中央后沟位于中央沟后方，与中央沟基本平行（图3-2-3）。

中央后沟与中央沟之间的脑回是中央后回，中央后回较中央前回窄，这也是在影像上辨认中央前回和中央后回的依据（中央沟定位方法详见额叶部分）。

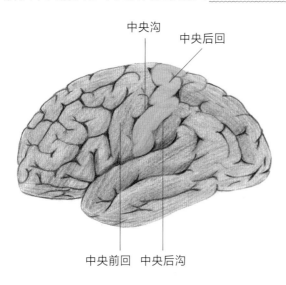

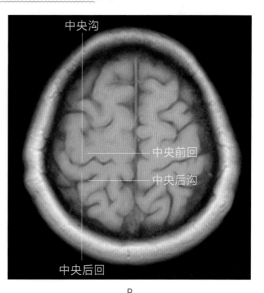

A   B

图 3-2-3　中央后沟、中央后回的位置

A. 半球背外侧面　B. 头颅 MRI 轴位影像

2.顶内沟、顶上小叶、顶下小叶

在中央后沟后方，可见一条与中央后沟近似垂直的沟，即顶内沟，可见顶内沟的前端与中央后沟相连接（图3-2-4，A）。同样的，在影像轴位层面也可见与中央后沟近似垂直的顶内沟（图3-2-4，B）。

顶内沟将中央后回后方的顶叶分为了顶上小叶和顶下小叶两部分，故在影像轴位层面自上向下，在顶内沟未出现的断层上，中央后回后方的是顶上小叶（图3-2-4，C）；顶内沟出现后，位于顶内沟外侧及中央后回后方的是顶下小叶，顶上小叶则位于顶内沟内侧（图3-2-4，B）。

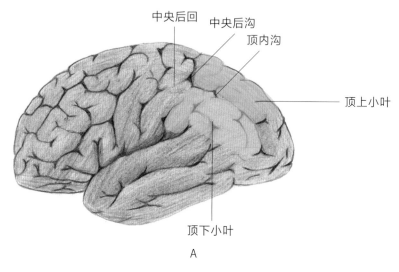

A

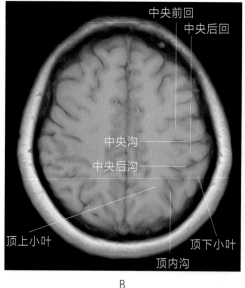

B

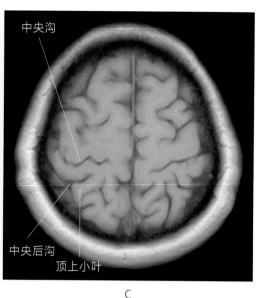

C

图 3-2-4 顶内沟、顶上小叶、顶下小叶的位置

A. 半球背外侧面　B、C. 头颅 MRI 轴位影像

顶下小叶包括缘上回和角回，靠近外侧裂末端的脑回是缘上回，靠近颞上沟末端的脑回为角回（图3-2-5）。

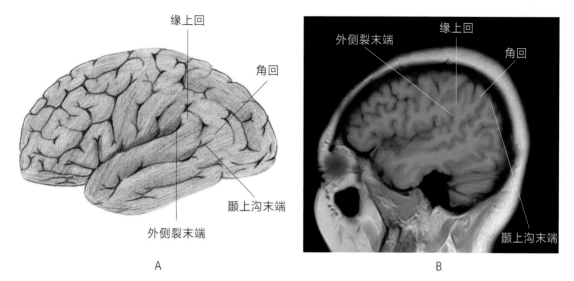

A   B

图 3-2-5 缘上回、角回的位置
A. 半球背外侧面 B. 头颅 MRI 矢状位影像

在顶下小叶出现的轴位层面上，中央后回后方可见缘上回，缘上回后方可见角回（图3-2-6）。

角回的后方可见枕叶（图3-2-5，A），但有时在轴位断层上较难区别角回与后方枕叶的界限，此界限可通过顶枕沟大致区分。大脑半球内侧面可见由后上向前下走行的顶枕沟

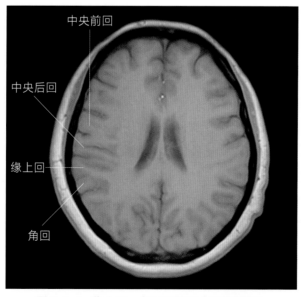

图 3-2-6 缘上回、角回的位置（轴位层面）

（图3-2-7，A）。顶枕沟垂直于大脑镰，在轴位层面，自顶枕沟出现到顶枕沟消失的层面上，顶枕沟逐渐前移，一直延续到小脑幕附近。在轴位内侧面上，顶枕沟是顶叶的后界，沿着顶枕沟的方向，向半球外侧做一延长线，延长线的前方大致是顶叶的位置，延长线前方内侧是顶叶的楔前叶，延长线前方外侧大致是角回（围绕着外侧裂末端一小的脑回是缘上回，顶下小叶后部围绕颞上回后部的脑回为角回）（图3-2-7，B）。延长线后方内侧是枕叶的楔叶，后方外侧是枕叶外侧面（枕回）。

需要注意的是，在经侧脑室中央部的轴位层面上，岛叶及外侧裂垂直部消失，外侧裂呈"一"字形，紧贴外侧裂前方与后方的脑回是缘上回（图3-1-7，E）。

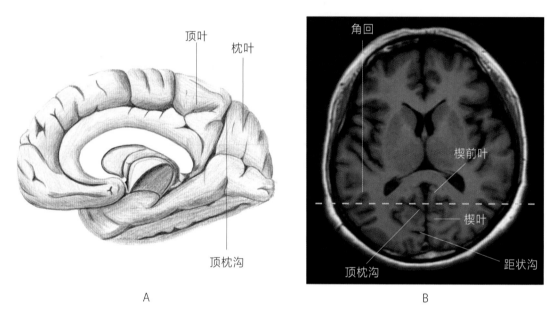

图 3-2-7　顶叶与枕叶的界限
A. 半球内侧面　B. 头颅 MRI 轴位层面

3. 扣带沟缘支、旁中央小叶后部、楔前叶

中央沟的后方可见扣带沟缘支（也称扣带回缘支，即扣带沟向上延续的部分），它将顶叶分为较小的前部和较大的后部（图3-2-8）。扣带沟缘支与中央沟之间是旁中央小叶后部，它是中央后回向内侧面的延伸（中央旁沟和中央沟之间的脑回是旁中央小叶前部，也就是中央前回在内侧面上的延伸），扣带沟缘支与顶枕沟之间的部位是楔前叶。

在轴位旁中央小叶层面上，先找到中央沟，沿着中央沟的方向向内侧做一延长线，作为中央沟在内侧面的延伸线，这条线即旁中央小叶后部的前界，顺着中央后沟向内侧做一延长线，这条线大致是旁中央小叶的后界，两条延长线之间即旁中央小叶后部（图3-2-9）。

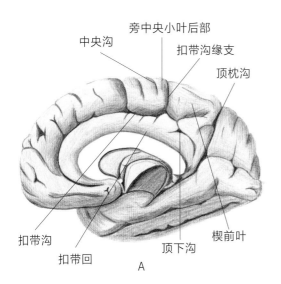

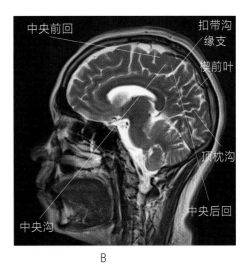

图 3-2-8　扣带沟缘支、旁中央小叶后部、楔前叶的位置

A. 半球内侧面　B. 头颅 MRI 矢状位影像

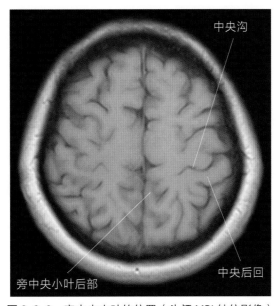

图 3-2-9　旁中央小叶的位置（头颅 MRI 轴位影像）

二、顶叶的血供

　　在背外侧面上，顶叶主要由大脑中动脉皮质支供血，大脑前动脉皮质支和大脑后动脉皮质支也参与供血（大脑后动脉皮质支可供应顶上小叶后部）（图3-2-10，A、C、D）。

　　在内侧面上，顶叶主要由大脑前动脉供血。楔前叶部分主要由大脑后动脉供血（图3-2-10，B、C、D）。

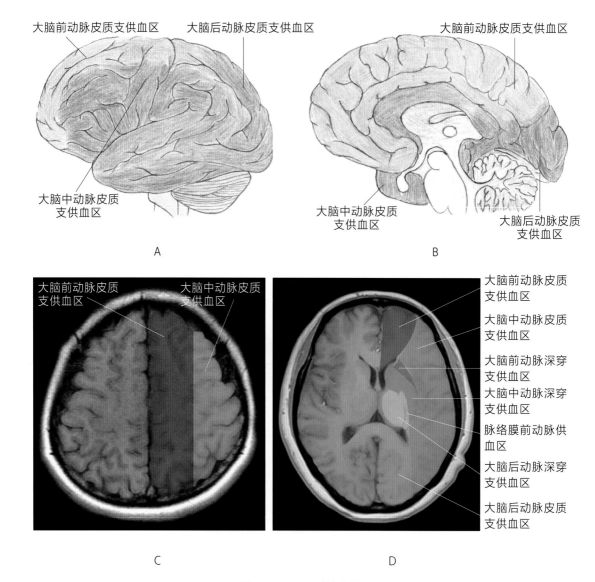

图 3-2-10　顶叶的血供
A. 半球背外侧面　B. 半球内侧面　C、D. 头颅 MRI 轴位影像

三、顶叶的功能

顶叶皮质主要包括第一躯体感觉区、顶上区和顶下区。

（一）第一躯体感觉区

1. 功能

第一躯体感觉区位于中央后回及旁中央小叶后部，即3、1、2区（3区是中心区，1、2区是周边区）（图3-2-11）。

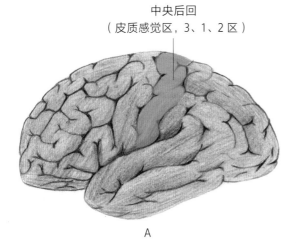

中央后回
（皮质感觉区，3、1、2 区）

旁中央小叶后部
（皮质感觉区，3、1、2 区）

A   B

图 3-2-11　第一躯体感觉区的位置
A. 半球背外侧面　B. 半球内侧面

　　第一躯体感觉区接受丘脑腹后外侧核与腹后内侧核传来的对侧浅感觉、深感觉及复合感觉纤维，主司对侧半身感觉（图3-2-12）。

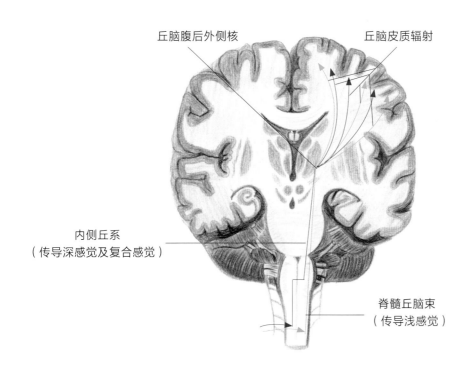

丘脑腹后外侧核   丘脑皮质辐射

内侧丘系
（传导深感觉及复合感觉）

脊髓丘脑束
（传导浅感觉）

图 3-2-12　感觉传导路（冠状位）

　　此区与第一躯体运动区类似，也具有交叉性、倒置性的特点（图3-2-13）。交叉性是指此区接受对侧半身的感觉纤维投射；倒置性是指对侧半身在此区（中央后回和旁中央小叶后部）的投影与第一躯体运动区相似（图3-2-13），也是呈一个倒置的人形，头部也是正立的。与身体各部在运动区的投影类似，身体各部在感觉区投射范围的大小也不取决于该躯体部位的面积，而是与该部位感觉敏感度有关，例如手指和舌虽小，但感觉灵敏，在感觉区的投射范围也广；后背部面积虽大，但感觉灵敏度较低，所以在感觉皮质投影范围也较小。需要注意的是，味觉中枢一般认为在中央后回的下端，大概是头面部代表区的下方，破坏此区后可出现味觉障碍。

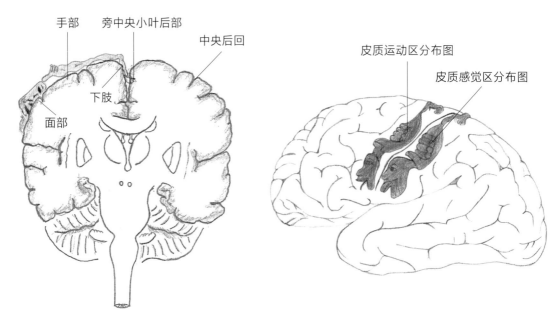

图 3-2-13　皮质感觉区的交叉性、倒置性支配特点

2.病变

感觉区的病变与运动区类似，包括刺激性病变和破坏性病变。

（1）刺激性病变

感觉区的刺激性病变可导致癫痫发作，表现为对侧相应部位出现麻木、电击或其他感觉异常，病灶较小时出现感觉异常的部位多较局限，这称为不完全性局限性感觉性癫痫，即不完全性贾克森癫痫。随着放电区域扩大，可逐渐累及周围的感觉区从而导致感觉异常的部位由局部继续扩大（扩大的形式符合投射区分布），可累及对侧半身（完全性局限性感觉性癫痫，即完全性贾克森癫痫）。中央后回和中央前回相邻，放电区域也可累及中央前回从而出现运动性发作。

■【病案举隅】

病例摘要

患者男，32岁，以"反复抽搐3天"为主诉入院。

患者 3 天前无明显诱因突发左侧肢体抽搐伴异常放电感，无意识障碍，持续约 3 分钟。头颅 MRI：右侧顶叶区域异常信号（图 3-2-14）。脑电图：右侧额叶、顶叶区域痫样放电。最终诊断：脑脓肿。

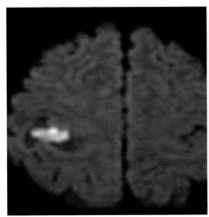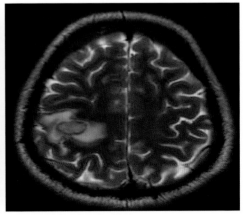

图 3-2-14　头颅 MRI 示右侧顶叶区域异常信号

病例分析

该患者以发作性抽搐伴异常放电感为主要表现，无意识丧失，结合脑电图，考虑为癫痫部分性发作，根据患者病灶及脑电图结果，为中央前回、中央后回的刺激性病变，中央前回刺激性病变可导致对侧肢体抽搐、中央后回的刺激性病变可导致对侧肢体感觉异常。

（2）破坏性病变

感觉区的破坏性病灶可导致对侧相应部位出现感觉障碍，由于皮质感觉区面积较大，故较小的皮质病灶多导致对侧局部感觉障碍（很少导致对侧半身感觉障碍），这与单神经病类似。需要注意的是，由于浅感觉在丘脑平面已经达到意识阶段而形成了感觉，所以当中央后回被破坏后浅感觉损伤最轻，其次是深感觉和触觉，复合感觉损伤最重，出现复合感觉障碍往往支持皮质病变。

另外，中央后回中下部由大脑中动脉皮质支上干供血，旁中央小叶后部及中央后回上部由大脑前动脉皮质支供血，所以一侧大脑中动脉皮质支闭塞后可出现对侧上肢为主的感觉障碍，大脑前动脉皮质支闭塞后可出现对侧下肢为主的感觉障碍。

（二）顶上区

此区主要包括顶上小叶，也可能包括旁中央小叶及楔前叶（图3-2-4）。

顶上区与对侧肢体的精巧运动、本体觉等复杂感觉有关，当此区受损时，定位觉、运动觉、位置觉等复杂的感觉出现障碍，并且感觉障碍的程度远大于中央后回损伤时感觉障碍的程度，与中央后回各区域有明确的躯体定位不同，顶上区无局部定位，损伤后往往累及对侧半身甚至也累及同侧。

综上所述，中央后回和顶上小叶破坏性病变可导致对侧肢体复合感觉障碍，如实体觉、位置觉、两点辨别觉和皮肤定位觉的减退和缺失，而痛、温觉受累相对较轻。

（三）顶下区

此区即顶下小叶，包括后部的角回（39区）、前部的缘上回（40区）（图3-2-5）。

1. 角回

角回是阅读中枢，又称视觉性语言中枢，此区的功能与文字的理解和图像识别密切相关。

损伤此区可出现失读症，即视觉功能正常但无法认识看到的文字，对文字符号也不能理解，也就不能阅读，但患者说话、听理解的功能正常。

角回病变后，书写功能也有轻度障碍，但程度较额中回后部（书写中枢）病变轻。

另外，优势侧角回病变后可出现古茨曼综合征（手指失认、失算、失写、左右定向力障碍），非优势侧角回附近病变可出现体象障碍、结构性失用（非优势半球角回和枕叶之间的联络纤维病变）等。

■【病案举隅】

病例摘要

患者男，65岁，左侧脑血管畸形脑出血术后10年。大学毕业，右利手。

患者可自行走路，可根据指令进行穿衣、坐立等，但不分左右、手指失认、失写（图3-2-15，A）、书面计算与心算均不能。

头颅MRI：左侧颞顶枕交界区陈旧出血灶（图3-2-15，B）。

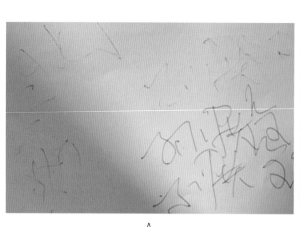
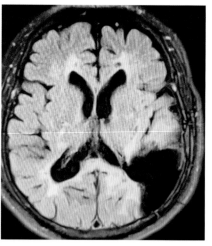

A   B

图 3-2-15 患者手写稿与头颅 MRI 影像

A. 患者无法正确书写自己的名字 B. 头颅 MRI 示左侧颞顶枕交界区陈旧出血灶

病例分析

患者左右失认、手指失认、失写、书面计算与心算均不能，结合患者影像，符合古茨曼综合征特点。

2. 缘上回

（1）功能

缘上回位于优势半球顶下小叶，是运用中枢，优势侧缘上回为精细运动的意念形成区。人通过训练（如反复操作训练），可掌握一些较为精细的动作，这些通过后天反复训练掌握的精细运动的运动轨迹被储存在优势侧运动联合区（6区）。当需要再次完成这些之前掌握的精细动作时，需要大脑多个部位的整合与协作才能完成，首先就需要在优势侧缘上回形成意念，故优势侧缘上回为意念形成区。

完成一套精细动作的过程如下（图3-2-16）：

首先，优势侧缘上回形成意念，并发出信号，制订动作执行计划。优势侧缘上回发出的纤维与同侧运动联合区（6区）的动作印迹储存区相联系。之后激活优势侧皮质运动区（做这些动作时，需要运动纤维支配肌肉才能最终完成），由运动区发出锥体束下行，经锥体交叉，最终支配非优势侧的肢体完成此精细动作。

当优势侧的缘上回发出的纤维到达同侧运动联合区之后，除了激活同侧皮质运动区以外，还经胼胝体前1/3到达非优势侧缘上回，之后与非优势侧运动区（6区）相联系并发出锥体束，之后经过锥体交叉，以达到支配优势侧肢体精细运动的目的。

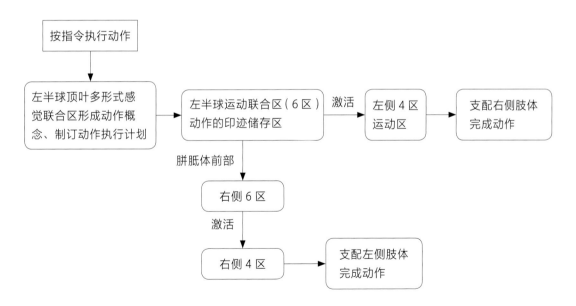

图 3-2-16　缘上回参与的运用功能路径

此外，精细动作的完成还与大脑小脑的功能、半球联络纤维的功能有关（小脑对精细运动的完成也具有重要作用，详见小脑部分），这些功能区之间通过联络纤维互相联络，保证动作的完成。

综上，精细动作的完成，与缘上回、运动联合区、中央前回、锥体束、胼胝体、小脑、半球白质联络纤维均密切相关。由此可知，即使锥体束完整、患者肌力正常，但只要上述运用通路中任何一环出现病变（如弥漫性脑白质病变、胼胝体病变等），患者仍会出现运用功能障碍的表现，如走路不稳、吃饭及写字等动作无法完成。同样，运用中枢完整，若锥体束损伤，也无法完成精细动作。

（2）病变

若上述传导路径正常，人们可以完成原先掌握的一些较为精细的动作，如穿衣、系鞋带等（运用功能），当上述路径中任何一个环节受损后，均会导致患者不能完成原先掌握的一些随意性动作，称为失用。失用患者可无任何运动障碍、共济失调、肌张力障碍、感觉障碍、智力障碍等。

①优势侧缘上回病变

优势侧缘上回与双侧的精细运动都有关，是动作起始意念的发源地。一般来说，右利手的患者优势区位于左侧，故左侧缘上回病变后可导致双侧失用。

②优势侧缘上回到中央前回之间的纤维病变

左侧缘上回到左侧中央前回之间的纤维病变，可出现右侧失用。

③非优势侧缘上回或胼胝体病变

右侧缘上回接受由胼胝体前1/3传来的左侧缘上回纤维，之后由右侧缘上回发出纤维加入右侧锥体束，支配左侧的精细运动，所以当右侧缘上回或胼胝体病变后，会导致左侧失用（优势侧缘上回与双侧运用功能有关、非优势侧缘上回与对侧运动功能有关）。

非优势侧缘上回病变后还可出现体象障碍。

④缘上回合并锥体束病变

若缘上回病变合并有锥体束病变，则会出现瘫痪，由于肢体已经瘫痪，故此时也无法检查患肢是否存在失用。

当左侧缘上回合并运动纤维病变可导致双侧失用伴右侧偏瘫，右侧缘上回合并运动纤维病变导致左侧失用和偏瘫。

需要注意的是，运用功能下降或顶桥小脑束损伤后也可出现短暂的肌力下降，但恢复时间较锥体束损伤要短。

■ 【病案举隅】

病例摘要

患者女,64岁,突发左侧肢体活动不利,后肌力恢复,可走路,但无法根据指令进行抬左腿(运用功能减退的表现）。

头颅 MRI：额叶、顶叶多发梗死灶（图 3-2-17）。

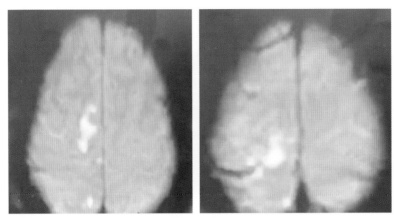

图 3-2-17 头颅 MRI 示额叶、顶叶多发梗死灶

病例分析

根据患者临床表现，为左下肢失用的表现，为右侧顶叶损伤所致。

（3）常见的失用类型举例

①观念性失用

损伤优势侧缘上回所致，即运动概念的形成区的功能受损。表现为动作的逻辑顺序混乱，患者能够正确地完成复杂动作中的每一个分解动作，但不能将这些分解动作按照正确的逻辑顺序串联在一起而成为连贯、协调的功能活动。模仿动作一般无障碍。

②观念运动性失用

缘上回和运动联合区之间的联络通路受损所致，即动作概念形成区与动作印迹储存区的功能受损。表现为不能模仿检查者的动作或按照检查者的指令执行某个动作，但能够在适当的时间与地点，完成从前能够熟练操作的技能动作并能够描述动作过程，如在检查时不能作挥手再见手势，而与检查者告别时病人却相当自然地向检查者挥手告别。

③运动性失用

贮存动作印迹的部位损害所致，丧失了运动觉记忆形式，表现为对侧肢体，尤其是上肢远端的运用障碍。患者不能按命令执行上肢的精细动作，如洗脸、刷牙、梳头、书写、扣衣、擦燃火柴等。

④结构性失用

非优势侧枕叶与角回之间的联合纤维受损所致。指空间分析和对某一活动进行概念化的能力障碍，反映在绘画及装配作业中的视觉结构能力障碍，是由于整合结构活动所需的视觉与运动信息的失败所致，表现为患者临摹、绘制和构造二维和三维的图或模型有困难，不能将某些结构的物体各个成分连贯成一个整体。

⑤穿衣失用

非优势侧半球顶叶受损所致。是指丧失了习惯而熟悉的穿衣操作，是一种及物的运用障碍，可归为观念运动性失用，但由于衣服和其他的物品不同，它与身体部位之间存在着复杂的空间关系，所以把它分为独立的一类。临床表现为患者不能理解衣服各部分与身体各部位的对应关系，比如穿衣时上下、正反及前后颠倒，纽扣扣错，将双下肢穿入同一条裤腿等。

（四）视辐射背侧束的纤维经过顶叶传导

在视觉传导路（详见中脑）中我们提到，视辐射背侧束传导同侧颞上半和对侧鼻上半的纤维，这些纤维经过胼胝体压部以后经过顶叶，最后投射到枕叶楔回。

所以传导视觉纤维的顶叶损伤后可出现对侧视野同向性下象限盲。

由于黄斑区的纤维在胼胝体压部就已经投射到双侧视皮质，所以在顶叶的黄斑区纤维损伤后，这些黄斑区的纤维还可经对侧传导，所以黄斑区视野保留，即黄斑回避。视辐射腹侧束传导的纤维经过颞叶，这个我们在颞叶部分再进行讨论，但思路与此大致相同。

（五）参与肌力与肌张力的调节

顶叶皮质发出的顶桥小脑束参与肌力与肌张力的调节，当顶叶病变后，此束受损，可出现短暂的肌力下降。

（六）其他

顶叶病变后还可出现体象障碍，由于顶叶皮质接受了各种感觉冲动后进行分析整合，可对自己的肢体结构产生认识，对自体结构认识障碍则为体象障碍，如偏瘫失注症、偏瘫不识症、幻肢现象、偏身失存症、手指失认症、左右失认症、自体遗忘症、身体妄想痴呆。

第三节 颞 叶

一、颞叶的解剖与影像

（一）分界

1. 颞叶在背外侧面的分界

（1）上界

在背外侧面，颞叶前部位于外侧裂的下方，颞叶前部的上界是外侧裂，外侧裂分隔了颞叶前部与额叶（图3-3-1）。

颞叶后部的上界是颞枕线，该线是外侧裂末端与颞顶线之间的一垂线（颞顶线是顶枕沟与枕前切迹的连线），颞叶借颞枕线与上方的顶叶、后方的枕叶相隔（枕前切迹详见枕叶部分）（图3-3-1）。

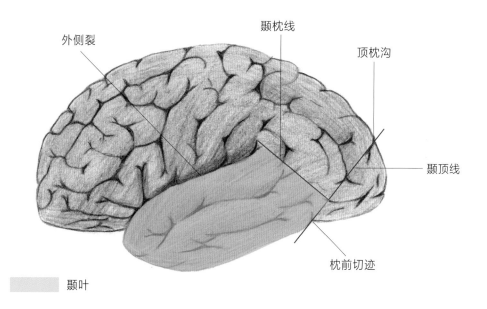

图 3-3-1　颞叶的分界（背外侧面）

在背外侧面上，外侧裂自前下向后上走行，外侧裂主要分隔额下回与颞上回，故在轴位影像上，可在外侧裂后方寻找颞叶（图3-1-7）。

（2）后界

颞顶线（顶枕沟与枕前切迹的连线）是颞叶后界，颞叶借此与后方的枕叶相隔（图3-1-1）。

2.颞叶内侧面的分界

可将枕前切迹到胼胝体后部的连线大致作为内侧面颞叶的分界线（图3-3-2）。

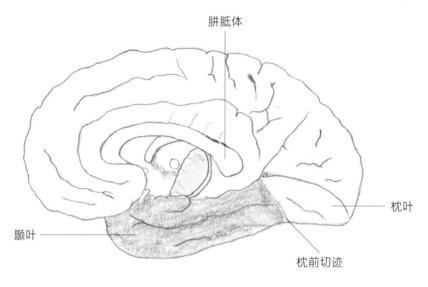

图 3-3-2　颞叶的分界（内侧面）

（二）沟回

1.颞叶背外侧面的沟回

（1）颞上沟、颞下沟与颞上回、颞中回、颞下回

颞叶在背外侧面上可见两条与外侧裂基本平行的脑沟，自上向下分别为颞上沟和颞下沟，这两条沟将颞叶分为颞上回、颞中回和颞下回（图3-3-3、图3-3-4）。

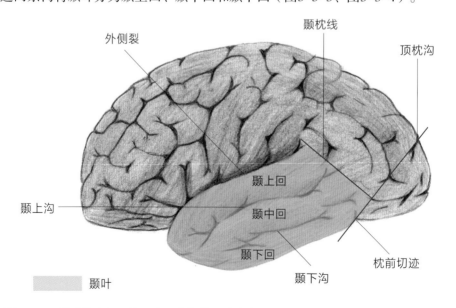

图 3-3-3　颞上沟和颞下沟，这两条沟将颞叶分为颞上回、颞中回和颞下回（半球背外侧面）

颞上回向内侧延伸，可见横行的2~3条较短的颞横回，颞横回为听觉中枢的所在处。颞下回一直延伸到底面，并向内延续至内侧面（图3-3-4，C）。

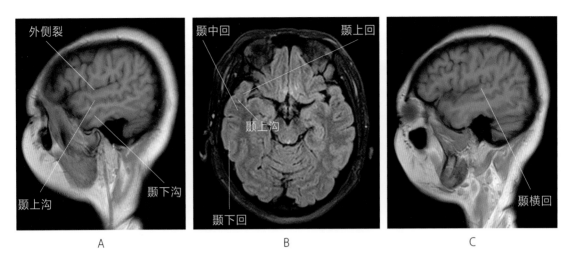

图 3-3-4　颞叶的沟回

A.颞上沟、颞下沟、颞上回、颞中回和颞下回的位置（头颅 MRI 矢状位）　B.颞上沟、颞下沟、颞上回、颞中回和颞下回的位置（头颅 MRI 轴位）　C.颞横回的位置（头颅 MRI 矢状位）

一般来说，在轴位上颞上回的后方为颞中回，但在某些层面上，颞上回的后方并不是颞中回，而是顶叶的缘上回和角回，故需要区分。读片时可根据断面上是否有顶枕沟来大致判断颞叶上回后方是否是缘上回和角回。根据前述，顶枕沟在内侧面上自后上向前下走行（图3-2-2），终止于小脑幕附近，在轴位图像的内侧面上可见顶枕沟逐渐向小脑幕走行（连续向下观察），其前方可见顶叶（顶枕沟前方是楔前叶，楔前叶的外侧大致是顶下小叶的缘上回和角回），后方为枕叶。当顶枕沟消失后，基本看不到顶叶，故可根据顶枕沟来大致判断颞上回的后部是否有顶叶的结构（图3-3-5）。

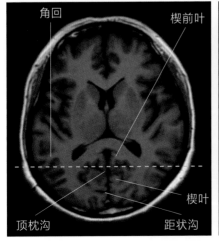
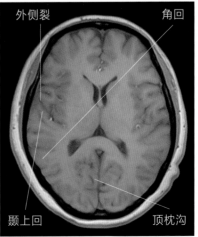

图 3-3-5　顶下小叶与颞叶的位置关系（头颅 MRI 轴位层面）

当轴位层面上有距状沟和顶枕沟存在时，说明此层面上有枕叶的存在。另外，在能看到小脑幕的层面上，沿着小脑幕做一延长线，延长线的前部是颞叶，后部是小脑，若小脑幕延长线的后部还有脑叶的结构，则此脑叶是枕叶，可据此来判断轴位影像上，颞叶后部是否有枕叶的结构（图3-3-6）。

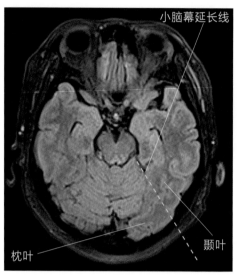

图 3-3-6　枕叶和颞叶的位置关系（头颅 MRI 轴位层面）

（2）颞极

颞叶前端可见颞极（图3-3-7）。

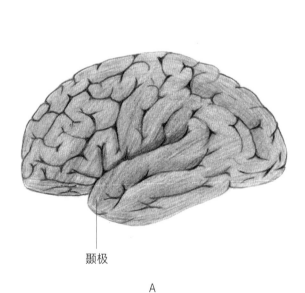

A

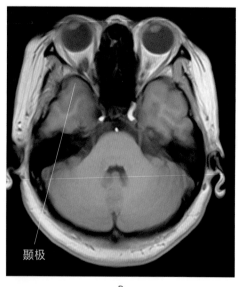

B

图 3-3-7　颞极的位置
A. 半球背外侧面　B. 头颅 MRI 轴位层面

2. 颞叶内侧面的沟回

颞叶内侧面主要包括海马、杏仁核、海马旁回、枕颞外侧回、枕颞内侧回等结构（图3-3-8）。

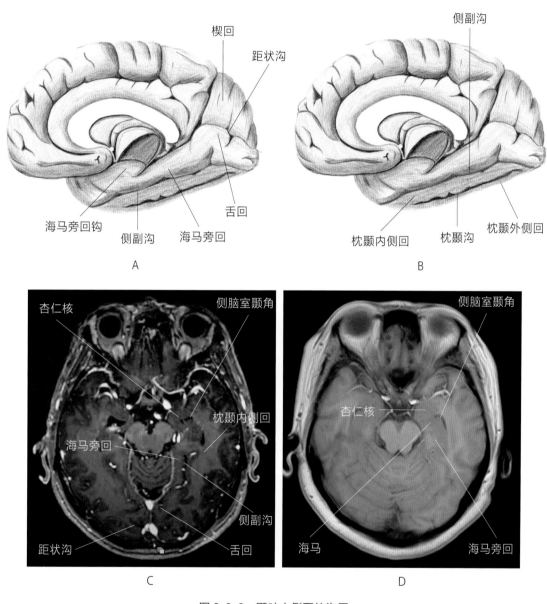

图 3-3-8　颞叶内侧面的沟回
A、B. 半球内侧面　C、D. 头颅 MRI 轴位层面

半球内侧面的后方可见由后下到前上走行的距状沟，距状沟上方是枕叶-楔回、下方是枕叶-舌回，舌回向前方延续为海马旁回，海马旁回在前端向内侧卷曲形成海马旁回钩（嗅觉中枢）。海马旁回外侧的沟是侧副沟，在侧副沟内侧的脑回自前向后依次是海马旁回、舌回。侧副沟外侧的脑回是枕颞内侧回，枕颞内侧回外侧的脑沟为枕颞沟，枕颞沟外侧的

脑回是枕颞外侧回，枕颞外侧回是颞下回在内侧面的延续（图3-3-8）。

颞叶内侧面的海马、杏仁核等结构详见边缘系统部分。

在半球底面所看到的颞叶实际上与在内侧面上所见的颞叶大致相同。

在底面上，颞叶最内侧可见海马旁回，海马旁回外侧依次可见侧副沟、枕颞内侧回、枕颞沟、枕颞外侧回，海马旁回向后内侧延续为舌回（图3-3-9）。

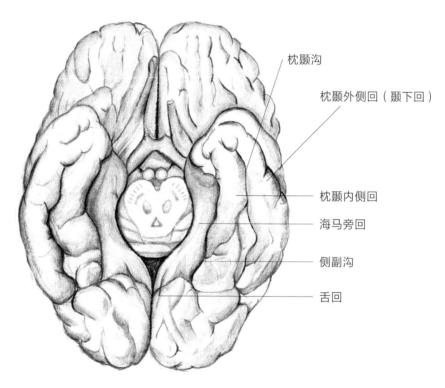

枕颞沟

枕颞外侧回（颞下回）

枕颞内侧回

海马旁回

侧副沟

舌回

图 3-3-9　颞叶底面

二、颞叶的血供

（一）背外侧面

在背外侧面上，可见颞叶大部分由大脑中动脉皮质支下干供血，颞下回的一小部分由大脑后动脉皮质支（主要是颞支）供血，两组血管存在吻合（图3-3-10）。

在轴位断层上，可见颞叶外侧面大部分由大脑中动脉皮质支下干供血（图3-3-11）。

大脑中动脉皮质支下干发出颞后、颞中、颞前和颞极动脉，其中颞后动脉分布于颞上回和颞中回后部、颞下回后部上缘及枕叶外侧面前部，优势半球侧的该动脉闭塞后可出现Wernicke失语（又称感觉性失语或听觉性失语）、阅读和书写障碍等，也可伴有命名性失语；颞中动脉分布于颞叶中部、颞下回上部；颞前动脉分布于颞叶前部；颞极动脉分布于颞极，并与大脑后动脉的分支共同供应海马旁回钩（图3-3-12）。

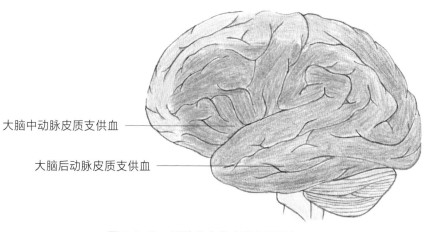

图 3-3-10 颞叶的血供（背外侧面）

大脑中动脉皮质支供血

大脑后动脉皮质支供血

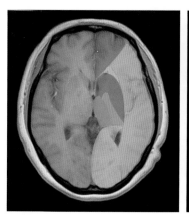 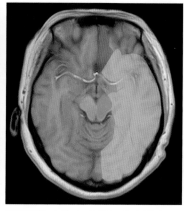 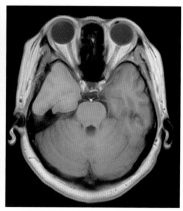

大脑前动脉皮质支供血区　　　大脑中动脉深穿支供血区　　　大脑后动脉皮质支供血区

大脑中动脉皮质支供血区　　　大脑后动脉深穿支供血区　　　大脑前动脉深穿支供血区

脉络膜前动供血区

图 3-3-11 颞叶的血供（头颅 MRI 轴位断层）

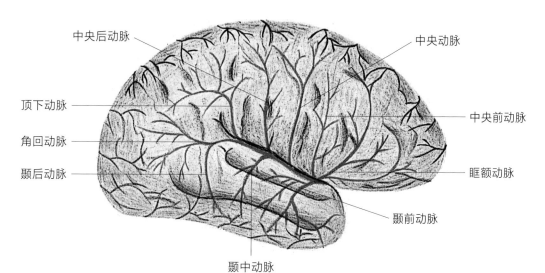

中央后动脉

中央动脉

顶下动脉

中央前动脉

角回动脉

颞后动脉

眶额动脉

颞前动脉

颞中动脉

图 3-3-12 颞叶的血供（半球背外侧面）

（二）内侧面

在内侧面上，可见颞叶大部分由大脑后动脉颞支供血（图3-3-13）。脉络膜前动脉由颈内动脉发出后，行走于海马旁回钩的内侧面，供应海马头部及杏仁核（还供应视束、内囊尾部、尾状核尾部、大脑脚、丘脑内侧群及外侧膝状体等）。

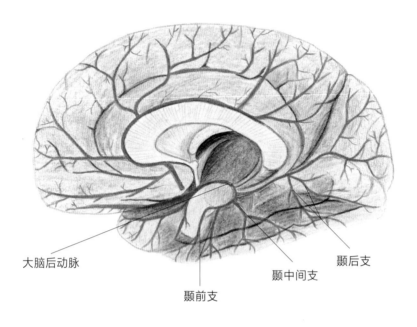

大脑后动脉　　　　　　　　　　颞后支

颞前支　　　　颞中间支

图 3-3-13　颞叶内侧面的血供

在轴位层面上，可见颞叶内侧面主要由大脑后动脉皮质支供血，海马头部与杏仁核的部位由脉络膜前动脉供血（图3-3-11）。

三、颞叶的功能与病变

颞叶皮质主要包括听区（负责听觉），听区以外的功能区称为非听区，主要与记忆、嗅觉、语言、前庭功能、运动、内脏活动等功能相关。

（一）听区

听区包括第Ⅰ听区（41区）和第Ⅱ听区（42区、22区）。

1. 第Ⅰ听区（听接受区）

（1）第Ⅰ听区的功能

第Ⅰ听区相当于41区，位于颞横回中部和颞上回中部上缘，是听觉功能的中心部位，为听觉的主要接受区，听觉纤维终止于此区及42区（图3-3-14）。

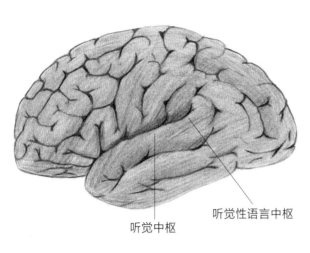

听觉中枢

听觉性语言中枢

A

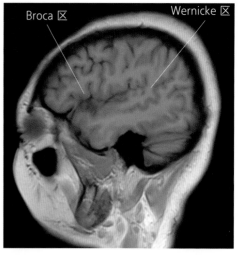

Broca 区

Wernicke 区

B

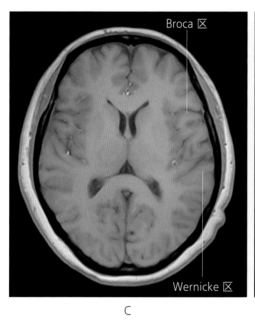

Broca 区

Wernicke 区

C

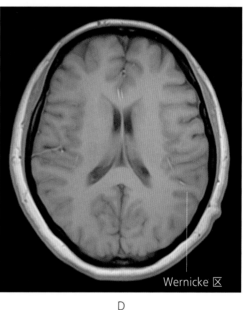

Wernicke 区

D

图 3-3-14 颞叶听觉区的位置

A. 半球背外侧面 B. 头颅 MRI 矢状位层面 C、D. 头颅 MRI 轴位层面

听觉纤维经蜗神经核换元（部分纤维在斜方体核换元）后发出轴突形成斜方体并交叉到对侧上行（也有的纤维在同侧上行），这些纵行纤维束称为外侧丘系，经中脑下丘→内侧膝状体→内囊后肢后部，最终投射到听觉中枢（第 Ⅰ 听区）（图3-3-15）。听觉中枢的前外侧部主要感受高频率的音波，后内侧部主要感受低频率的音波。

需要注意的是，第 Ⅰ 听区可以感受简单的声音，感知复杂的声音（例如对语言、音乐的理解）还需要听觉联络区的整合。

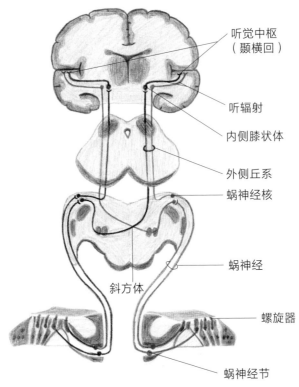

听觉中枢
（颞横回）

听辐射

内侧膝状体

外侧丘系

蜗神经核

蜗神经

螺旋器

斜方体

蜗神经节

图 3-3-15　听觉传导路

（2）第Ⅰ听区病变

颞叶的病灶有破坏性和刺激性的两类病灶。

听觉中枢破坏后会出现听觉功能的障碍，但由于听觉纤维是经双侧传导并投射至双侧听觉中枢，故一侧听觉中枢损伤后一般不会出现耳聋，或仅见听力下降，但单侧听觉中枢病变后，患者对于声音的空间定位能力、听觉记忆能力可能会减退，这是因为声源的空间定位是听觉中枢对双侧感受到的声音综合分析的结果。双侧听觉中枢损伤后可出现双耳全聋。

听觉中枢的刺激性病变可导致幻听。同样，耳与听觉中枢之间的听觉传导路中任何部位的刺激性病变均可导致幻听。

2. 第Ⅱ听区（听觉联络区）

（1）第Ⅱ听区的功能

第Ⅰ听区是听接受区，第Ⅱ听区（42区和22区的部分）是听觉联络区，人们之所以能够理解较复杂的声音（如乐曲）及语言，是因为这些声音在此区进行联络整合的缘故，尤其是优势区的听觉联络区。

联络区的后部为Wernicke区（优势侧颞上回后部），是听感觉性语言中枢的一部分，主要负责对语言的理解（图3-3-14）。

听觉皮质也发出下行投射纤维，这些纤维可到达上丘，经顶盖桥束至背外侧脑桥核，最后到达小脑蚓部的视听区，听区的下行纤维还可以到达脑神经运动核团，以此来完成多种听觉反射。

（2）第Ⅱ听区病变

①Wernicke失语（感觉性失语）

Wernicke区病变后患者会出现听感觉性失语，也称Wernicke失语。

Wernicke失语时，患者的听觉并无障碍，但却听不懂别人说话，自己虽可以正常说话，但常常答非所问、不能正常回答问题或执行指令，且语句不连贯（Wernicke失语的语言流利程度尚可，表现为理解力差、复述功能差）。若患者尚能听懂一部分语言，则属于不完全性Wernicke失语。Wernicke失语主要是优势侧颞上回后部病变所致，此区由大脑中动脉皮质支下干供血。在轴位影像上，Wernicke区大致位于优势侧外侧裂下方，颞上回后部的区域（图3-3-16）。优势侧外侧裂以上的部位损害后则多出现运动性失语（Broca区损伤）或书写障碍（书写中枢损伤）。

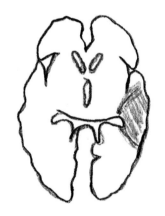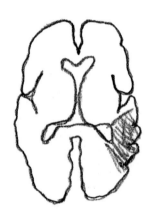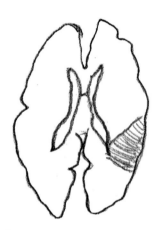

图 3-3-16　Wernicke 失语模式图（轴位层面）

■ 【病案举隅】

病例摘要

患者男，67 岁，右利手，以"突发语言障碍 7 小时"为主诉入院。

患者 7 小时前突发语言障碍，听不懂别人说话，自己也无法说话，不能正常回答问题或执行指令，无法复述。

头颅 MRI：左侧（优势侧）额叶、颞叶、岛叶新发脑梗死（图3-3-17）。

病例分析

患者为急性脑梗死，累及 Broca 区、Wernicke 区，表现为 Broca 失语及 Wernicke 失语。

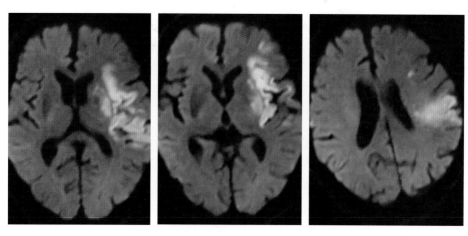

图 3-3-17　头颅 MRI DWI 示左侧（优势侧）额叶、颞叶、岛叶新发脑梗死

②经皮质感觉性失语

优势侧Wernicke区附近出现病变后可导致经皮质感觉性失语（图3-3-18），多见于优势侧颞顶叶分水岭区脑梗死（皮质后型分水岭梗死）。症状与Wernicke失语类似，但程度比Wernicke失语轻，且患者复述功能多保留，但不能理解自己复述的内容。

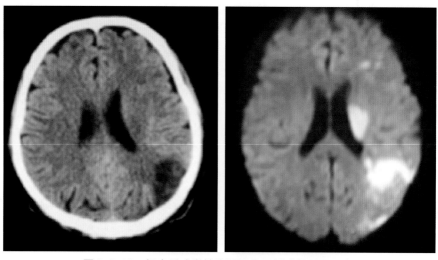

图 3-3-18　经皮质感觉性失语损伤区域（轴位层面）

③传导性失语

若额叶Broca区与颞叶Wernicke区之间的弓状纤维损伤，可出现传导性失语，此时患者可以听懂别人说话，自发性语言保留，但跟读与复述功能障碍。

④感觉性失乐感

表现为不能欣赏所听到音乐的特征，包括音调、音色、旋律、歌词的鉴赏等。

⑤感觉性失语韵症

表现为患者对口头语言的情感色彩领悟不良，可能与后部颞顶区病变有关。

（二）非听区

非听区包括颞上回前端、颞中回、颞下回（外侧面）、枕颞内侧回（内侧面），此区的联络纤维十分广泛，连合纤维相对较少，似乎是一种联络性皮质，与知觉、记忆、运动、前庭功能均有一定的联系。

颞叶后部的皮质对颞叶、枕叶、顶叶的感觉运动区可能有整合作用，与视听觉性质的语言活动有关。

颞叶前部的皮质与躯体和内脏活动以及精神认知功能有关。

1. 语言形成区

位于优势侧颞中回后部（主要包括37区）（图3-3-19）。此区的主要功能是通过对物体反复的观察认识，建立起物体与其名称的联系，损伤此区会出现命名性失语。命名性失语又称健忘性失语，此时患者的语言功能未见明显缺陷，也能听懂他人所说的话，但常常说不出某些物品的名称，并通过一些语言来解释这个物品的用途，当医生说出此物品的名称时，患者能肯定此名称的正确性。在临床上，可通过嘱患者说出物件的名称来判断是否存在命名性失语。

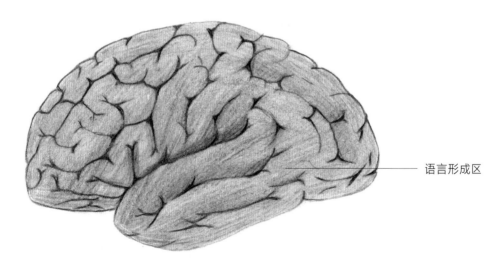

—— 语言形成区

图 3-3-19　语言形成区的位置（半球背外侧面）

2. 嗅觉中枢

位于海马旁回钩（钩回）和海马回（图3-3-20）。刺激性病变可出现幻嗅和幻味，双侧破坏后可出现嗅觉和味觉障碍，单侧破坏后可无嗅觉和味觉的消失。

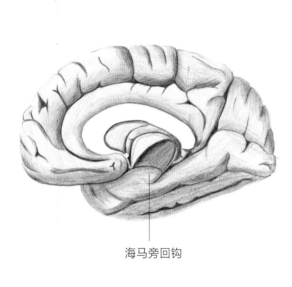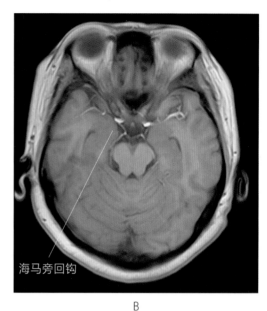

海马旁回钩

海马旁回钩

A   B

图 3-3-20　嗅觉中枢的位置

A. 半球内侧面　B. 头颅 MRI 轴位层面

3. 与精神、认知功能相关的颞叶结构

（1）相关的结构与功能

颞叶前区与记忆、联想、精神及内脏活动等功能有关。

颞叶前部与颞叶内侧的海马、杏仁核（详见边缘系统）均与近期记忆相关（远期记忆与额叶有关，故海马病变后远期记忆可保留）。

颞中回、枕颞回、杏仁核等部位也与精神认知功能有关（详见边缘系统）。

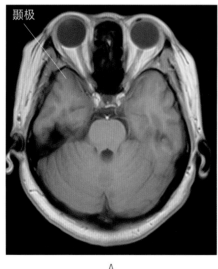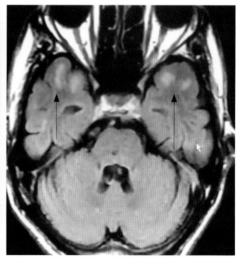

颞极

A   B

图 3-3-21　颞极的位置

A. 颞极的位置　B. 双侧颞极病变（CADASIL 患者，表现为认知功能下降）

（2）病变

上述部位尤其是颞叶内侧的海马及杏仁核损伤后，会出现认知功能障碍及精神异常的表现，双侧颞叶内侧病变后症状更为显著。

①认知功能障碍

认知功能包括记忆与智力两大部分。

A.记忆障碍

记忆减退以近期记忆损失为主，远期记忆得以保留。

遗忘以顺行性遗忘为主，即新信息的记录受损，患者对造成失忆事件之后发生的事情发生遗忘，失忆事件前的记忆保留，之前学会的某些熟练操作也会保留（这些主要由前额叶负责）。

虚构也是一种记忆的错误，指患者在遗忘的基础上，将过去从未有过的经历说成确有其事，并坚信是事实，以此来填补遗忘阶段回忆的的空白。颞叶内侧病变后，患者出现虚构的倾向可能小于丘脑前核及背内侧核损伤后的Korsakoff综合征。

B.智力障碍

颞叶内侧病变后可导致智力障碍，常伴有记忆障碍、语言功能障碍。

累及颞叶内侧的常见疾病有自身免疫性脑炎、单纯疱疹性脑炎、神经梅毒、克-雅病、一氧化碳中毒、低血糖脑病、阿尔兹海默病、脑血管病（颞叶梗死的常见原因有栓塞、静脉性梗死等，颞叶出血的常见原因有脑外伤、脑淀粉样血管病、乙状窦血栓、血管畸形等）等。

影响认知功能的结构有很多，除颞叶内侧之外，还包括额叶眶部、前额叶、颞叶（前颞叶、颞中回等）、丘脑前核、丘脑背内侧核、穹隆、乳头体（帕帕兹环路）、尾状核、白质联络纤维等。

单纯疱疹性脑炎导致的颞叶病变见图3-3-22。

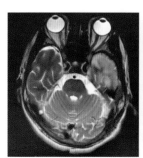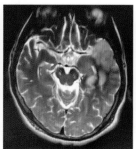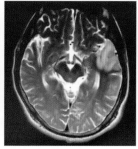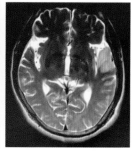

图 3-3-22 单纯疱疹性脑炎导致的颞叶病变

②精神、情绪异常

精神症状是颞叶病变较常见的表现，多发生于优势侧颞叶广泛病变或双侧颞叶病变。主要表现为人格障碍、情绪异常、表情淡漠等。

4. 视觉传导区

视辐射下半纤维经颞叶传导至枕叶舌回，病变出现对侧视野同向性上1/4象限盲。

5. 听反射性头眼转动区

此区位于颞上回下部（22区）刺激此区后可出现双眼向对侧斜视，如听到名字后的探究反射。

6. 前庭中枢

皮质前庭中枢的具体位置并不确定，可能位于22区，刺激此区可出现眩晕和平衡失常的感觉，但在临床上需要综合患者其他情况去分析，不能仅根据眩晕就认为是颞叶病变。

扩 展

◎颞叶癫痫

颞叶的病变易导致癫痫发作，凡是癫痫发作起始于颞叶者均属于颞叶癫痫，颞叶癫痫症状复杂，可分为颞叶外侧癫痫与颞叶内侧癫痫。

1. 颞叶外侧癫痫

颞叶外侧主要包括听觉区、前庭区等结构，颞叶外侧癫痫发作前可出现先兆，如幻听（颞叶外侧颞横回的听觉中枢受累）、头晕以及复杂视幻觉（颞叶外侧的颞-顶-枕交界受累），可早期出现一侧性运动症状和继发全面性发作，可出现突发躁狂表现，脑电图可见后颞叶放电。

2. 颞叶内侧癫痫

颞叶内侧主要包括海马、海马旁回钩、杏仁核等结构，颞叶内侧癫痫多出现自动症（自动症属于复杂部分性发作），少数可出现继发的全面性强直阵挛发作。自动症发作前常出现先兆，先兆可提示发作起始部位或者早期传播导致的症状，常见的先兆症状有恐惧、嗅觉异常，腹部先兆，似曾相识和陌生感以及梦境感。其中，恐惧、嗅觉异常，起源于或者早期累及杏仁核的表现；腹部先兆，如腹部不适感以及胃气上涌感是放电传播到岛叶的结果（海马、岛叶均与内脏活动有关）；似曾相识和陌生感以及梦境感是累及了海马-颞叶基底区。先兆出现后，可经历继之出现复杂部分性发作的系列症状，如口咽自动症、姿势自动症、手部自动症、语言自动症、行走自动症，高度提示为颞叶内侧癫痫。

脑电特征：蝶骨电极和前颞叶电极（T_1、T_2）能较好地将记录到来自内侧颞叶的放电。发作间歇期癫痫样放电或者在此部位波幅最高，提示放电起源于内侧颞叶。

第四节 枕 叶

一、枕叶的解剖与影像

（一）背外侧面

在背外侧面上观察枕叶，可见枕叶位于大脑半球的后部，最后端为枕极（图3-4-1）。

枕叶的前方为顶叶与颞叶，但枕叶与顶叶、颞叶的界线并不明显，需通过人为的一条线将它们分隔。在顶枕沟与枕前切迹（枕极前方约4cm处的一稍向上凹进的部位）之间做一连线（称为颞顶线），此连线即为枕叶与顶叶、颞叶的分界线（图3-4-1，A）。

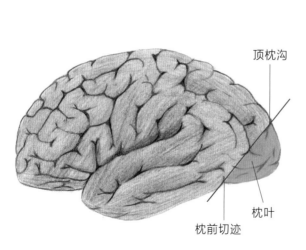
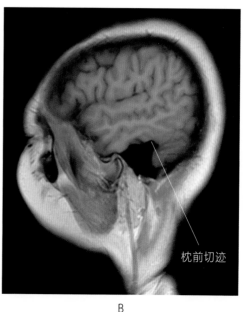

A   B

图 3-4-1 枕叶的位置
A. 半球背外侧面   B. 头颅 MRI 矢状位影像

（二）内侧面

在内侧面上，可见顶枕沟分隔了顶叶与枕叶，距状沟则将枕叶分为了上方的楔叶及下方的舌叶（图3-4-2）。

根据前述，舌叶向前与海马旁回相延续，二者的外侧可见侧副沟，舌叶的下界是侧副沟。

枕叶在内侧面上与颞叶并没有明确的界线，将枕前切迹与胼胝体压部的连线作为枕叶

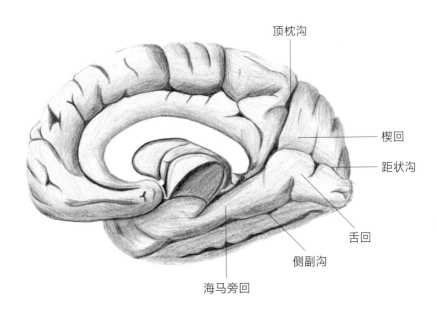

顶枕沟

楔回

距状沟

舌回

侧副沟

海马旁回

图 3-4-2　枕叶的位置（半球内侧面）

与颞叶的大体分界线（图3-3-2）。

　　顶枕沟是一条"由前下→后上走行"的脑沟（图3-4-3）。故随着轴位影像逐渐向下切换层面去观察顶枕沟，可见顶枕沟自后向前逐渐走行，直到小脑幕附近，此沟也一直分隔顶叶与枕叶。根据距状沟的走行方向可知，随着逐渐向下的轴位层面的切换，可见由前向后逐渐走行的距状沟，距状沟的后上方为枕叶的楔叶，前方为枕叶的舌叶（图3-4-4，C、D）。

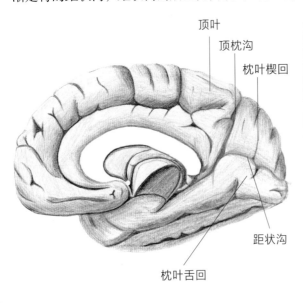

顶叶

顶枕沟

枕叶楔回

距状沟

枕叶舌回

A

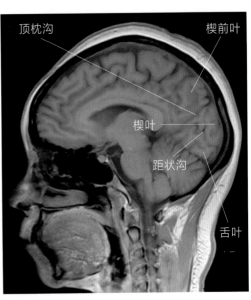

顶枕沟

楔前叶

楔叶

距状沟

舌叶

B

图 3-4-3　枕叶的位置及其相关沟回

A. 半球内侧面　B. 头颅 MRI 矢状位影像

枕叶位于大脑半球的后部，要在影像的层面上确认有没有枕叶的出现，可先找到顶枕沟。当侧脑室出现后，可在大脑镰附近找到类似括号样的顶枕沟（在轴位影像上只能看到顶枕沟在内侧面附近的显影），此沟分隔了顶叶与枕叶（图3-4-4）。在半球内侧面上，顶枕沟上方为顶叶的楔前叶，下方为枕叶的楔叶。相应的，在轴位影像上此沟前方为顶叶的楔前叶，后方为枕叶的楔叶（图3-4-4，A、B）。

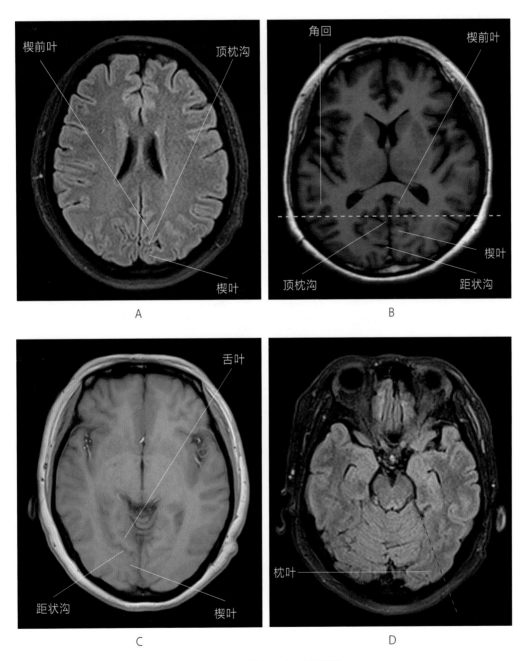

图 3-4-4　头颅 MRI 轴位影像
A、B.经顶枕沟的相关层面　C、D.经距状沟的相关层面

在轴位层面逐渐向下切换层面的过程中，还可见大脑后部的直窦与上矢状窦逐渐接近，小脑出现的部分越来越大，枕叶的部分则逐渐变小，直到直窦与上矢状窦逐渐交汇于窦汇处时，大部分的小脑已经出现，而枕叶已基本消失，如果轴位上小脑幕延长线内侧有脑叶结构时，则该脑叶属于枕叶的部分（图3-3-6）。

二、枕叶的血供

枕叶主要由大脑后动脉供血。

枕叶主要由大脑后动脉皮质支供血，其中颞下后动脉分布于舌回及枕叶的背侧面，距状裂动脉分布于月状沟或枕外侧沟后部，顶枕动脉分布于楔叶及楔前叶后部，并绕至枕叶背外侧面（图3-4-5、图3-4-6、图3-4-7）。

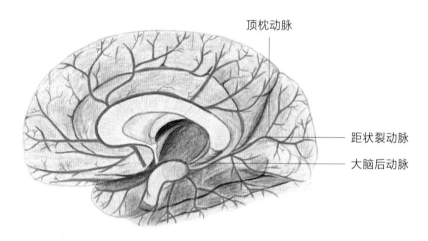

图 3-4-5　枕叶的血管分布

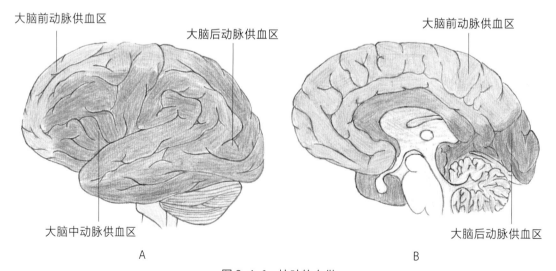

A

B

图 3-4-6　枕叶的血供

A. 背外侧面　B. 半球内侧面

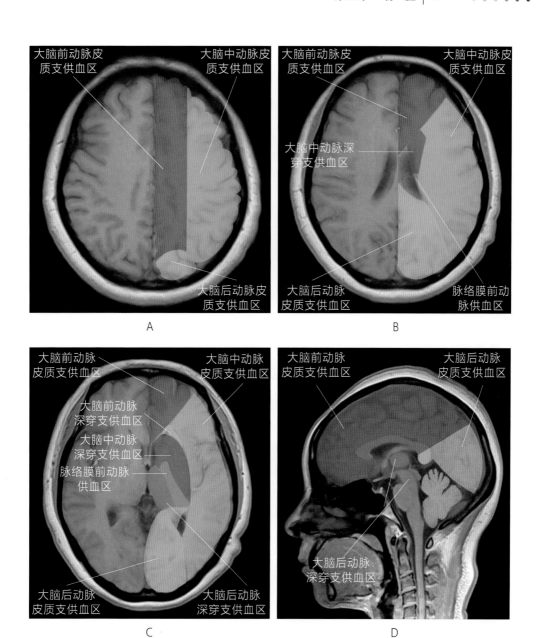

图 3-4-7 枕叶的血供

A、B、C. 头颅 MRI 轴位层面 D. 头颅 MRI 矢状位层面

三、枕叶的功能与病变

（一）第 I 视区（17区，又称纹状区）

此区位于枕叶内侧面，包括距状裂及其上的楔回和其下的舌回，17区的前界位于胼胝体压部附近（图3-4-8）。

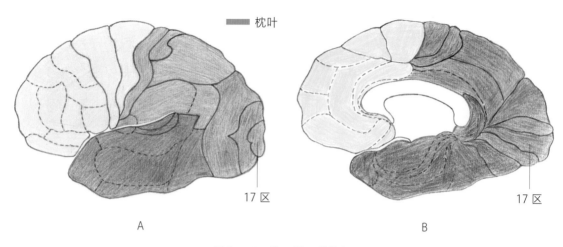

图 3-4-8　第 I 视区的位置
A. 半球背外侧面　B. 半球内侧面

1. 第 I 视区的功能

此区接受由来自视网膜的视觉纤维。

由于晶状体的屈光作用，同侧鼻侧视野对应着同侧颞侧的纤维，同侧上半纤维对应同侧下半视野。

视觉纤维投射路径：视网膜→视神经→视交叉→视束→外侧膝状体→视辐射→枕叶第 I 视区（图3-4-9），这一路径的视觉纤维在视皮质处有严格的定位排序，一侧的视皮质（17区）接受同侧视网膜颞侧半的纤维和对侧视网膜鼻侧半的纤维（对应着同侧鼻半和对侧颞半的视野），这些纤维的上半投射到同侧的楔回，下半投射到同侧的舌回。视辐射中

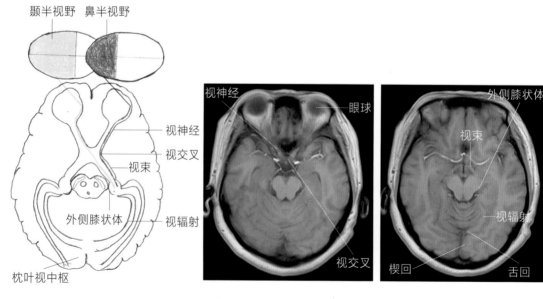

图 3-4-9　视觉传导路径

来自黄斑区的纤维一部分在胼胝体压部交叉，故每侧黄斑纤维终止于两侧视觉皮质中枢。

由于视觉中枢面积广，所以病变往往造成一侧上部或下部的不完全损伤，出现对侧视野同向性上或下部象限盲伴黄斑回避、对光反射正常（因为对光反射通路不经过皮质）。

2.第Ⅰ视区病变

（1）视野缺损

皮质视觉中枢病变可出现视野缺损，黄斑回避（中心注视区功能保留）及对光反射正常是其特征性表现。双侧视觉皮质损伤后会出现双眼全盲，黄斑区视野也消失，但对光反射仍然正常。

一侧枕叶局限性小病灶只造成对侧同向性偏侧性中心暗点。

（2）一侧的楔回及舌回共同损伤

①对侧视野同向性偏盲

一侧的楔回和舌回接受同侧颞侧半和对侧鼻侧半纤维（对应着同侧鼻半和对侧颞半的视野），其中上半纤维投射到楔回（对应着下半视野），下半纤维投射到舌回（对应着上半视野）。

故一侧楔回和舌回同时损伤后可出现对侧视野同向性偏盲，即同侧鼻半视野和对侧颞半视野缺损。例如，左侧的楔回及舌回共同损伤时，可出现左侧鼻半视野及右侧颞半视野缺损。

②黄斑回避现象

视辐射中包含有来自黄斑区的纤维，这些纤维中的一部分在胼胝体压部交叉至对侧，故每侧黄斑纤维终止于两侧视觉皮质中枢。故视皮质损伤后黄斑区的视野可保留，即黄斑回避现象。

③瞳孔对光反射正常

对光反射路径不经过外侧膝状体、视辐射及视皮质，而是在到达外侧膝状体以前就投射至中脑顶盖前区，之后由顶盖前区发出纤维联系双侧动眼神经核，使双侧瞳孔缩小。故皮质视觉中枢病变后，对光反射仍然存在，当脑干顶盖前区病变后，则对光反射障碍（对光反射路径详见中脑部分）。

④症状的识别

很多视野缺损的患者常将其症状描述为视物模糊，故医生需要经过视野检查去判断患者是否存在视野缺损。当患者存在一侧视野缺损时，经常通过转动头部去看东西，以此去弥补一侧缺损的视野。

⑤侧别的判断

当患者出现左鼻侧和右颞侧视野缺损，同时对光反射正常、有黄斑回避时，提示左侧枕叶的舌回及楔回病变。

当患者出现右鼻侧和左颞侧视野缺损，同时对光反射正常、有黄斑回避时，提示右侧枕叶的舌回及楔回病变。

（3）一侧舌回或楔回损伤

根据上述，一侧舌回及楔回同时损伤后，出现对侧视野同向性偏盲，伴黄斑回避，对光反射正常。由于舌回对应上半部分视野，楔回负责下半部分视野，故一侧舌回损伤后可出现对侧视野同向性上象限盲，一侧楔回损伤后可出现对侧视野同向性下象限盲，伴黄斑回避，对光反射正常。

侧别的判断同上。

一侧视觉传导路径的各部位损伤后的视野缺损类型见图3-4-10。

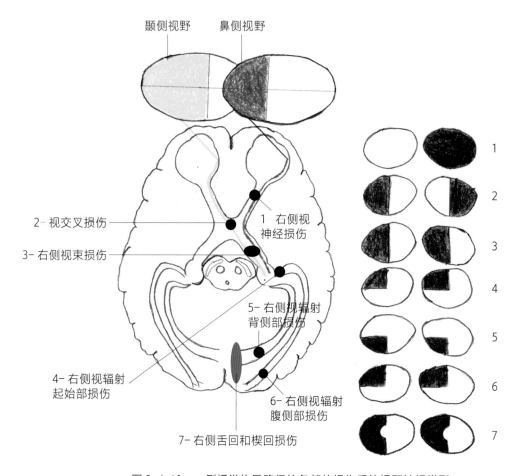

图 3-4-10　一侧视觉传导路径的各部位损伤后的视野缺损类型

（4）双侧舌回或双侧楔回损伤

双侧舌回损伤后，可出现双眼上半部分视野缺损。双侧楔回损伤后，可出现双眼下半部分视野缺损。

（5）双侧舌回及楔回损伤

双侧视觉皮质损伤后会出现双眼全盲，黄斑区视野也消失（两侧的黄斑区纤维均损伤），但对光反射仍然正常（未影响对光反射通路）。

■【病案举隅】

病例摘要

患者男，74岁，以"视物不清3天"为主诉入院。

查体：左侧鼻半和右侧颞半视野缺损，双侧瞳孔直接及间接对光反射灵敏。

头颅CT：左侧枕叶梗死灶（图3-4-11）。

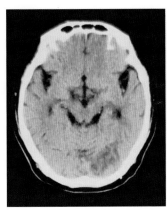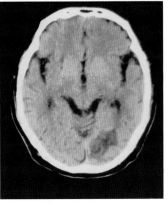

图 3-4-11　头颅 CT 示左侧枕叶梗死灶

病例分析

患者左侧鼻半和右侧颞半视野缺损，双侧瞳孔直接及间接对光反射灵敏，符合枕叶皮质损伤导致对侧视野同向性偏盲的特点，结合患者病灶位置，累及左侧楔回和舌回。

病例摘要

患者女，56岁，以"视物不清半年"为主诉入院。

查体：左侧颞半和右侧鼻半视野缺损，双侧直接与间接对光反射存在。

头颅CT：右侧颞枕叶陈旧出血灶（图3-4-12）。

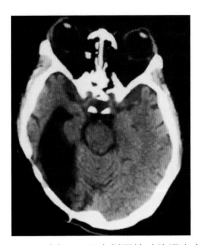

图 3-4-12　头颅 CT 示右侧颞枕叶陈旧出血灶

病例分析

患者左侧颞半和右侧鼻半视野缺损，双侧瞳孔直接及间接对光反射灵敏，符合枕叶皮质损伤导致对侧视野同向性偏盲的特点，结合患者病灶位置，累及右侧楔回和舌回。

病例摘要

患者女，32 岁，以"头痛、视物不清 3 天"为主诉入院。

3 天前出现头痛及视物不清，有妊娠期高血压。

头颅 CT：双侧大脑后部低信号（图 3-4-13），1 周后复查 CT 病灶消失。

诊断：可逆性后部脑病综合征。

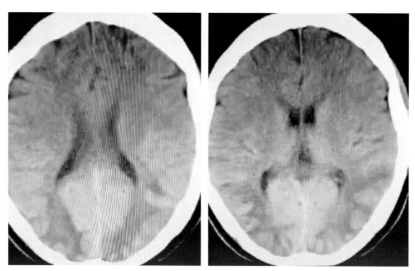

图 3-4-13　头颅 CT 示双侧大脑后部低信号

病例分析

可逆性后部脑病综合征多见于恶性高血压或妊娠子痫、严重肾脏疾病、恶性肿瘤化疗以及各种器官组织移植后接受免疫抑制治疗的患者，患者有妊娠期高血压疾病，结合患者临床表现与影像，诊断为可逆性后部脑病综合征。

本病易损伤大脑后部，可能是由于大脑半球后部由椎基底动脉系统的后循环系统供血，相比较前循环的颈内动脉系统而言，缺少丰富的交感神经支配，而交感神经可以在血压急骤升高时帮助维持脑血管的自我调节能力，因此后部白质更容易出现血管的渗透性增加引起血管源性的脑水肿。

本病常出现视物不清，与颅内压升高或枕叶视觉中枢受累有关。

（二）视觉联络区

视觉联络区包括第 Ⅱ 视区（18区，又称纹状旁区）和第 Ⅲ 视区（19区，又称纹周区）。

1. 视觉联络区的功能

视觉纤维除了经过上述路径投射到舌回及楔回外，还经中脑顶盖区的上丘到达视觉联络区。视觉纤维到达上丘后，上丘可通过其传出纤维（如顶盖脊髓束）下行参与头眼运动相关的运动及相关反射（如调节反射）。

此区为视觉认识区，此区损伤后虽不盲，但看到物体却无法识别，需要借助听觉、嗅觉、触觉等感觉才能认识事物。

此区还发出枕桥小脑束参与锥体外系。

由此可见，视觉联络区（18、19区）对视觉信息的整合起到重要作用。

2. 视觉联络区病变

（1）幻视

神经系统的四大病变类型有刺激性病变、破坏性病变、释放性病变及断连休克病变，上述的视野缺损为视觉中枢的破坏性病变所致，幻视则为枕叶视觉中枢的刺激性病变所致。

视觉中枢刺激性病变可见视物变形、闪光、暗点等幻视表现，见于偏头痛视觉先兆（可能与枕叶刺激有关）、癫痫、肿瘤、脑梗后胶质增生等病变。其他部位的癫痫放电可扩散至枕叶形成幻视，如颞叶外侧癫痫的视觉先兆，同样，枕叶的癫痫放电可扩散至大脑其他部位。

①单纯性幻觉

即简单的幻视，这些幻觉不成形，是闪光或亮点、不同颜色的线条、简单的图形等，也经常伴有视野缺损，见于枕叶内下部或顶枕叶刺激性病变。

②成形性幻觉

即复杂的幻视，如人物、景象等幻觉，这些现象见于颞叶、顶叶等部位刺激性病变。

■【病案举隅】

病例摘要

患者男，56岁，以"头痛伴视力下降10天"为主诉入院。

入院前10天坐位看手机时突发头痛症状，为双侧枕后区跳痛，伴呕吐2次，双眼视力显著下降，仅可看见50cm左右物体，所看物体轮廓不清晰，不可辨认物体种类，时常出现闪光点。

既往高血压病史，平素血压偏高。

头颅MRI：颅内多发长T_1、长T_2信号、压水像高信号病灶，主要位于双侧枕叶（图3-4-14）。

最终诊断：可逆性后部脑病综合征。

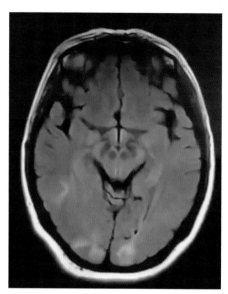

图 3-4-14　头颅 MRI 示颅内多发长 T_1、长 T_2 信号、压水像高信号病灶

病例分析

可逆性后部脑病综合征是一种以可逆性皮质下血管性水肿为主的疾病,急性或亚急性起病,以头痛、意识障碍、癫痫发作及视力改变等急性神经毒性表现为主。视觉症状是枕叶的功能性损伤所致,该患者出现视力下降的同时伴随不可辨认物体种类,时常出现闪光点,考虑存在枕叶刺激性病灶,为可逆性后部脑病综合征所致。

(2)视像存留现象

顶枕叶病变所致。

(3)视觉失认症

视觉失认症是指患者在视力保留的情况下不能够识别物体,对图形、面容、颜色等失去辨别能力,但可通过触觉等其他感觉去识别它。

视觉失认症往往与18、19区病变有关,故患者存在枕叶病变时,应当关注患者是否存在视觉失认。

第五节 岛 叶

一、岛叶的解剖与影像

岛叶位于大脑外侧裂的深部，紧邻深部的外囊，而在半球背外侧面上并不能看到岛叶。额叶、顶叶、颞叶皮质发育较快，将岛叶包裹在额叶、颞叶、顶叶的深部，额叶、顶叶、颞叶覆盖在岛叶上的部分结构分别称为额盖、颞盖和顶盖（图3-5-1）。蓝色字母的区域是岛叶，岛叶在此断层上被顶盖和颞盖覆盖。

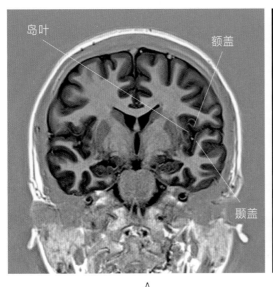
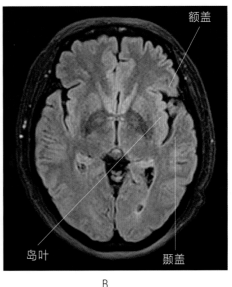

图 3-5-1　岛叶的位置
A. 头颅 MRI 冠状位影像　B. 头颅 MRI 轴位影像

岛叶被岛中央沟分为前岛叶和后岛叶两部分（图3-5-2）。其中，前岛叶包括3至4个短脑回，后岛叶包括1个长脑回。

切开部分脑组织可见岛叶，岛叶呈类似三角形的形状，其前方尖端有一局部隆起，称为岛阈，岛阈位于额叶和颞叶前部交界的区域，是大脑中动脉M1段和M2段的分界点，也是大脑中动脉进入外侧裂的标志（由于豆状核在岛阈内侧，故豆状核是M1供血）（图3-5-2、图3-5-3）。

岛叶周围可见岛环状沟，此沟是额叶、顶叶、颞叶覆盖在岛叶上方后，与岛叶之间留有的一个间隙，需要注意的是，岛环状沟不是外侧裂，顶叶和颞叶之间略垂直于岛环状沟的脑沟才是外侧裂。岛环状沟的顶点是大脑中动脉M2和M3段之间反折的位置，大脑中动

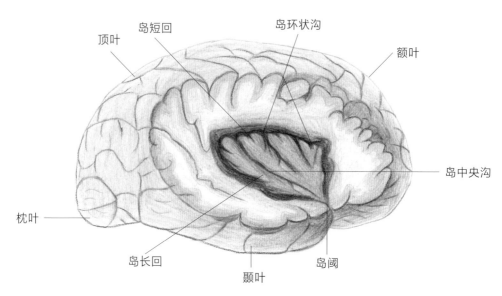

顶叶　岛短回　岛环状沟　额叶

枕叶

岛长回　颞叶　岛阈　岛中央沟

图 3-5-2　岛叶的沟回

脉M2段走行在岛叶表面，之后到达环状沟顶点的时候反折为M3段，M3段继续走行在岛盖上，即岛盖段。

在岛阈的轴位层面，可见大脑中动脉M1段经过岛阈（图3-5-3），之后则续为M2段，M2段在岛环状沟处反折为M3段，之后发出皮质支。岛叶的血液供应主要来自大脑中动脉M2段。

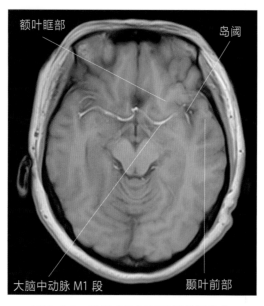

额叶眶部　岛阈

大脑中动脉 M1 段　颞叶前部

图 3-5-3　岛阈（头颅 MRI 轴位影像）

二、岛叶的功能

岛叶的功能十分复杂，与情绪、痛觉感知、成瘾性、自控能力、语言功能、自主神经功能、前庭功能、认知功能均密切相关。

岛叶刺激性病变可导致岛叶癫痫，常见症状有呼吸困难、不愉快的体感症状、躯体感觉症状、内脏感觉与运动症状，如咽喉部、腹部、食管收缩感，腹部气体上冲感，嗅觉味觉症状，也可能会无症状起病，但往往快速传播到运动区，引起运动症状或运动过度症状，岛叶癫痫与阻塞性睡眠呼吸暂停的鉴别是很重要的，前者症状刻板，且缺乏打鼾、肥胖、白天嗜睡的相关线索。

第六节　边缘系统

边缘系统是高等脊椎动物中枢神经系统中由古皮质、旧皮质演化成的大脑组织以及和这些组织有密切联系的神经结构和核团的总称。边缘系统的重要组成包括海马结构、海马旁回及内嗅区、齿状回、扣带回、乳头体以及杏仁核等。

上述边缘系统的相关结构通过帕帕兹环路等相互联系，并与其他脑结构（新皮质、丘脑、脑干）有广泛联系，所以边缘系统的作用是使中脑、间脑和新皮质结构之间发生信息交换，与内脏活动、情绪反应和记忆活动有关。

需要注意的是，边缘系统并不等同于边缘叶，后者是指位于大脑半球内侧面，呈"C"字形包绕脑干与间脑头端的狭长带状皮质组织，包括隔区（胼胝体下区和终板旁回）、扣带回、海马旁回、海马、齿状回等。边缘系统除边缘叶的结构以外，还包括一些来自新皮质、旧皮质、古皮质、与边缘叶有密切联系的神经结构和核团。

边缘系统由皮质部、皮质下部和联络纤维组成。

一、边缘系统的皮质部

边缘系统皮质部包括中间皮质、旧皮质和古皮质。古、旧皮质在发育过程中逐渐被推到半球内侧。

（一）中间皮质—边缘系统外围

边缘系统的中间皮质主要为灰质皮质，包括海马旁回后部、扣带回、额叶眶部、颞极、岛叶，在大脑半球内侧面上，可见它们在边缘系统的最外层围成了一个"环形"的区域（图3-6-1）。

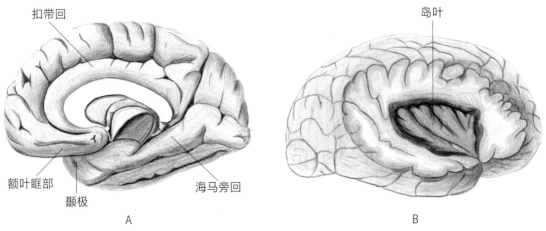

图 3-6-1　边缘系统中间皮质相关结构

A. 半球内侧面　B. 半球外侧面

1. 海马旁回后部

根据在颞叶一节的内容可知，半球内侧面可见侧副沟，紧邻侧副沟内侧、自前向后的脑回依次是海马旁回和舌回。半球后方可见由后下到前上走行的距状沟，此沟的下方是枕叶的舌回，舌回向前方延续为海马旁回，海马旁回在前端向内侧卷曲形成海马旁回钩（嗅觉中枢）（图3-6-2）。

半球的内侧面对应着轴位影像的中线附近区域。侧副沟及其内侧的海马旁回和舌回（图3-6-2，B）。

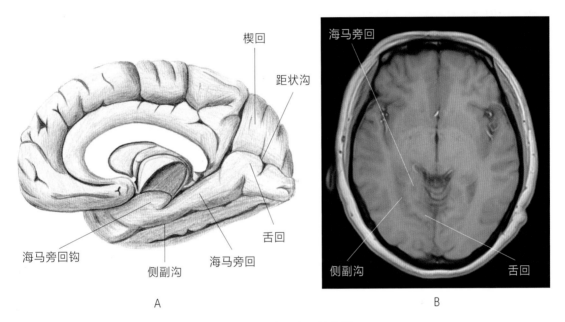

图 3-6-2 海马旁回的位置
A. 半球内侧面 B. 头颅 MRI 轴位层面

2. 扣带回

扣带回位于大脑半球内侧面，胼胝体沟与扣带沟之间，包绕胼胝体的皮质（图3-6-3）。其前部起自额叶下面，后部与海马连接（图3-6-2，A），是边缘系统的重要组成部分，也是帕帕兹环路的重要部分，与情绪、认知、运动、内脏运动、视空间能力和记忆力有关。

扣带回破坏性病变可导致上述功能的障碍，刺激性病变可导致癫痫发作，可表现为呆滞、运动过度、自主神经症状、情绪变化、肢体强直或阵挛等，放电灶可扩散至其他脑区从而出现多种症状。

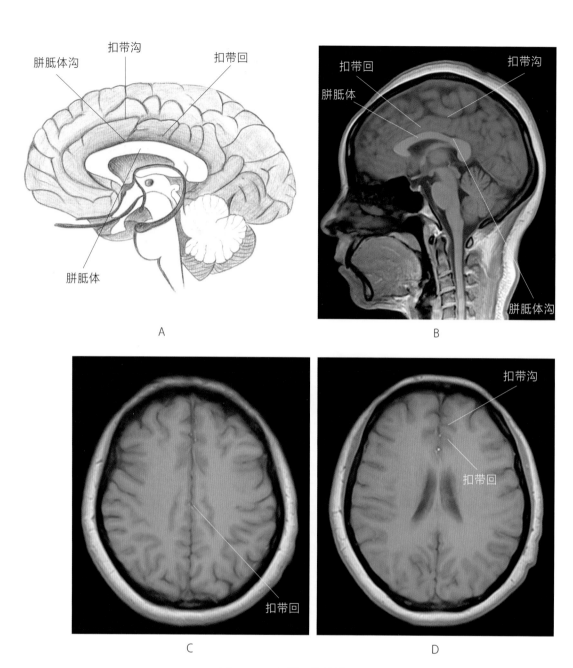

图 3-6-3 扣带回的位置

A. 半球内侧面（正中矢状位）　B. 头颅 MRI 矢状位层面　C、D. 头颅 MRI 轴位层面

3. 额叶眶部

详见额叶部分。

4. 颞极

详见颞叶部分。

5.岛叶

详见岛叶部分。

（二）旧皮质部

旧皮质部主要包括梨状区和隔区。

（三）古皮质部-边缘系统的中间部分

古皮质大致位于边缘系统中间区域，由齿状回、海马、胼胝体上回（灰背或海马残体）、下托等组成，其中齿状回、海马、下托统称为海马结构。

在大脑半球内侧面上，可见这些结构在边缘系统的中间部围成一个近似环形的区域。主要与记忆力、人格、精神行为有关。

1.海马

（1）解剖与影像

海马位于侧脑室底内下方，是在颞叶最深部的弓形皮质结构（图3-6-4）。

海马前端较宽，为海马头，后端较细，向后逐渐移行为较细的束状回（详见后述）。在轴位及矢状位可见位于海马头、体、尾，海马头前方是杏仁核。在矢状位上，海马位于侧脑室下部的下方（图3-6-4）。

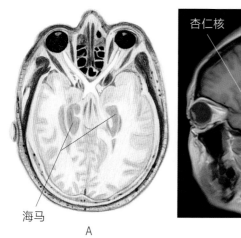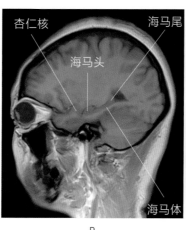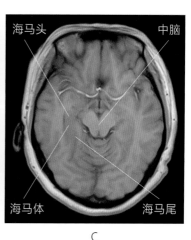

图 3-6-4　海马的位置

A.头水平切面　B.头颅 MRI 矢状位影像　C.头颅 MRI 轴位影像

①轴位

轴位上，首先找到侧脑室颞角，自下而上，当侧脑室颞角刚刚出现时，即可见位于颞角前的杏仁核，海马则位于颞角后内侧，与皮质信号接近，稍低于周围白质。若颞角扩大，则提示海马萎缩（图3-6-5）。

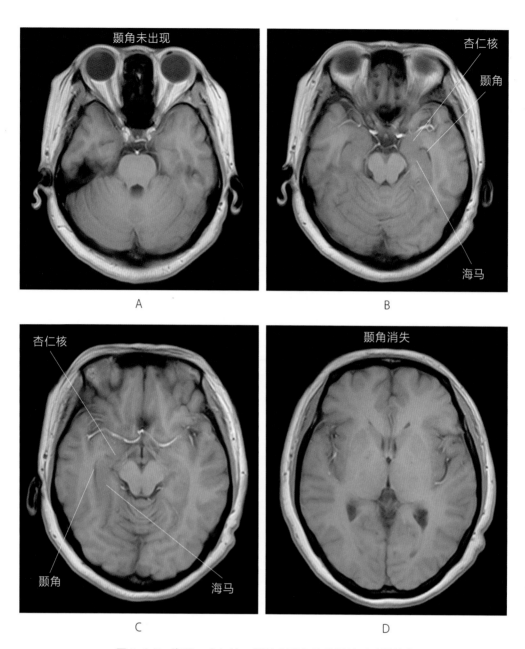

图 3-6-5 海马、杏仁核、侧脑室颞角的位置关系（轴位）

双侧的海马位于中脑的两侧，与中脑之间隔有环池，自前向后依次可见海马头、海马体、海马尾，海马尾的末端大致位于四叠体水平的稍后方（图3-6-6）。

②冠状位

在冠状位上，可观察到海马的结构由齿状回、海马、下托、海马旁回组成，海马旁回外侧可见侧副沟（图3-6-7）。

同样，先找到侧脑室颞角，在自前向后、存在颞角的各个冠状位断层中，颞角位于颞叶深部的下方，之后逐渐向上移动，当颞角位于下方时，可见到位于颞角上内侧的杏仁

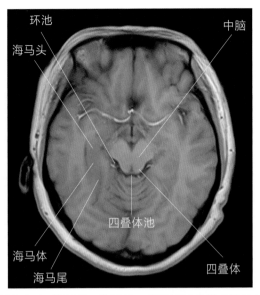

图 3-6-6　海马头、海马体、海马尾的位置（轴位）

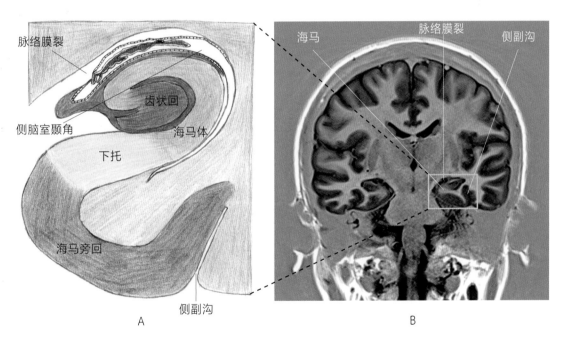

图 3-6-7　海马的结构
A. 冠状位切面　B. 头颅 MRI 冠状位影像

核；当颞角位于中间时，可见位于颞角下内侧的海马和上内侧的杏仁核，杏仁核在此断层的面积已经较前缩小；当颞角位于上方时，可见颞角下方内侧的海马，需要注意的是，在此断层中，有一脑脊液信号的倒"L"字形裂隙，垂直走行的是侧脑室颞角，水平走行的是脉络膜裂（图3-6-7，B）。

（2）海马的功能

海马区主管学习和记忆，尤其是近期主要记忆。海马可将几周内或几个月内的记忆暂时留存，若某个短期记忆被重复提及，海马体就会将其转存入大脑皮质，成为长期记忆。

海马结构与学习、记忆密切相关（尤其是近期记忆），同时还与注意、情绪、感知及运动功能密切相关，病变后会出现记忆下降（以近期记忆下降为主）、情绪异常等表现。

■ 【病案举隅】

病例摘要

患者女，73岁，以"记忆力下降半个月"为主诉入院。

患者半个月前无明显诱因出现记忆力下降、反应迟钝、言语欠清晰，近事遗忘为主，记不住朋友姓名，7月20日外出看病时乘坐公交车过站后迷路，后由家属寻回。

既往体健，否认"高血压、糖尿病等慢性病史"。

查体：神清语利，对答切题，记忆力与计算力下降（近期记忆下降明显），定向力、判断力、理解力等高级神经功能检查尚可。余无异常。

头颅MRI：左侧海马区高信号（图3-6-8）。

最终诊断：自身免疫性脑炎。

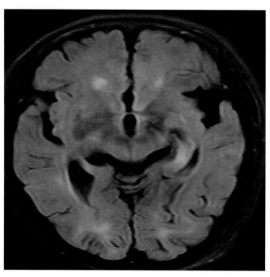

图3-6-8　头颅MRI示左侧海马区高信号

病例分析

自身免疫性脑炎常以边缘叶脑炎三联征（认知功能减退、精神症状、癫痫）为主要表现，与海马、扣带回、额叶眶面等边缘系统结构损伤有关。本患者认知功能下降，以近期记忆下降为主，主要由于海马病变所致，海马与学习、记忆密切相关，尤其是近期记忆。

（3）海马的血供

海马主要由大脑后动脉分支供血（图3-6-9）。

海马体、海马尾：由大脑后动脉P2段分出的海马中动脉、海马后动脉供血。

海马头：由脉络膜前动脉（颈内动脉分支）、海马前动脉供血。

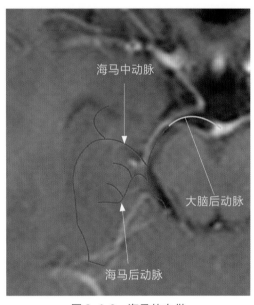

图 3-6-9　海马的血供

扩　展

◎脉络膜裂

脉络膜裂是胚胎发育过程中，脉络膜襞突入侧脑室构成脉络丛时形成的自然裂隙。

在侧脑室中央部，此裂位于穹隆和丘脑之间，穹隆包绕丘脑，二者之间的裂隙就是脉络膜裂，脉络膜裂的走行与脉络丛的走行一致。脉络膜裂由两条脉络带封闭，穹隆侧的脉络带称为穹隆带，丘脑侧的脉络带为丘脑带，丘脑带在丘脑的附着处为终纹（图3-6-10）。

脉络膜裂继续向前下方走行，到侧脑室颞角水平时，位于颞角内侧，与侧脑室颞角之间隔有海马伞与脉络丛，在影像上要区分脉络膜裂与侧脑室颞角（图3-6-11）。脉络膜裂位于海马上方，而侧脑室颞角则位于海马上外侧（图3-6-10、图3-6-11）。脉络膜裂囊肿与颞角内囊肿有时较难区分，若囊肿位于海马正上方，挤压颞角使之变小，则为脉络膜裂囊肿；若囊肿位于海马上外侧，周围有脉络丛强化，同时有颞角的变大时，多为颞角内的囊肿。

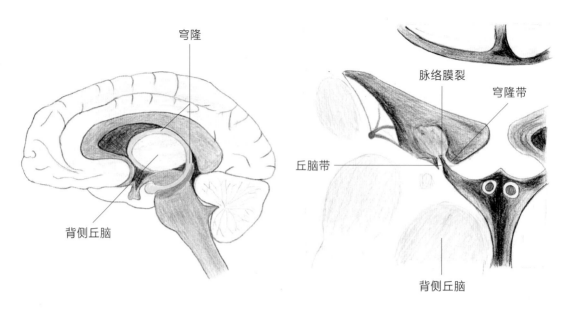

图 3-6-10　脉络膜裂与丘脑、穹隆的位置关系

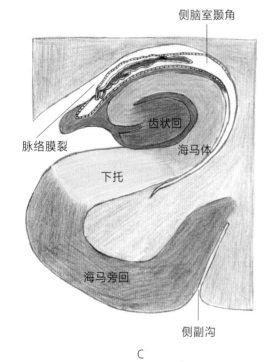

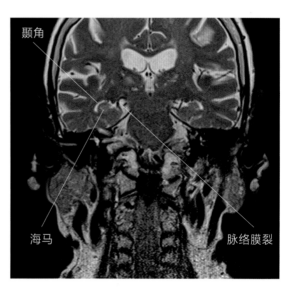

图 3-6-11　脉络膜裂与海马、颞角的关系
A.脑冠状切面　B.头颅 MRI 冠状位影像

◎ 海马萎缩

　　0级：没有萎缩；1级：仅有脉络膜裂增宽；2级：脉络膜裂增宽同时伴有侧脑室颞角扩大；3级：海马体积中度缩小（高度下降）；4级：海马体积重度缩小（图3-6-12）。

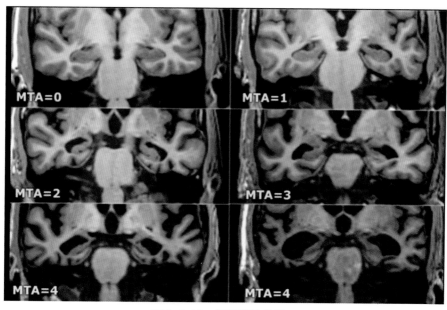

图 3-6-12　海马萎缩分级

■【病案举隅】

病例摘要

患者男，37 岁，近 2 年记忆力下降，半年前加重，生活不能自理，时常自言自语、无原因发脾气，曾在某精神专科医院诊治，病情无好转。

查体：中度痴呆，记忆力基本丧失，答非所问，无法正常交流，计算力、判断力、定向力均障碍，伴有精神症状。

10 年前有毒品接触史，3 年前戒毒，性病史不详。

头颅 MRI：脑萎缩，海马萎缩明显（图 3-6-13）。血梅毒筛查实验强（＋），梅毒螺旋体抗体（＋），脑脊液定量性病研究实验室试验（VDRL）16。

最终诊断：神经梅毒。

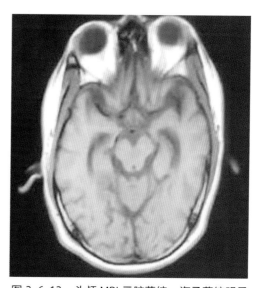

图 3-6-13　头颅 MRI 示脑萎缩，海马萎缩明显

病例分析

患者高级智能全面下降，定位于大脑边缘系统，结合影像学，考虑与双侧海马萎缩密切相关。神经梅毒的头颅 MRI 表现可以包括脑萎缩、白质病变、皮质下梗死灶、脑水肿等。梅毒患者一旦发生麻痹性痴呆，则进展迅速，严重影响认知功能，若不及时治疗，预后不佳。

2. 齿状回

齿状回位于海马的内侧，只有内侧面游离（图3-6-14，A），其他三个面均被海马包围。

齿状回在海马内侧向后走行，开始时，齿状回与海马伞相伴行，之后二者分开。齿状回与海马伞分开后，齿状回继续向后走行，移行为更细的束状回，之后束状回与胼胝体上回相连接，海马伞则向后上走行，在胼胝体压部附近延续为穹隆（图3-6-14，B）。

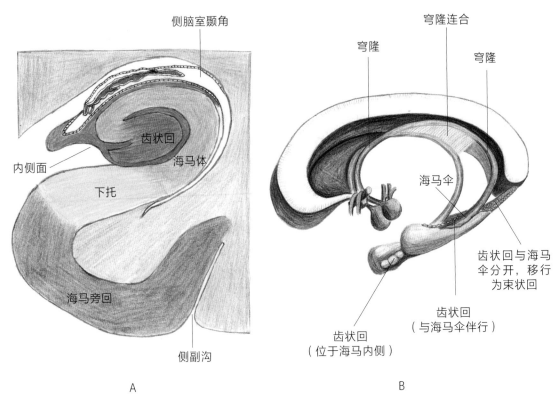

图 3-6-14 齿状回的位置
A. 冠状切面 B. 矢状位

3. 胼胝体上回（灰被）

灰被又称为胼胝体上回，是位于胼胝体上方的薄灰质板，在胼胝体沟处移行为扣带回皮质。

灰被向前绕过胼胝体膝部，向下移行为胼胝体下回，向后绕过胼胝体压部，移行为两侧束状回，束状回是灰质带，向外前下方移行为齿状回和海马。海马与齿状回、束状回、胼胝体上回、胼胝体下回围成了一个近似环形的区域（图3-6-15）。

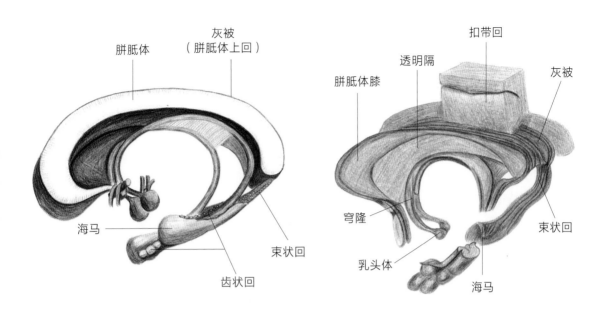

图 3-6-15　灰被的位置

4. 下托

下托是海马与海马旁回之间的过渡部分。

在半球冠状位图像上可见，下托位于齿状回下方，海马向下延伸为下托，下托向下延伸为海马旁回（图3-6-14，A）。

二、边缘系统的皮质下部

边缘系统皮质下部包括一些皮质下灰质核团，包括杏仁核、背侧丘脑的前核与背内侧核、下丘脑乳头体、伏隔核、中脑的一部分、基底嗅区。

（一）杏仁核

1. 杏仁核的解剖

（1）位置

杏仁核属于皮质下的核结构，位于颞极与侧脑室颞角之间，与尾状核尾部相连（详见尾状核部分），尾状核与侧脑室关系十分密切，尾状核尾与侧脑室颞角相毗邻，杏仁核与侧脑室颞角也相邻，详见海马部分。

（2）血供

杏仁核主要由脉络膜前动脉供血。

2. 杏仁核的功能

（1）与情绪相关

杏仁核与人类的情感反应关系十分密切，可以产生、识别和调节情绪。具有情绪意义的刺激（常与恐惧、警觉和攻击行为有关）会引起杏仁核的强烈电活动反应，通过将个体的情感反应传递至前额叶并最终做出应对决策，这些刺激可形成长期的痕迹储存于脑中，故引起人情绪反应强烈的事件会给人留下长期记忆。

实验表明，杏仁核过度激活可产生激怒行为，破坏杏仁核则可导致动物变得温顺，外侧边缘环路损伤时可有相似的表现（详见下述）。杏仁核可看作是一种"威胁探测器"，当它探测出可能有威胁的事情时，就会使人出现警觉、愤怒甚至做出攻击反应。例如，压力会导致杏仁核处于应激状态，较为敏感，普通刺激即可使杏仁核过度激活，人们也就显得脾气暴躁；泛焦虑症患者长时间（6个月以上）处于焦虑状态，患者在面对与情绪有关的刺激和普通刺激时，都会表现出杏仁核的过度激活，表现为烦躁、易怒、睡眠障碍、易疲劳，且杏仁核的激活程度与病症的严重程度正相关。社交恐惧症、创伤后应激障碍（PTSD）、广场恐惧症等则与杏仁核"恐惧中心"功能联系最紧密，社交恐惧症患者在社交时、创伤后应激障碍患者在面对恐惧刺激时，杏仁核都表现出过度激活状态。

（2）与记忆功能相关

情感事件往往令人难以忘却，既往研究认为这是由杏仁核与记忆系统间的相互作用所致，杏仁核能够调节海马及其周围皮质的记忆巩固过程。近年的研究表明，在没有情感输入的情况下，杏仁核可介导记忆巩固过程。

（3）与自主神经功能相关

刺激杏仁核还能产生许多自主神经反应，如咀嚼活动。

3. 杏仁核与其他边缘系统结构的联系

杏仁核与边缘系统联系密切，主要由两个传导束来完成联系：背侧传导束（终纹）与腹侧传导束。

（1）背侧通路

杏仁核通过终纹与下丘脑及隔区相联系，终纹走行轨迹与侧脑室、尾状核的走行轨迹类似，终纹、侧脑室、尾状核、穹隆相互毗邻，它们均为"C"字形走行（图3-6-16）。杏仁核与下丘脑相联系可能导致某些内分泌反应，同时下丘脑可与边缘中脑相联系，导致自主反应。

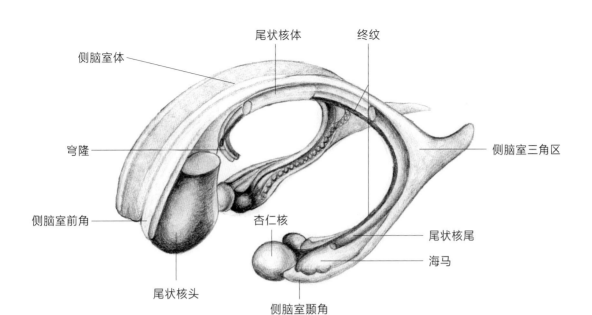

图 3-6-16 杏仁核及其相关结构

扩 展

◎ Livengston 环路

Livengston 环路（又称外侧边缘环路）包括眶额皮质、额叶前部及它们与杏仁核和丘脑背内侧核之间的各种联系。杏仁核经终纹与下丘脑视前区联系，再经内侧前脑束与中脑被盖区双相联系。同时，眶额皮质和前颞皮质又分别与额叶新皮质和颞叶新皮质联系（图 3-6-17）。

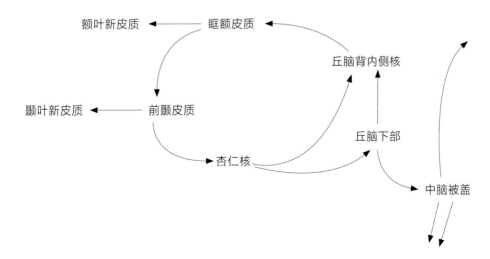

图 3-6-17 Livengston 环路

Livengston 环路与认识和记忆有关。双侧额叶内侧面切除可造成顽固的健忘症。双侧杏仁核损伤（包括梨状区）可出现Kliiver-Bucy综合征，表现为性格温顺、性欲亢进及严重的近事记忆丧失，对文字的记忆尤为困难。

（2）腹侧通路

杏仁核通过腹侧通路与下丘脑和背侧丘脑（尤其是背内侧核）相联系。

（3）前连合

前连合联系着两侧杏仁核。

（二）边缘间脑

1. 丘脑前核

详见丘脑部分。

2. 丘脑背内侧核

详见丘脑部分。

3. 乳头体

详见丘脑部分。

（三）伏隔核

伏隔核位于基底核与边缘系统交界处，隔区的外下方，亦称伏核（图3-6-18）。伏隔核被认为是大脑的快乐中心，对诸如食物、性、毒品等刺激有反应，在大脑的奖赏、快乐、成瘾、侵犯、恐惧以及安慰剂效果等活动中起重要作用。

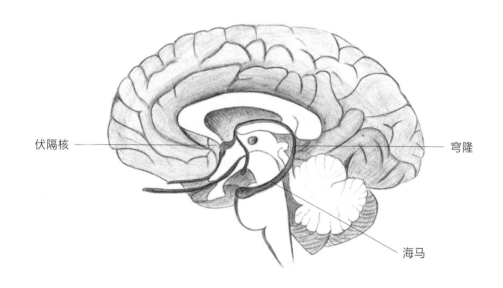

伏隔核　　　　　　　穹隆

海马

图 3-6-18　伏隔核的位置（半球矢状位）

（四）边缘中脑

中脑的某些核团与边缘系统关系密切，称这些核团为边缘中脑，例如中脑的腹侧被盖区中含有多巴胺神经元，这些多巴胺神经元与边缘系统关系密切，腹侧被盖区的纤维主要投射至伏隔核，与人类的愉悦感、成瘾性相关。

内侧前脑束连接隔区和下丘脑，并延伸到边缘中脑（双向传导）；下丘脑还通过背侧纵束与边缘中脑相联系。

三、边缘系统的联络纤维

边缘系统的联络纤维主要为白质结构，由海马连接纤维、海马伞、穹隆组成。在大脑半球内侧面上，可见这些结构在边缘系统的内部围城一个近似环形的区域（图3-6-19）。

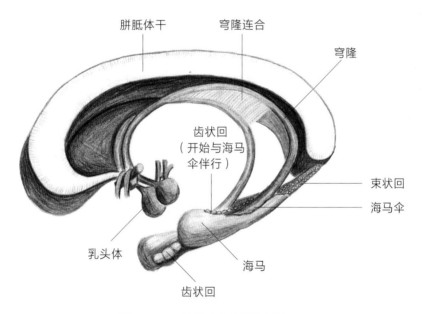

图 3-6-19　边缘系统的联络纤维

齿状回位于海马内侧，并与海马伞一同向后上方走行，之后与海马伞分开（图3-6-19）。齿状回与海马伞分开后，齿状回继续向后走行，移行为更细的束状回，海马伞则向后上走行，在胼胝体压部附近延续为穹隆。

在胼胝体下方，两侧穹隆脚逐渐靠近，移行为穹隆连合（又称海马连合），通过此连合可联系对侧纤维（图3-6-19）。穹隆连合与胼胝体之间的缝隙为第六脑室（详见脑室部分）。两侧穹隆脚向前合成为穹隆体，经过室间孔（穹隆柱与背侧丘脑之间）时，又分开形成了两侧的穹隆柱，终止于乳头体，海马的纤维通过穹隆到达乳头体，为帕帕兹环路的一部分，完整环路：海马→穹隆→乳头体→丘脑前核→扣带回皮质→新皮质各区→海马。

穹隆的位置见图3-6-19、图3-6-20、图3-6-21、图3-6-22。

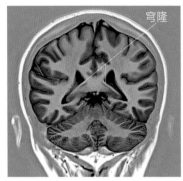
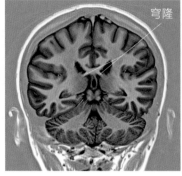
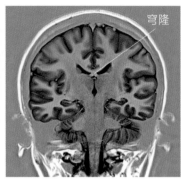

图 3-6-20　穹隆（冠状位）

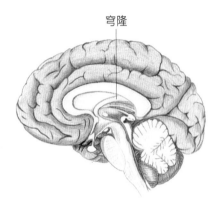
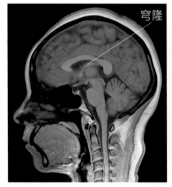
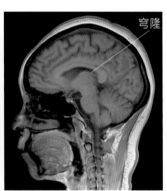

图 3-6-21　穹隆（矢状位）

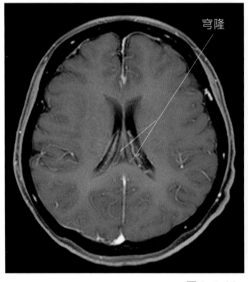
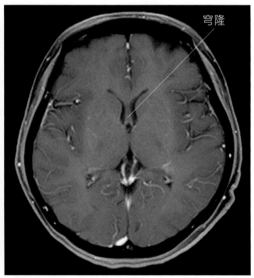

图 3-6-22　穹隆（轴位）

扩 展

◎帕帕兹环路

帕帕兹环路（又称内侧边缘环路）与记忆功能密切相关，同时此环路还与情绪相关，故帕帕兹环路又称为情绪记忆环路，主要由"海马→穹隆→乳头体→丘脑前核→扣带回皮质→新皮质各区→海马"构成了一个闭合环路（图3-6-23），此外，从乳头体亦有纤维至中脑被盖部，称为乳头被盖束。中脑被盖部经内侧前脑束与丘脑下部、隔区发生双相连系。中脑被盖部是网状上行激活系统的枢纽部分，在此网状结构与边缘系统互相衔接，并激活帕帕兹环路。

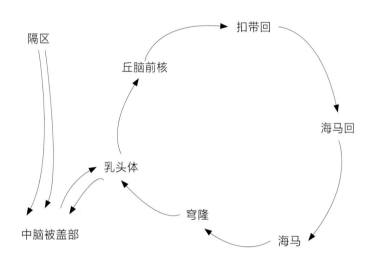

图 3-6-23　帕帕兹环路

此环路受累可导致 Korsakoff 综合征，主要表现为近期记忆障碍、虚构、顺行性遗忘、定向力减退等。顺行性遗忘表现为新信息的记录受损，患者对造成失忆事件之后发生的事情发生遗忘，失忆事件前的记忆保留，之前学会的某些熟练操作也会保留（这些主要由前额叶负责）。虚构也是一种记忆的错误，指患者在遗忘的基础上，将过去从未有过的经历说成确有其事，并坚信是事实，以此来填补遗忘阶段回忆的空白。例如，Wernicke 脑病易损伤双侧乳头体、丘脑前核从而导致 Korsakoff 综合征；单纯疱疹性脑炎、神经梅毒、自身免疫性脑炎可损伤海马从而导致认知功能障碍（本环路影像解剖见丘脑前核部分）。

第七节 基底神经节

基底节包括尾状核、豆状核（壳核、苍白球）、红核、黑质及丘脑底核。其中尾状核与壳核为新纹状体，苍白球为旧纹状体。

一、尾状核

（一）解剖

尾状核整体外观类似于尾巴（图3-7-1），环绕在背侧丘脑的外侧缘与整个侧脑室旁。

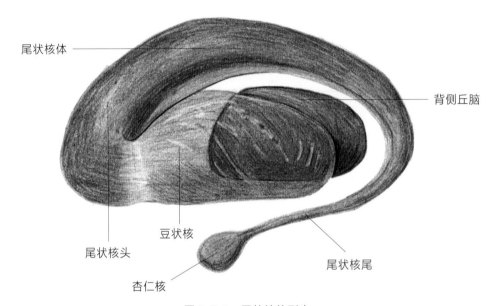

图 3-7-1　尾状核的形态

在轴位影像上可见尾状核头位于侧脑室前角外侧（图3-7-2）。

尾状核头延续为尾状核体，过程中逐渐变细，尾状核体部走行于侧脑室体部旁（图3-7-1、图3-7-2）。之后尾状核体延续为尾状核尾，并逐渐向后下延伸，尾状核尾走行于侧脑室三角区、侧脑室下角旁。最后，尾状核向前下延伸，进入颞叶后继续向前走行，直到侧脑室颞角前部，连接于杏仁核。

由此可见，尾状核走行过程中，一直围绕着侧脑室各部。由于尾状核头在侧脑室前角旁，故当双侧尾状核萎缩时，可见侧脑室前角对称性扩大。例如，亨廷顿病患者头颅MRI，可见双侧尾状核萎缩，侧脑室前角扩大（图3-7-3）。

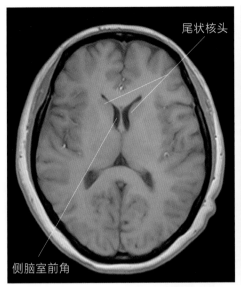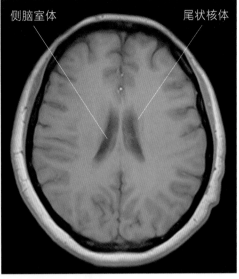

图 3-7-2 尾状核（轴位）

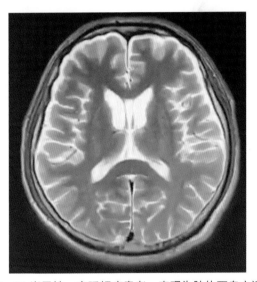

图 3-7-3 54 岁男性，亨廷顿病患者，表现为肢体不自主运动 7 年

（二）功能

尾状核代谢旺盛，对缺血缺氧敏感，低血糖脑病、一氧化碳中毒、缺血缺氧性脑病、神经棘红细胞增多症等疾病易累及此部位，病变后可出现运动障碍、认知情感障碍等表现。

1. 参与运动调节

尾状核参与运动调节，病变后可导致对侧舞蹈样动作或非锥体系性半侧运动综合征。与锥体束病变所导致的运动障碍不同，尾状核病变引起的运动障碍主要表现为运动不灵活、自发性运动及伴随运动减少，轻偏瘫。

需要注意的是，尾状核头附近是内囊前肢，走行有丘脑前辐射和额桥束（图3-7-4），这些纤维也均与运动调节有关，它们位置相邻、均由大脑前动脉分支供血，可同时病变，出现非锥体系性运动障碍。

尾状核与内囊前肢的纤维也参与协调咽喉肌运动，病变后可出现构音障碍。

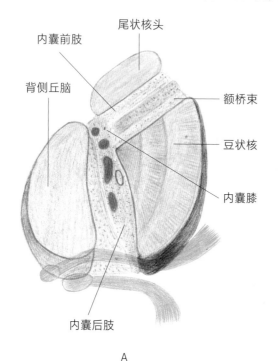

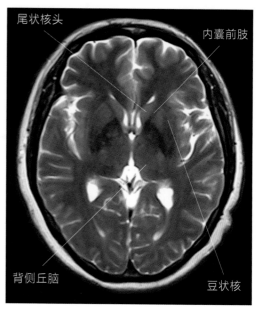

A   B

图 3-7-4　尾状核及其毗邻
A. 基底节水平切面　B. 头颅 MRI 轴位影像

■ 【病案举隅】

病例摘要

患者女，54 岁，以"左侧肢体不自主运动 3 周"为主诉入院。

患者 3 周前无明显诱因出现左侧上、下肢连续、无目的、不规律的舞蹈样动作，不受意识控制，无面部及躯干部不自主运动，无意识障碍、肢体麻木、言语不清等，持续约数小时后缓解，入院前 3 天再次发作，性质同前，未缓解。

既往有糖尿病病史 10 年，一直以胰岛素控制血糖，血糖控制不佳，无高血压、家族舞蹈症等病史。

查体：高级皮质功能正常，脑神经无阳性体征。左侧肢体肌张力降低，双侧腱反射正常，双侧病理征未引出，余未见异常。

辅助检查：空腹血糖 25.8mmol/L；糖化血红蛋白 13.50%；尿常规显示酮体（-），葡萄糖（+

＋＋＋），蛋白质（＋＋）。

　　头颅CT：右侧基底节区稍高密影（图3-7-5）。

　　最终诊断：非酮症高血糖性偏侧舞蹈症。

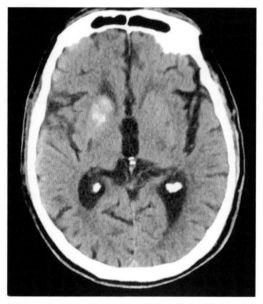

图 3-7-5　头颅 CT 示右侧基底节区稍高密影

病例分析

　　非酮症高血糖性偏侧舞蹈症损害在基底节区，主要发生于壳核、尾状核头、苍白球等部位。多为急性起病，少部分患者为亚急性或慢性起病。多数患者表现为单侧肢体舞蹈样动作，通常以上肢最严重，少数可合并有患侧肢体肌张力下降、短暂性肌无力等现象。极少部分患者累及双侧肢体。机制可能与纹状体损伤导致 γ - 氨基丁酸功能减退导致丘脑去抑制有关。

2. 参与认知功能

　　尾状核除了参与运动调节之外，还与认知功能有关。病变后可出现情感障碍、情绪反应减少、淡漠、抑郁、记忆力下降、语言量减少等表现。

（三）血供

　　尾状核头部主要由大脑前动脉的深穿支–Heubner回返动脉和大脑中动脉深穿支供血（图3-7-6）。

　　尾状核体部由大脑中动脉深穿支–内侧豆纹动脉供血（图3-7-7）。

　　尾状核尾由脉络膜前动脉供血。

　　Heubner回返动脉起自于大脑前动脉A2段，发出后走行方向与大脑前动脉的走行方向相反，故称为回返动脉，供应尾状核头、内囊前肢、豆状核前部。

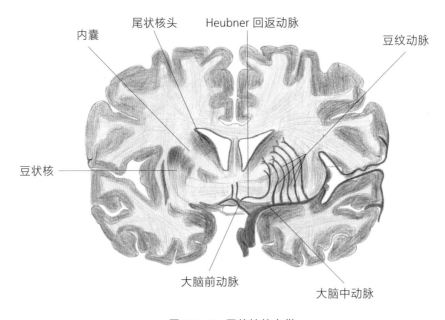

图 3-7-6　尾状核的血供（头颅 MRI 轴位影像）

大脑前动脉皮质支供血区
大脑中动脉皮质支供血区
大脑前动脉深穿支供血区
脉络膜前动脉供血区
大脑中动脉深穿支供血区
大脑后动脉深穿支供血区
大脑后动脉皮质支供血区

内囊　尾状核头　Heubner 回返动脉　豆纹动脉
豆状核
大脑前动脉　大脑中动脉

图 3-7-7　尾状核的血供

二、豆状核

（一）解剖

豆状核包括内侧的苍白球（包括内侧苍白球和外侧苍白球）与外侧的壳核（图3-7-8、图3-7-9）。豆状核外侧依次可见外囊、屏状核、最外囊、岛叶皮质。豆状核的内侧可见内囊（图3-7-9）。

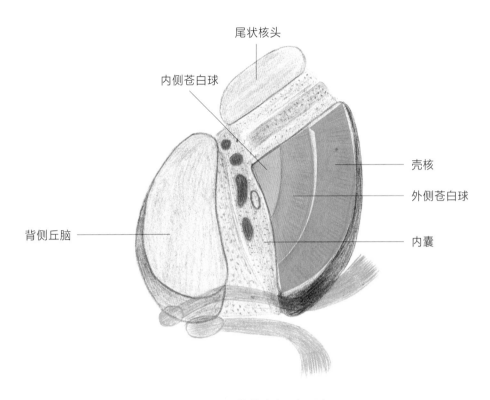

图 3-7-8　豆状核（水平切面）

　　壳核与尾状核头相连，构成新纹状体。苍白球为旧纹状体。

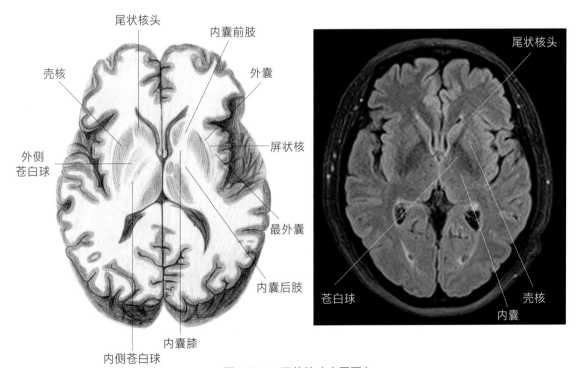

图 3-7-9　豆状核（水平面）

（二）功能

豆状核是锥体外系的组成部分，大脑皮质发出的纤维直接或间接地终止于新纹状体（尾状核和壳核），接着新纹状体发出纤维终止于旧纹状体（苍白球），之后旧纹状体发出纤维终止于红核、黑质、丘脑底核及脑干网状结构，最终通过红核脊髓束、网状脊髓束等来调节运动功能（红核发出的纤维，左右相互交叉后形成红核脊髓束；网状结构发出纤维，一部分交叉至对侧，其余的纤维走在同侧，组成网状脊髓束；红核脊髓束及网状脊髓束直接或间接终止于脊髓前角细胞，下达的神经冲动沿着脊神经到达骨骼肌）。

上述锥体外系传导通路：大脑皮质（包括额叶、顶叶、枕叶、颞叶）→新纹状体（尾状核、壳核）→旧纹状体（苍白球）→红核、黑质、丘脑底核、脑干网状结构→红核脊髓束、网状脊髓束→脊髓前角细胞→脊神经→骨骼肌（图3-7-10）。

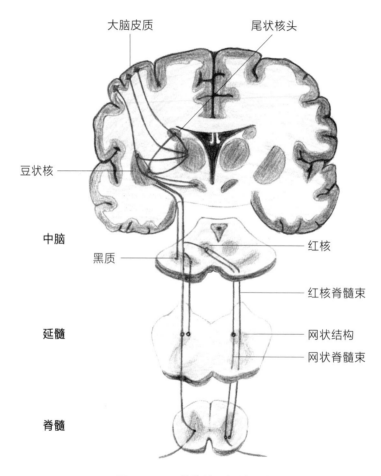

图 3-7-10　锥体外系相关通路

苍白球受损后可出现震颤、肌张力升高、运动迟缓（帕金森综合征的表现）等表现，壳核损害后的症状与尾状核受损后的症状类似，如肌张力减低、舞蹈样动作等，但一般没有认知功能的下降。

■【病案举隅】

病例摘要

患者男，56 岁，以"意识模糊、肢体活动不利、言语不利 3 天"为主诉入院。

患者 3 天前在采购物品返回途中自觉头脑模糊，随后出现左侧肢体活动不利、运动不协调、平衡失控，言语不利，语言不连贯，可理解他人语言，后患者症状缓解。后于转院途中再次发作，情绪易激惹，左侧肢体无力，右侧肢体舞蹈样不自主运动，精神恍惚，反应迟钝，无抽搐及发热，此后症状反复。

查体：双侧腱反射正常，左侧病理征（+）。

头颅 MRI：右侧基底节新发梗死灶（图 3-7-11）。

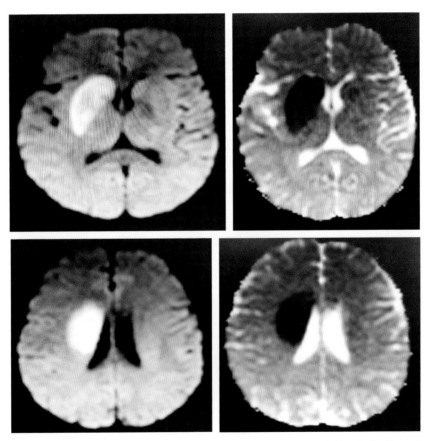

图 3-7-11　头颅 MRI 示右侧基底节 DWI 高信号、ADC 低信号病灶（提示新发脑梗死）

病例分析

患者言语不利，语言不连贯，为失语的表现，认知功能障碍及情绪紊乱均是累及尾状核头部所致。左侧肢体运动不利为损伤右侧锥体束所致。患者基底节损伤较完全，可能出现双侧不自主运动，由于左侧肢体瘫痪故仅表现为右侧不自主运动。

（三）血供

豆状核主要由大脑中动脉深穿支–豆纹动脉供血，部分由脉络膜前动脉供血（脉络膜前动脉供应苍白球内侧）（图3-7-12，A、B）。豆纹动脉分布至尾状核头的一部分、尾状核体部、壳核中部、苍白球外侧部、内囊（包括前肢、膝部和后肢前3/5的部分）、外囊、屏状核。大脑中动脉垂直发出豆纹动脉分支，分支的血管承受的压力大，如果血压急剧升高或局部血管变性脆弱，易破裂出血（图3-7-12，C）。

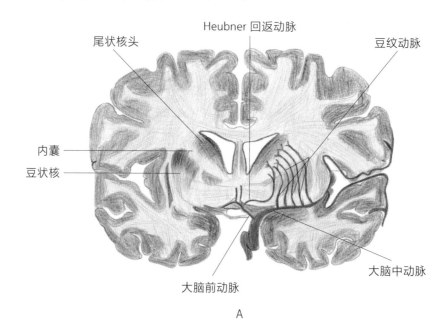

A

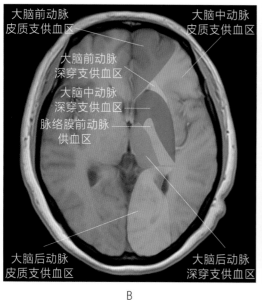

B

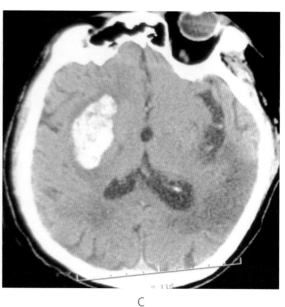

C

图 3-7-12　豆状核的血供

A. 豆状核的血供（冠状位）　B. 豆状核的血供（轴位）　C. 豆纹动脉破裂出血（头颅 CT 轴位影像）

壳核前部由Heubner回返动脉供血。壳核中部由豆纹动脉供血。壳核后部由脉络膜前动脉供血。

苍白球外侧部由豆纹动脉供血；苍白球内侧部由脉络膜前动脉供血。

供应基底节的这些动脉都是穿支动脉，易发生微小动脉硬化和脂质透明变性，进而发生动脉闭塞。

三、基底节病变定位诊断

（一）肌张力升高、动作减少

一般来说，双侧苍白球或黑质病变后，可出现僵直少动，肌张力铅管样升高。

孤立的苍白球病变后，可出现肌张力升高，僵直少动。

当苍白球与黑质同时病变时，可出现僵直少动与震颤（静止性震颤为主），肌张力升高合并震颤时，表现为齿轮样肌张力升高。

震颤、肌张力升高、运动迟缓、走路不稳为帕金森综合征的表现，可见于原发性帕金森病，还可见于累及基底节的药物性疾病、血管性疾病、代谢性疾病、中毒、遗传性疾病、神经变性病。

（二）肌张力减低、动作增加

1.舞蹈样动作

舞蹈样动作与帕金森样动作相反，是肌张力减低、动作增加，具体可表现为一种不自主运动的、无规律的、较快速的动作。舞蹈样动作可以是全身的，也可以是偏侧的，主要累及肢体远端。

一侧丘脑底核、丘脑腹前核、丘脑腹外侧核、壳核或尾状核病变后，均可出现对侧舞蹈症。双侧病变则可出现双侧舞蹈症。

2.扭转痉挛、肌阵挛、手足徐动症

（三）基底节失语

尾状核和壳核受损可引起基底节失语，表现为语言流畅性下降（会话言语多表现在流畅性和非流畅性之间）、语音障碍、呼名轻度障碍、复述相对保留（损害面积较大时，复述功能可发生障碍，但随着病情的恢复，复述能力恢复较快）。有资料表明，病变部位靠前时，言语障碍类似于Broca失语；病变部位靠后时，表现类似于Wernicke失语；病变波及整个基底节区时，临床表现类似于流畅性失语。在复述方面总体上说比较好，一般均可以复述短句，但对较长句子复述较差。

第八节 皮质下神经束

皮质下神经束包括投射纤维、连合纤维、联络纤维。

一、投射纤维

投射纤维包括各种上、下行传导束，如皮质脊髓束、皮质核束、脊髓丘脑束等。

大脑半球的许多上行与下行纤维在内囊处十分的密集，经过内囊的下行纤维主要包括皮质脊髓束与皮质核束，上行纤维主要包括丘脑皮质束及视、听放射（图3-8-1）。

内囊是一极重要的解剖结构，虽区域狭窄，但它聚集大量的神经传导束纤维在此经过。位于豆状核与尾状核之间的内囊结构称为内囊前肢，包含上行的丘脑额叶纤维、丘脑纹状体纤维，下行的额桥束、额叶丘脑纤维等（图3-8-1，C）。

一侧内囊前肢病变后可出现对侧肢体的共济失调，双侧病变可出现情绪障碍、不自主哭笑。

内囊膝部位于尾状核与丘脑之间，皮质核束穿过内囊膝，故单侧内囊膝部病变后可出现对侧中枢性面、舌瘫，双侧病变脑神经双侧性瘫痪、假性延髓麻痹（吞咽困难、饮水呛咳、构音障碍、强哭强笑、咽反射及下颌反射亢进、掌颏反射阳性）等。

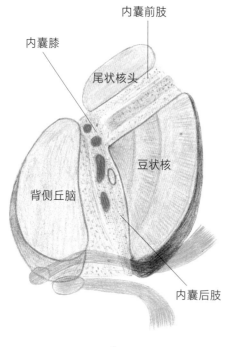

A

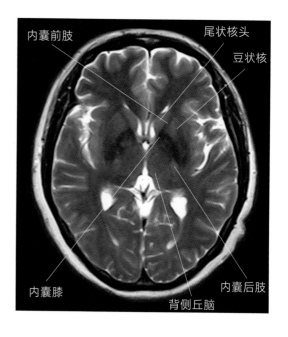

B

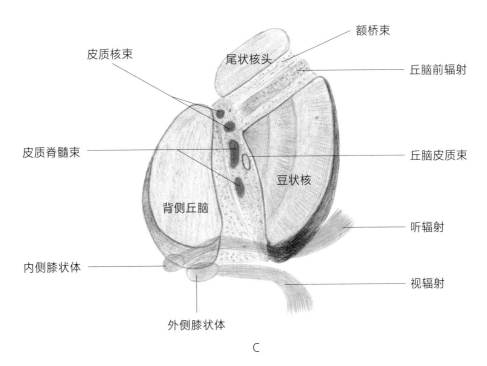

图 3-8-1 内囊

A.内囊的位置与毗邻（水平面） B.内囊的位置与毗邻（头颅MRI轴位） C.内囊区域的投射纤维（水平面）

内囊后肢位于丘脑和豆状核之间，在横切面上自前向后走行有部分皮质核束（主要位于内囊膝）、皮质脊髓束、丘脑皮质纤维（包括负责对侧深浅感觉纤维）、听辐射、视辐射等，病变后多因损伤运动及感觉等纤维而出现偏瘫、偏盲及偏身感觉障碍，临床上称为"三偏综合征"（听觉双侧传导，一侧病变后可无耳聋）。偏瘫是在病变的对侧出现上、下肢均等性中枢性偏瘫（痉挛性瘫痪表现为肌张力增高、腱反射亢进及病理反射阳性）及面、舌瘫。偏盲表现为病灶对侧视野同向性偏盲。偏身感觉障碍即病灶对侧半身，包括头、面部的深、浅感觉均发生障碍。内囊的血供与基底节类似，均来自颈内动脉系统，前部主要由大脑前动脉深穿支供血，中间大部主要由大脑中动脉深穿支供血，后部主要由脉络膜前动脉供血。

二、连合纤维

连接左右两侧大脑半球的纤维包括胼胝体、前连合、海马连合。

（一）胼胝体

1.胼胝体的解剖

胼胝体是联络左右大脑半球的纤维构成的纤维束板（图3-8-2）。

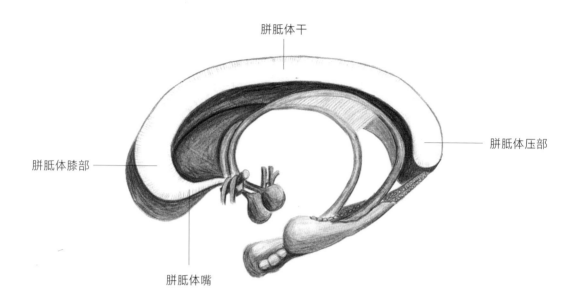

图 3-8-2　胼胝体的外形

在大脑正中矢状面上，可见胼胝体呈弓状，前端为胼胝体嘴，弯曲部为胼胝体膝部，中部为胼胝体干，后部为胼胝体压部（图3-8-2、图3-8-3）。

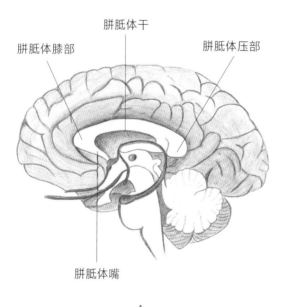

A

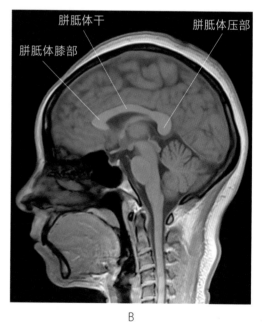

B

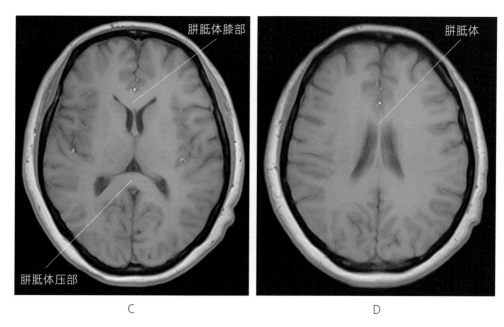

图 3-8-3　胼胝体
A. 大脑半球矢状位　B. 头颅 MRI 矢状位影像　C、D. 头颅 MRI 轴位影像

2. 胼胝体的功能

胼胝体是两侧运动中枢、运动性语言中枢、双侧视听中枢、情感认知功能区等部位的联系整合通道。运动、语言、视觉、听觉、共济运动、情感认知等各种活动大多都需要双侧大脑半球的整合，胼胝体病变后，相应区域的功能会陷入孤立。所以胼胝体病变后出现的临床表现十分多样，主要症状是精神障碍，如注意力不能集中、记忆力减退、智力障碍、人格改变等。当胼胝体大面积病变后，可出现意识障碍。

经胼胝体膝部的纤维主要连接左右额叶，经胼胝体干的纤维连接左右额叶后部、顶叶，经胼胝体压部的纤维主要连接左右颞叶、枕叶，病变后可出现相应区域的功能障碍。

（1）胼胝体前1/3病变

①左侧失用（通路详见顶叶缘上回部分）

②步态异常、肌力减退、语言障碍（胼胝体前部主要连接运动、运动性语言中枢）

③认知功能障碍、精神障碍

④异己手综合征

异己手综合征（alien hand syndrome，AHS）表现为一侧上肢或手不自主地、不能控制地、无目的性地运动，伴有患者对自己受累肢体的陌生感和拟人格化（体象障碍是患者感觉不到患侧肢体，多由于非优势侧角回病变所致；异己手综合征多表现为控制不了不自主运动的患侧肢体，导致对患肢具有敌意，二者注意鉴别）。

（2）胼胝体中1/3病变

假性延髓麻痹、共济失调、精神相关症状。

（3）胼胝体后1/3病变

偏盲（损伤胼胝体压部时一般无黄斑回避现象）及听觉障碍、精神相关症状。

■ 【病案举隅】

病例摘要

患者男，52岁，以"反应迟钝3年"为主诉入院。

患者长期嗜酒，逐渐出现反应迟钝、精神淡漠，时有谵妄，无法正常交流，伴有走路不稳。

查体：四肢肌力与肌张力正常，双侧小脑性共济失调，记忆力、定向力、计算力均下降，左手观念运动性失用。

头颅MRI：胼胝体异常信号、脑白质病变脑萎缩（图3-8-4）。

最终诊断：原发性胼胝体变性。

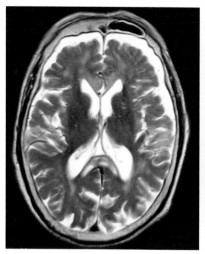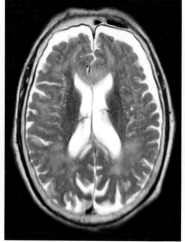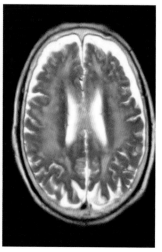

图 3-8-4　头颅 MRI 示胼胝体异常信号、脑白质病变

病例分析

该患者胼胝体膝部、体部、压部均有病变，加上脑白质病变，故可解释双侧小脑性共济失调，记忆力、定向力、计算力均下降，左手观念运动性失用等表现。

病例摘要

患者男，61岁，以"发热、反应迟钝、四肢无力6天"为主诉入院。

6天前登山后出现发热，体温37.6℃，无咳嗽、咳痰，口服布洛芬后好转，之后逐渐出现精神行为异常，反应迟钝，淡漠。

查体：神志清，计算力、定向力均下降，左右失认、失写，余无异常。

头颅 MRI：胼胝体压部异常信号，DWI 高信号、ADC 低信号（图 3-8-5）。

最终诊断：病毒性脑炎导致的可逆性胼胝体压部综合征。

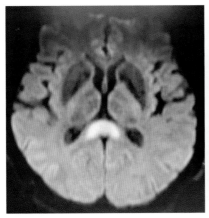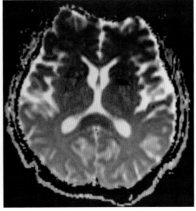

图 3-8-5　头颅 MRI 示胼胝体压部异常信号，DWI 高信号、ADC 低信号

病例分析

患者认知功能下降等表现均与胼胝体病变有关。可逆性胼胝体压部综合征之所以选择性侵犯胼胝体压部，可能因为胼胝体压部的髓鞘中水含量较周围组织多，其调节水、电解质失衡的自身调节保护机制可能不足，因此可能比其他部位更容易发生细胞毒性水肿。

3. 胼胝体血供

胼胝体前4/5主要由大脑前动脉（主要是胼周动脉，图3-8-6）、前交通动脉供血，后1/5主要由大脑后动脉供血。前4/5与后1/5的血供存在代偿，例如大脑后动脉梗死后，大脑

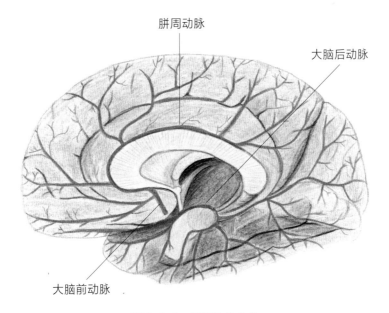

胼周动脉

大脑后动脉

大脑前动脉

图 3-8-6　胼胝体的血供

前动脉可为胼胝体后部提供代偿；大脑前动脉闭塞后，若大脑后动脉也存在狭窄，则可能出现胼胝体前4/5、后1/5区域的部分梗死。相比而言，胼胝体前4/5的血供相对丰富，胼胝体后1/5主要由后循环远端供血，血供相对薄弱，更易发生病变。

胼胝体的穿支动脉本身细小，且多与其发出动脉垂直，故血栓栓子不易阻塞，胼胝体梗死更常见于血栓形成。

■【病案举隅】

病例摘要

患者男，59岁，以"言语不清、左下肢力弱3天"为主诉入院。

患者3天前于休息时突发言语不清，左下肢力弱，行走拖拽，左下肢可抬举，言语含混，无头晕、意识障碍、精神异常、吞咽困难，症状持续不缓解。

查体：左下肢肌力4级，肌张力正常，右侧肢体浅感觉减退，共济运动正常，双侧腱反射对称存在，双侧病理征（-），构音障碍，咽反射亢进。

头颅 MRI：胼胝体区新发脑梗死（大脑前动脉供血区）（图3-8-7）。

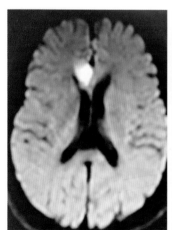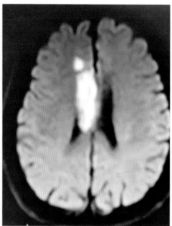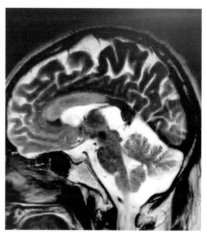

图 3-8-7　头颅 MRI 示胼胝体区新发脑梗死（大脑前动脉供血区）

病例分析

患者累及胼胝体膝部，故出现步态不稳、左下肢力弱（胼胝体前部主要连接半球两侧运动中枢），累及胼胝体体部，故出现假性延髓麻痹（构音障碍、咽反射亢进）。

（二）前连合

连接两侧颞中回、颞下回和梨状区。

（三）海马连合

位于两侧穹隆脚之间，连接两侧海马及齿状回。

三、联络纤维

联络同侧大脑半球各皮质部的纤维，分为短纤维和长纤维。

（一）短纤维

短纤维主要为弓状纤维（U型纤维），位于皮质内或相邻皮质下白质最外层，负责连接相邻的脑回（图3-8-8）。

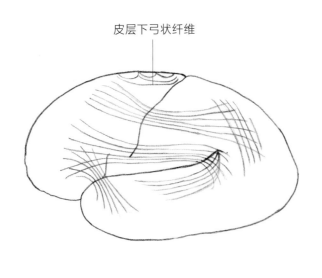
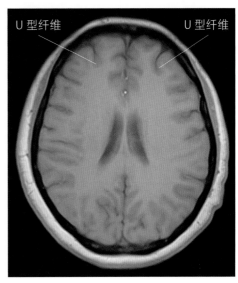

图 3-8-8　弓状纤维的位置
A.半球背外侧面　B.头颅 MRI 轴位影像

某些疾病早期即可累及弓状纤维，如多发性硬化、急性播散性脑脊髓炎、进行性多灶性白质脑病等。某些疾病如慢性小血管缺血性白质病变（如binswanger、CADASIL）、HIV脑病、中毒性白质脑病、脑白质营养不良等，皮质下弓状纤维早期多相对保留（随病情进展可能会出现受累表现）（图3-8-9）。

多发性硬化患者，可见累及弓状纤维的近皮质病灶（图3-8-10）。

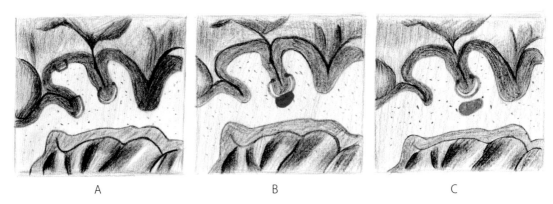

图 3-8-9　弓状纤维及其病灶位置与鉴别
A. 弓状纤维　B. 近皮质病灶（累及弓状纤维）　C. 皮质下病灶（未累及弓状纤维）

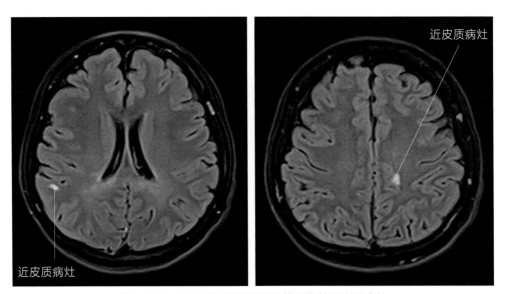

近皮质病灶

近皮质病灶

图 3-8-10　T₂ FLAIR 像示累及弓状纤维的近皮质病灶

（二）长纤维

1. 钩束

位于岛阈的深部（图3-8-11）。

起于额极，穿过大脑外侧裂，止于颞极。

负责额叶前部（眶回、额下回、额中回）、颞叶前部的联络。

2. 上纵束

连接额叶—顶叶—枕叶—颞叶。

3. 下纵束

连接颞叶—枕叶。

4. 扣带束

5. 枕叶垂体束

连接顶下小叶和颞下回及梭状回后部。

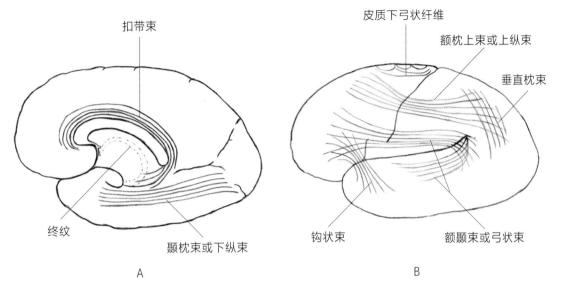

A

B

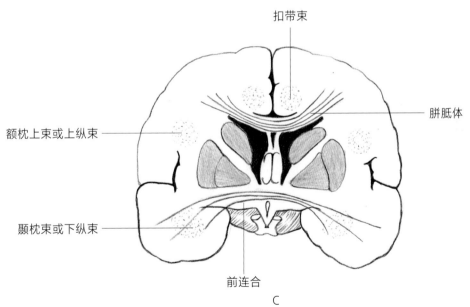

C

图 3-8-11 半球长纤维示意图

A. 半球内侧面（矢状位） B. 半球背外侧面（矢状位） C. 半球冠状位

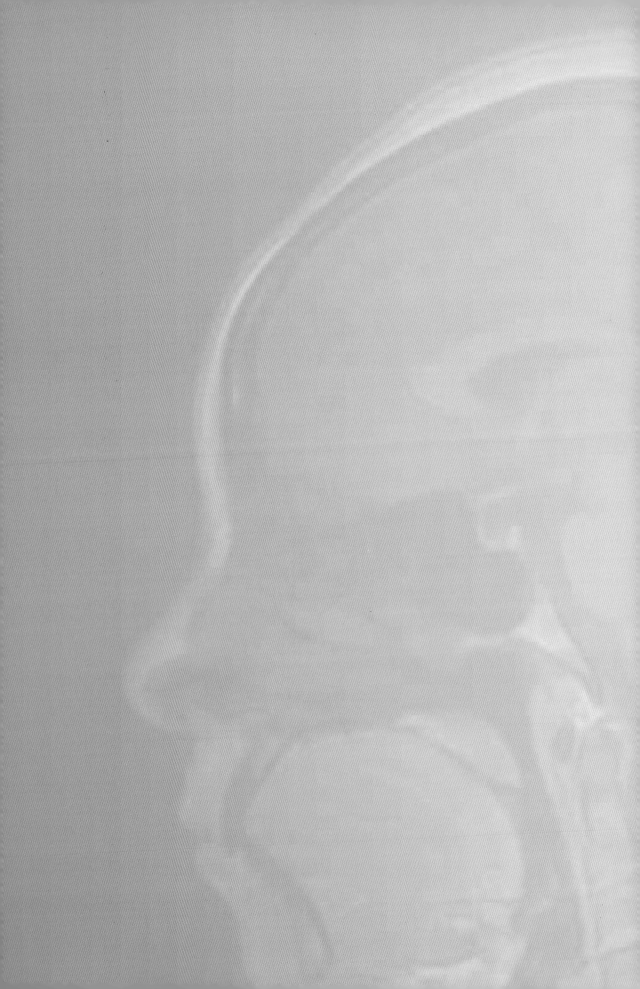

CHAPTER FOUR

第四章

小 脑

要点速览

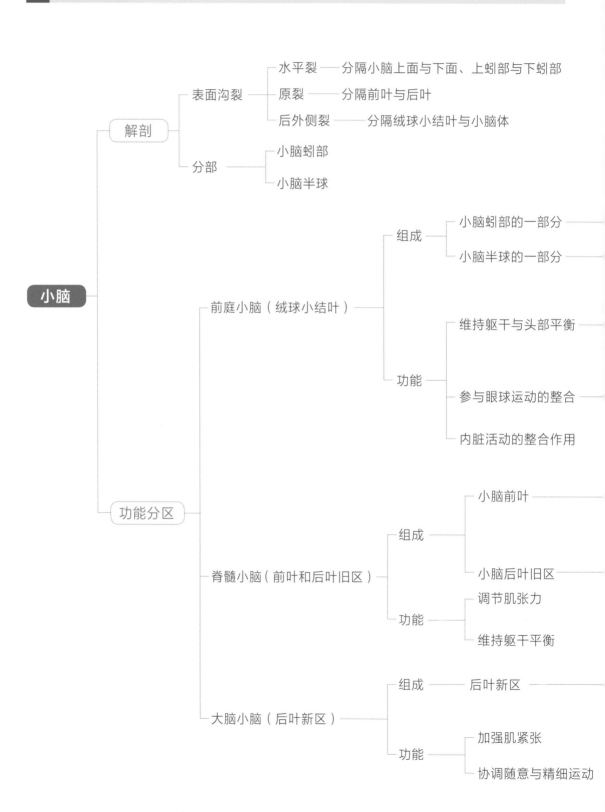

蚓小结 ┈┈┈┈┈┐
                由绒球脚相连
绒球 ◄┈┈┈┈┘

维持躯干平衡 ┬── 通过前庭脊髓束
             └── 通过网状脊髓束
维持头部平衡、协调眼球运动 ─── 通过内侧纵束
神经整合器（NI）作用
抑制性绒球－前庭传导束的作用
参与眼球扫视与平滑追踪

小脑上蚓部前部 ┬── 小舌
              ├── 中央小叶
              └── 山顶
小脑上半球前部

小脑扁桃体
小脑下蚓部 ┬── 蚓垂
          └── 蚓锥体

小脑蚓部 ┬── 小脑上蚓部 ── 山坡、蚓小叶
        └── 小脑下蚓部 ── 蚓结节
小脑上半球与下半球的一部分

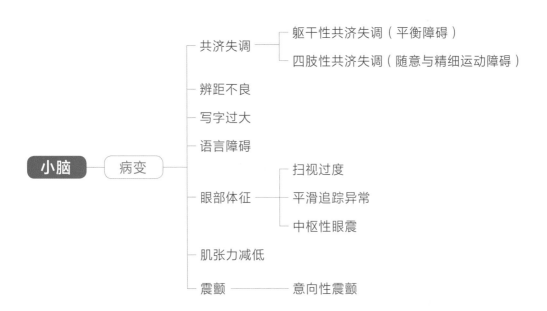

一、小脑的解剖与影像

（一）小脑的位置与毗邻

小脑位于后颅窝，小脑上部毗邻小脑幕，通过小脑幕与大脑半球的枕叶分隔（图4-1），位于延髓和脑桥的背侧，通过三对小脑脚（小脑上脚、中脚、下脚）与脑干相连（图4-2）。

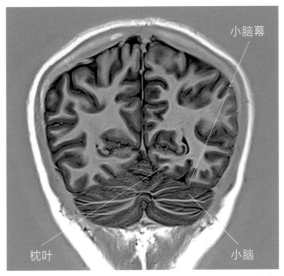

图 4-1　小脑的位置与毗邻（头颅 MRI 冠状位影像）

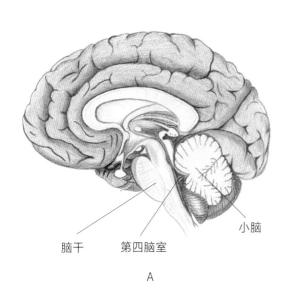

A

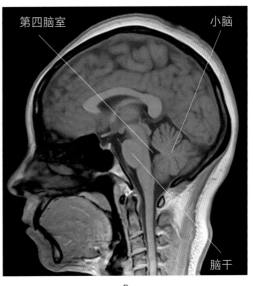

B

图 4-2　小脑的位置与毗邻
A. 大脑矢状位切面　B. 头颅 MRI 矢状位影像

（二）小脑表面的沟裂

小脑表面的沟裂主要包括水平裂、原裂和后外侧裂。

1. 水平裂

小脑表面的中部可见横贯小脑的水平裂（图4-3）。水平裂分隔小脑上面与小脑下面，同时也分隔小脑上蚓部与下蚓部（详见后述）。

2. 原裂

在小脑上面中部，可见呈"V"字形的原裂，原裂分隔小脑的前叶与后叶（图4-4）。

在矢状位上，可见一条较深的脑沟，即原裂。原裂由后上方至前下方走行，止于第四脑室附近（图4-5）。

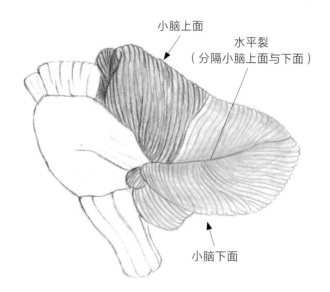

图 4-3　水平裂的位置

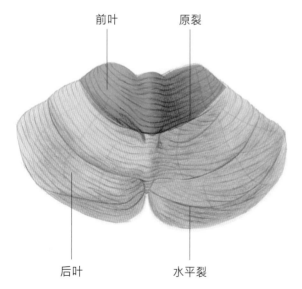

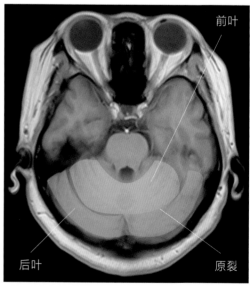

图 4-4　原裂的位置（水平面）

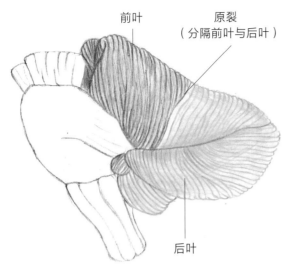

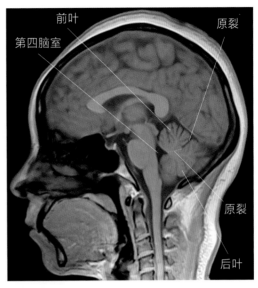

图 4-5 原裂的位置（矢状位）

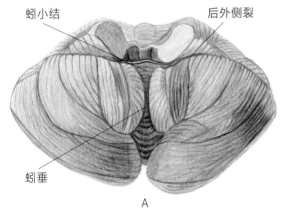

A

3. 后外侧裂

在小脑下面可见后外侧裂。后外侧裂位于蚓小结与蚓垂之间，分隔绒球小结叶与小脑体（图4-6）。

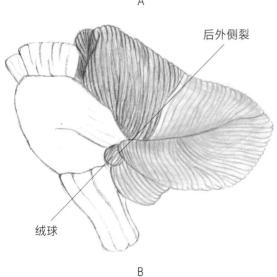

B

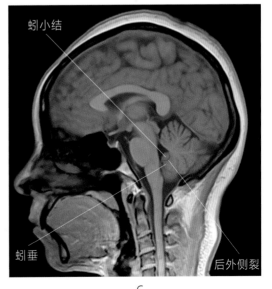

C

图 4-6 后外侧裂的位置

A. 小脑下面观　B. 小脑矢状位　C. 头颅 MRI 矢状位影像

（三）小脑的分部

小脑中间部狭窄，为小脑蚓部，两侧部膨大，为小脑半球。

小脑蚓部主司躯干的平衡，小脑半球协调四肢的运动。

1. 小脑蚓部

小脑蚓部位于小脑的中间，与躯干的平衡功能有关，其中左侧蚓部管理左半身，右侧蚓部管理右半身，上蚓部管理上部，下蚓部管理下部。

小脑蚓部被水平裂分为上蚓部和下蚓部（图4-7）。

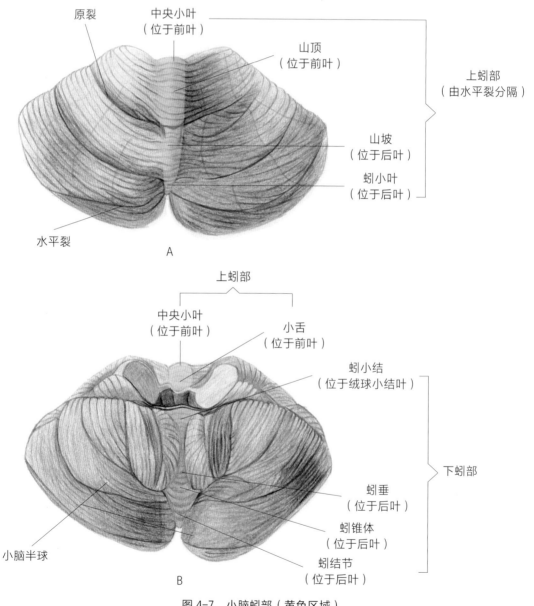

图 4-7　小脑蚓部（黄色区域）

A. 小脑上面观　B. 小脑下面观

上蚓部位于水平裂以上，有5个结构，分别为小舌、中央小叶、山顶、山坡、蚓小叶（图4-8，A）。下蚓部在水平裂以下，有4个结构，依次为蚓结节、蚓锥体、蚓垂、蚓小结。其中蚓小结突入第四脑室（图4-8，B）。

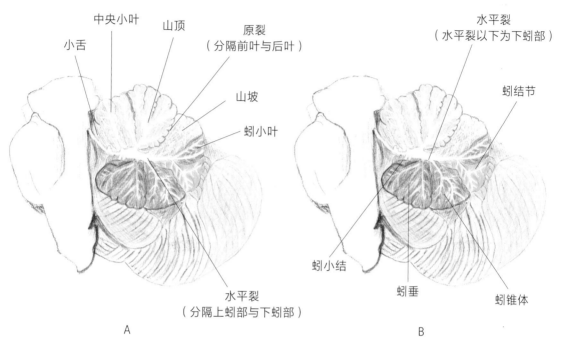

A

B

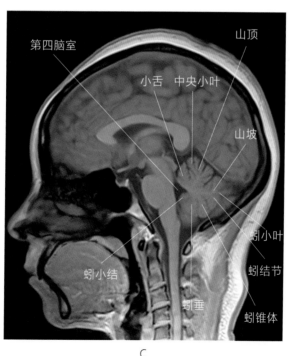

C

图 4-8 小脑蚓部的分区
A. 小脑上蚓部（矢状位） B. 小脑下蚓部（矢状位） C. 头颅 MRI 正中矢状位

　　在正中矢状位影像上，可清晰看到小脑蚓部的各个部分，首先找到第四脑室，位于第四脑室后下方的部位是下蚓部的蚓小结；在轴位影像上，也相应可见蚓小结位于第四脑室的后方，并突入第四脑室内（图4-8、图4-9）。蚓小结是组成绒球小结叶的结构。

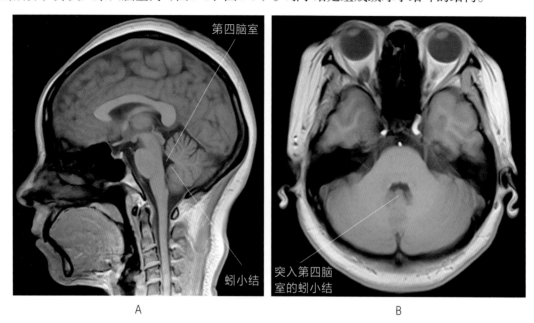

第四脑室

蚓小结

突入第四脑室的蚓小结

A

B

图 4-9　突入第四脑室的蚓小结

A. 头颅 MRI 矢状位　B. 头颅 MRI 轴位

　　蚓小结后部为蚓垂，蚓垂下方可见小脑扁桃体、后方可见蚓部中位于最下方的蚓锥体（在轴位自下向上的层面中，最先出现的蚓部结构是蚓锥体），在两侧小脑扁桃体内后方出现的蚓锥体见图4-10。

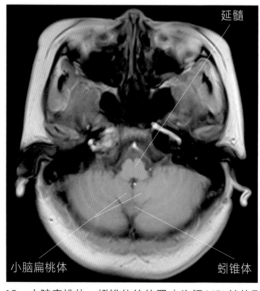

延髓

小脑扁桃体

蚓锥体

图 4-10　小脑扁桃体、蚓锥体的位置（头颅 MRI 轴位影像）

2. 小脑半球

小脑半球协调四肢的运动，其中左侧半球管理左侧肢体，右侧半球管理右侧肢体。

（四）小脑的分叶

小脑分为绒球小结叶、前叶和后叶。

1. 绒球小结叶

绒球小结叶位于小脑下面，由绒球、绒球脚和蚓小结组成（图4-11）。

绒球属于小脑半球的一部分，蚓小结属于下蚓部，突入第四脑室（图4-12），绒球与蚓小结之间通过绒球脚相连。

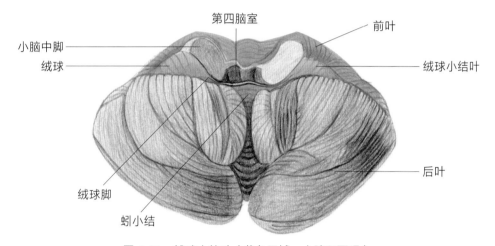

图 4-11　绒球小结叶（蓝色区域、小脑下面观）

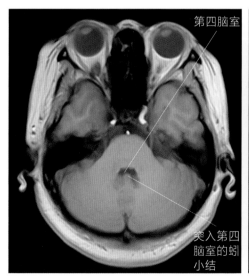
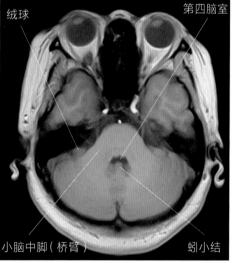

图 4-12　绒球小结叶（头颅 MRI 轴位影像）

在轴位影像上，可见绒球位于小脑中脚（桥臂）后外侧，为周边锯齿状的扁椭圆形结构（图4-12），两侧绒球可对称或不对称。在第四脑室水平的轴位影像上可见突入第四脑室的蚓小结。绒球与蚓小结之间的纤维束为绒球脚，两侧绒球通过绒球脚与蚓小结相连而组成了绒球小结叶。

在矢状位影像上，可见后外侧裂、原裂之间的绒球小结叶（图4-13）。

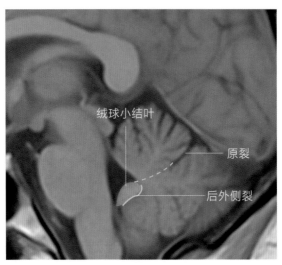

图 4-13　绒球小结叶的位置（头颅 MRI 矢状位影像）

2. 前叶

在小脑上面，可见一"V"字形的裂隙，称为原裂，原裂分隔前叶与后叶（图4-4）。原裂上方的部分是前叶，原裂下方的部分是后叶。

前叶包括了上蚓部的前部（小舌、中央小叶、山顶）、半球的前部（图4-14）。

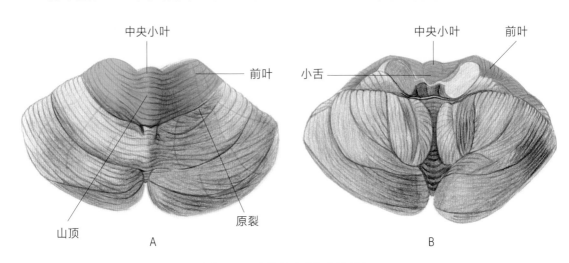

图 4-14　小脑前叶（红色区域）

A. 小脑上面观　B. 小脑下面观

前叶与后叶的旧区（蚓垂、蚓锥体和小脑扁桃体）组成了旧小脑（即脊髓小脑，详见后述）（图4-15）。

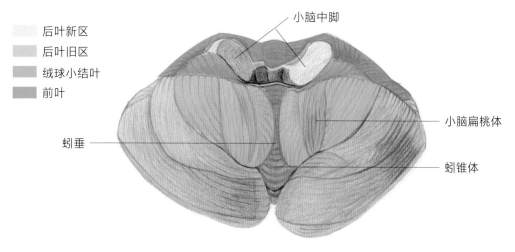

后叶新区
后叶旧区
绒球小结叶
前叶

小脑中脚

蚓垂

小脑扁桃体

蚓锥体

图 4-15　旧小脑（红色区域与绿色区域、小脑下面观）

3. 后叶

后叶包括原裂以下大部分小脑皮质结构。

后叶分为旧区和新区两部分，后叶旧区包括小脑下蚓部的蚓锥体、蚓垂，小脑扁桃体。后叶新区包括小脑上蚓部的山坡、蚓小叶，下蚓部的蚓结节，小脑上半球和下半球的一部分（图4-16）。

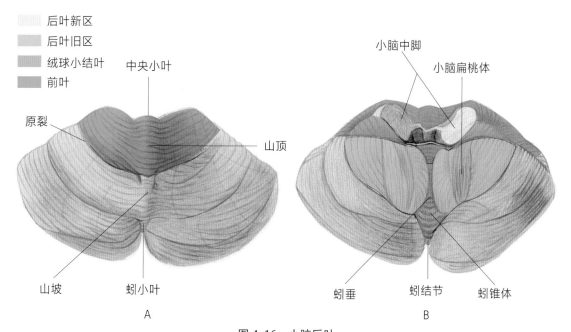

后叶新区
后叶旧区
绒球小结叶
前叶

中央小叶

原裂

山顶

山坡

蚓小叶

A

小脑中脚

小脑扁桃体

蚓垂

蚓结节

蚓锥体

B

图 4-16　小脑后叶

A. 小脑上面观　B. 小脑下面观

小脑扁桃体、蚓垂和蚓锥体是小脑后叶旧区，与小脑前叶共同组成了旧小脑（图4-15）。在轴位影像上，可见位于延髓背外侧的小脑扁桃体（小脑扁桃体也是自下向上在轴位影像上最先出现的小脑结构。小脑扁桃体出现后，在向上的层面上依旧可以看到，而在第四脑室出现后的轴位层面上，则看不到小脑扁桃体）（图4-17）。

后叶的旧区组成旧小脑的一部分，后叶的新区则组成新小脑。新小脑主要和大脑皮质的广泛区域发生联系，故又称大脑小脑。

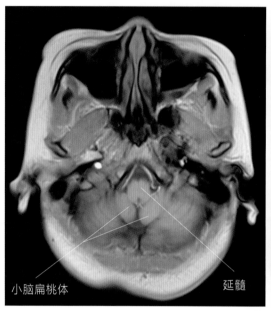
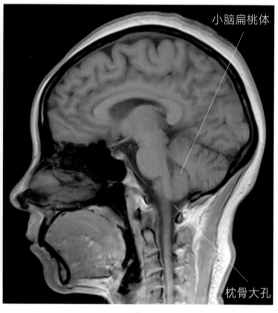

图 4-17　小脑扁桃体
A. 头颅 MRI 轴位　B. 头颅 MRI 矢状位

二、小脑的功能与定位诊断

（一）前庭小脑

蚓小结、绒球及绒球脚组成了绒球小结叶，即古小脑，又称前庭小脑。

前庭小脑主要接受前庭器官、前庭神经核的传入，主要功能是维持躯干平衡，较古老的水栖动物并没有四肢，只需依靠这部分小脑就可维持躯干的平衡。

1. 维持躯干及头部平衡

（1）躯干平衡的维持

前庭小脑接受来自前庭器官的冲动，传导路径为：前庭感受器感受一侧的前庭冲动，经前庭神经到达脑干前庭神经核，之后由前庭神经核发出前庭小脑束，经小脑下脚到达前庭小脑（图4-18）。

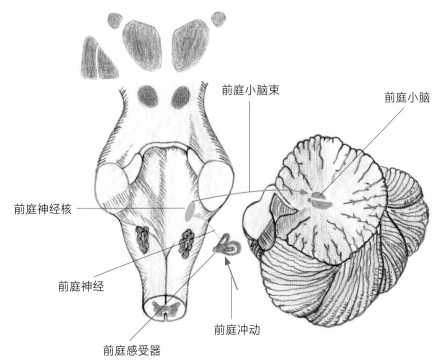

图 4-18　前庭小脑的传入纤维、传出纤维

　　前庭小脑接受前庭器官的冲动后对其进行整合，之后发出传出纤维。传出纤维经小脑下脚传出（经顶核中继，或直接经小脑下脚传出），到达同侧前庭神经核及网状结构（图4-19）。

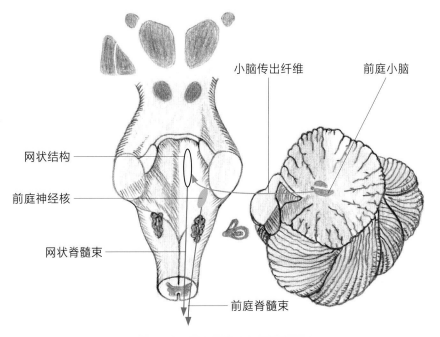

图 4-19　前庭脊髓束与网状脊髓束

之后前庭神经核发出前庭脊髓束和内侧纵束，网状结构发出网状脊髓束，其中前庭脊髓束与网状脊髓束最终到达脊髓前角，调节躯干平衡（图4-19），内侧纵束可调节头部平衡（详见后述）。

（2）维持头部平衡、协调眼球运动

前庭小脑发出的传出纤维到达前庭神经核后，前庭神经核除了可以发出前庭脊髓束来调节躯体的平衡外，还可以发出内侧纵束，内侧纵束到达动眼、滑车、展、副神经核及颈髓前角，达到协调眼球运动、调节头部平衡的目的。

（3）病变

前庭小脑及其相关传导束病变后，会出现躯干性共济失调，表现为躯干平衡障碍，如坐位不稳、站立不稳、步态不稳等，患者无论睁眼闭眼均可能出现蹒跚摇摆，伴有步基宽，易向后或向前倾倒（一侧小脑半球病变后，易向病变侧倾倒，双侧病变后可向左右侧倾倒）。仅出现躯干性共济失调时，四肢性共济失调的检查如指鼻试验、跟-膝-胫试验等可无异常，但若累及其他影响到四肢协调的部位时，则可出现四肢性共济失调。

■ 【病案举隅】

病例摘要

患者男，68岁，以"突发走路不稳4天"为主诉入院。

查体：肌力正常，双侧跟-膝-胫试验、轮替试验及指鼻试验稳准，闭目难立征睁眼与闭眼时均易向后倾倒，坐位、站立不稳，行走时步基增宽。

病例分析

患者双侧跟-膝-胫试验、轮替试验及指鼻试验稳准，提示小脑半球及其相关纤维未受损。闭目难立征睁眼与闭眼时均易向后倾倒，坐位、站立不稳，行走时步基增宽，为躯干性共济失调，提示病变可能位于小脑蚓部、前庭小脑或其相关传入传出纤维损伤。

2. 参与眼球运动的整合

（1）神经整合器（neural intergrators，NI）作用

绒球、旁绒球以及舌下神经前置核、前庭神经核均是神经整合器的组成部分，神经整合器的主要功能是在双眼凝视时，维持眼球在离心位置上，即维持凝视的动作。

神经整合器病变后，则没有足够的位置张力性信号来对抗眼球的弹性回缩力，此时患者无力把眼球固定在凝视眼位上，眼球不断漂移回原位（慢相眼震），又不断再通过矫正性扫视使双眼向凝视眼位运动（快相眼震）。所以当向左凝视时，眼球不断向右漂移回原位，即慢相眼震的方向，眼球回到原位后再不断通过矫正性扫视使双眼向左侧凝视，左向即快相眼震的方向；同理，向右凝视时，快相眼震向右、慢相眼震向左。这类凝视试验时诱发出的方向改变的眼震称为凝视性眼震（gaze-evoked nystagmus，GEN），神经整合器

病变导致的凝视性眼震为水平性凝视性眼震。该眼震在眼球离开原位、在离心固视位时产生，眼球在中心位时无眼震，可据此特点鉴别凝视性眼震与头脉冲试验阳性时出现的代偿性扫视，后者在中心眼位时会出现代偿性扫视。

水平性凝视性眼震往往提示中枢性病变，病灶可位于前庭小脑、脑干舌下神经前置核或前庭神经核。需要注意的是，凝视性眼震可能出现较复杂的表现，例如可表现为单侧，或伴有下向性成分。

小脑病变引起的凝视性眼震较自发性眼震常见。但小脑下后动脉部分闭塞导致一侧小脑尾段梗死时，可出现病灶侧前庭神经核的失抑制，从而引起朝向病灶侧的自发性水平眼震（病灶侧前庭神经核失抑制，则患侧的前庭冲动相对强，故出现快向朝患侧的眼震），此时的体征类似于周围性前庭疾病，可根据其头脉冲试验阴性、伴随的严重共济失调等症状及影像学等资料进行鉴别。

凝视性眼震常合并反跳性眼震（rebound nystagmus），即当眼球向一侧注视至少10秒后回到原位，可出现与凝视性眼震反向的眼震（慢相向原注视方向），常提示小脑绒球、旁绒球或其小脑通路的病变。反跳性眼震也与固视维持系统功能异常相关，它的出现表明速度存储机制尚完好（用来消除凝视性眼震）。

（2）抑制性绒球-前庭传导束的作用

前庭上核（superior vestibular nucleus，SVN）发出的纤维最终可使眼球向上运动，正常情况下，绒球、旁绒球发出抑制性的绒球-前庭传导束投射到前庭上核，抑制前庭上核，防止眼球过度向上运动。

绒球、旁绒球的损伤可以引起前庭上核失抑制，继而使传导至眼球上向运动相关神经元的神经冲动过强，导致眼球缓慢向上偏移（表现为眼震慢相方向朝上），继而引发向下的纠正性垂直扫视（表现为眼震快相方向朝下），即下跳性眼震。向侧方凝视和（或）眼球辐辏运动时振幅增加。

垂直下跳性眼震可见于多发性硬化、慢性酒精中毒、多系统萎缩、脊髓小脑性共济失调6型、小脑扁桃体下疝畸形（Arnold Chiari畸形）等损伤前庭小脑的疾病。偶尔见于脑干损伤（以上通路也经过脑干）。

（3）参与眼球扫视与平滑追踪

①扫视

扫视试验通常设定两个目标，若眼睛可以从一个目标快速精准地扫视到另一个目标，则表示大脑与眼部的协调能力正常。若眼球从一个目标向第二个目标扫视时，视线不能达到预定目标，称为欠冲；若眼球从一个目标快速转移到第二个目标时，视线超过了预定目标时，称为过冲，多提示小脑病变。向病灶侧扫视过冲，向对侧扫视欠冲，则是由于小脑下脚受累导致。当扫视异常时，可出现眩晕的表现。

扫视侧冲是前庭系统、眼动系统功能障碍导致扫视辨距不良，引起患者向两侧扫视时，一侧扫视欠冲，一侧扫视过冲的临床体征。小脑顶核尾侧为对侧扫视提供了一个"推力"，推动眼球到达既定靶点，为同侧扫视提供一个"刹车"，及时使眼球恰好落在靶点上。因此，单侧顶核尾侧损伤导致病灶对侧的扫视欠冲（推力不足）、病灶侧的扫视过冲（刹车不及时）。小脑的眼动蚓部对同侧顶核尾侧起抑制作用，单侧眼动蚓部损伤可使同侧顶核尾侧失抑制（亢奋），导致病灶对侧扫视过冲（推力过大），病灶同侧扫视欠冲（刹车过度）。此外，延髓尾侧旁正中区域病变可出现对侧过冲，同侧欠冲；延髓背外侧病变可出现同侧过冲，对侧欠冲。

②平滑追踪异常

平滑追踪，即当双眼盯住一个正在运动的事物时（头部不动），可以产生平滑追踪眼球运动，得以精确地匹配物体运动的速度和方向。病理情况下，当眼球追踪速度慢于事物的移动速度时，会启动反代偿性扫视，出现频繁的追赶扫视与平滑扫视相结合（称为扫视跟踪）的现象，这样就增加了连续跟踪、黄斑盯住快速运动视觉目标的能力。前庭小脑病变后，常常影响头部处于静止位置时的平滑追踪运动，产生扫视追踪。

此外，平滑跟踪眼动的产生与幕上及幕下多结构相关，如视觉皮质、内侧颞区、内侧颞上区、额眼区、脑桥背外侧核团、小脑绒球、前庭神经核与眼动核团。需要注意的是，前庭神经核病变可出现平滑追踪异常，但不会出现扫视异常。

3. 内脏活动的整合作用

前庭小脑主要功能是维持平衡，此外还可通过前庭网状纤维到达延髓网状结构内的内脏活动中枢，引起自主神经功能紊乱的表现，故当前庭受刺激时，可出现胃肠症状（如恶心呕吐）、心脏症状（如心悸）、血管舒张障碍的症状（如面色苍白）等表现。

"前庭感受器→前庭神经→前庭神经核→前庭小脑束→小脑下脚→绒球小结叶→前庭神经核"这一路径中任何一个部位病变后，均可出现眩晕、眼震等表现。此外，前庭神经核发出的神经纤维也可通过小脑中脚传入小脑，故小脑中脚病变后，也可出现眼震、眩晕。

（二）脊髓小脑

小脑前叶与后叶的旧区（蚓垂、蚓锥体和小脑扁桃体）组成了脊髓小脑，又称旧小脑，有调节肌张力、维持躯干平衡的功能。

1. 调节肌张力

脊髓小脑接受的传入冲动可分两类，一类是全身各处肌肉、肌腱、关节的本体感觉冲动，这类冲动是最主要的，由脊髓小脑束和后外侧弓状纤维传导；另一类是前庭感觉冲动和视觉听觉冲动的一部分，主要由前庭小脑束传导，这两类传入纤维与脊髓小脑维持平衡和调节肌张力的功能有关。

上述的传入纤维传入至脊髓小脑并加以整合后，发出传出纤维，到达3个部位：脑干网状结构（包括抑制区和易化区）、前庭神经核、红核。之后这3个部位又发出纤维：网状结构发出网状脊髓束、前庭神经核发出前庭脊髓束、红核发出红核脊髓束。上述纤维均到达脊髓前角的运动神经元，以此来调节肌张力，维持身体平衡。

根据上述，脊髓小脑发出的传出纤维可到达脑干网状结构的抑制区和易化区，这两个区均可对肌张力进行调节。

（1）降低肌张力

脊髓小脑发出的纤维到达延髓网状结构抑制区，由网状结构抑制区发出抑制性网状脊髓束，之后下行到达脊髓前角，可降低肌张力。

所以此通路损伤后可出现同侧肢体的肌张力增强，表现为角弓反张、肌紧张度升高等。

（2）增加肌张力

脊髓小脑发出的纤维到达脑干网状结构易化区，之后网状结构易化区发出易化性网状脊髓束，并下行到达同侧脊髓前角，可使肌张力升高。此路径是小脑调节肌张力中的主要路径，所以脊髓小脑或易化性网状脊髓束损伤后可出现同侧肢体的肌张力下降，当后循环缺血导致脑干网状结构或网状脊髓束缺血时，可出现跌倒发作。

2. 维持躯干平衡

脊髓小脑还有维持躯干平衡的作用（脊髓小脑也包含有维持平衡的蚓部结构），躯干和咽喉肌的本体感觉通过脊髓小脑前束、脊髓小脑后束、后外侧弓状纤维等传入脊髓小脑，经分析整合后，发出传出纤维经小脑上脚到达对侧红核，由红核发出红核脊髓束、红核延髓束，其中红核脊髓束交叉至同侧并下达脊髓前角细胞（图4-20）、红核延髓束到达延髓疑核，以此来协调有关肌肉的运动。

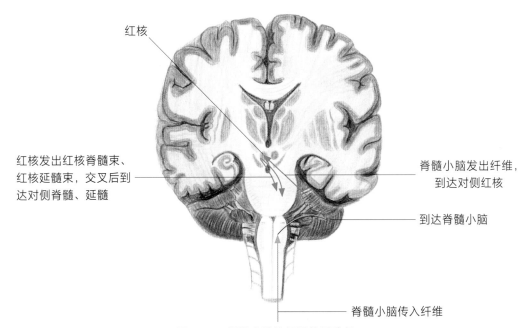

图 4-20　脊髓小脑的相关传导路径

上述路径损伤后可出现平衡不稳（为了保持平衡，患者走路时步基会增宽）、醉酒步态、闭目和睁眼时均重心不稳等表现（测闭目难立征时，小脑性共济失调时睁眼与闭眼重心均不稳，深感觉性共济失调表现为闭眼时不稳而睁眼时缓解，视觉因素导致的平衡障碍睁眼时更加明显），到达延髓疑核的传导束损伤后可出现吞咽困难、构音障碍、吟诗样语言等表现。

综上所述，脊髓小脑病变后会出现肌张力异常，主要是肌张力减低，平衡不稳，走路时步基增宽、醉酒步态、闭目和睁眼时均重心不稳，可伴有吞咽困难、构音障碍、吟诗样语言等。

（三）大脑小脑

大脑小脑主要由后叶的新区组成，又称为新小脑，主要作用是加强肌紧张和协调运动。

新小脑主要接受大脑皮质和纹状体冲动，其中纹状体的冲动经中央被盖束传入大脑小脑。大脑皮质的冲动经皮质脑桥束到达与皮质同侧的脑桥核，之后脑桥核发出脑桥小脑束，经小脑中脚传入对侧大脑小脑（图4-21）。"皮质→脑桥核→脑桥纤维交叉"以前的路径损伤后，出现对侧病变，"脑桥纤维交叉以后→小脑中脚→小脑"的路径损伤可出现同侧病变。

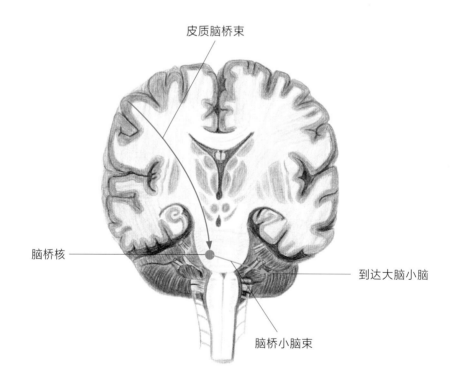

图 4-21　皮质－脑桥－小脑纤维

1. 加强肌紧张

大脑小脑接受了上述传入纤维后，又汇合了古、旧小脑的传入冲动，经大脑小脑的整合发出传出纤维，经齿状核接替后，经小脑上脚离开小脑，到达中脑，经中脑Wernekink连合（下丘水平），交叉到达对侧红核。

红核接受了上述传入纤维后，再发出红核网状束，到达脑干网状结构易化区，之后通过易化性网状脊髓束，下行到达脊髓前角，起到加强肌张力的作用。

此外，红核还发出红核丘脑束，联系同侧丘脑腹前核及腹外侧核（小脑齿状核也可发出直接到达丘脑的齿状核丘脑束联系对侧丘脑的腹前核及腹外侧核），之后由丘脑发出纤维到达皮质，皮质发出皮质脊髓束，经锥体交叉，到达对侧脊髓，加强肌张力。

由此可见，红核接受对侧大脑小脑的纤维，通过红核–网状–脊髓束、红核–丘脑–皮质–锥体束两条路径来加强肌紧张。

故大脑小脑到Wernekink连合之间的通路损伤后会出现同侧肢体的肌张力下降，皮质、丘脑、红核损伤后会出现对侧肢体肌张力下降，Wernekink连合病变则出现双侧病变。"皮质→脑桥→小脑→红核→丘脑→皮质"环路如下（图4-22）。

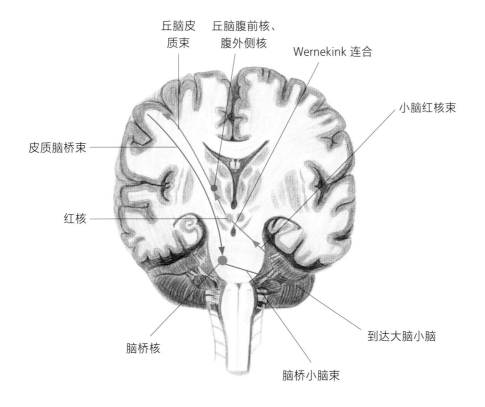

图4-22　"皮质→脑桥→小脑→红核→丘脑→皮质"环路

2. 协调随意运动、精细运动

大脑皮质的冲动经皮质脑桥束到达同侧的脑桥核，之后脑桥核发出脑桥小脑束，经小脑中脚传入对侧大脑小脑。之后大脑小脑发出纤维，经齿状核接替后，经小脑上脚离开小脑，到达中脑，经中脑Wernekink连合处交叉到达对侧红核，通过红核—丘脑（腹前核、腹外侧核）—皮质束来抑制皮质发出的随意运动（详见Wernekink连合综合征），以此达到制动与协调作用，防止肢体运动过度。

根据上述，这条路径还具有加强肌张力的作用，故参与此路径的结构病变后，可出现肌张力低下、四肢精细运动协调障碍，运动协调障碍主要表现为运动过度，如意向性震颤、辨距过远、写字过大、反击现象、轮替动作障碍，上肢指鼻试验及下肢跟-膝-胫试验障碍。意向性震颤与苍白球病变后出现的静止性震颤不同，前者是在做随意运动时出现肢体震颤，越接近目标时越明显，安静时减轻，这是由于上述反馈环破坏导致对大脑皮质的随意运动的抑制减弱，所以当做随意运动时会出现运动过度、摇摆和震颤的表现。小脑半球病变可出现辨距过远、写字过大，原因也是反馈环破坏导致随意运动过度所致。此外，还可出现反击现象，咽喉肌、声带肌肉运动不协调后可出现构音障碍、吟诗样语言、音节缓慢拖长，发音冲撞，爆发性语言、鼻音、单调等。

大脑小脑到Wernekink连合之间的通路（一侧大脑小脑、齿状核→小脑上脚→Wernekink连合以前）损伤后会出现同侧肢体共济失调，Wernekink连合以后到皮质之间的通路受损（Wernekink连合以后→红核→丘脑腹前核及腹外侧核→皮质）损伤后会出现对侧肢体共济失调，Wernekink连合病变会出现双侧肢体共济失调。

根据顶叶缘上回这一节所述，肢体精细运动还与缘上回、中央前回、锥体束、胼胝体、运动前区、半球联络纤维有关，详见顶叶部分。

■ 【病案举隅】

病例摘要

患者男，65岁，以"突发走路不稳3天"为主诉入院。

查体：肌力正常，左侧跟-膝-胫试验、轮替试验及指鼻试验欠稳准，右侧跟-膝-胫试验、指鼻试验与侧轮替试验无异常，同时可见凝视诱发性眼震，向左凝视时眼震方向为左侧，向右凝视时眼震方向为右侧。

病例分析

患者左侧跟-膝-胫试验、轮替试验及指鼻试验欠稳准，右侧跟-膝-胫试验、指鼻试验与侧轮替试验无异常，提示左侧小脑性共济失调，考虑左侧小脑半球或相关纤维病变所致。凝视诱发性眼震，向左凝视时眼震方向为左侧，向右凝视时眼震方向为右侧，提示中枢性眼震，可能为前庭小脑病变所致。

扩 展

◎Wernekink连合综合征

根据上述，左右两侧小脑均发出小脑红核束，经同侧小脑上脚至中脑，双侧的纤维在中脑导水管前方、中脑下部旁正中区交叉形成Wernekink连合，小脑发出的传出纤维经小脑上脚，在Wernekink连合交叉后投射至对侧红核，经丘脑至大脑皮质。故Wernekink连合病变后会出现双侧小脑功能障碍，包括四肢共济失调、躯干共济失调以及共济失调性构音障碍等，称为Wernekink连合综合征（图4-23）。同时，可因累及动眼神经核、内侧纵束而出现部分动眼神经瘫以及核间性眼肌麻痹。此外，Wernekink连合区病变可累及Guillain-Mollaret三角，出现软腭阵挛等表现，也可因累及交叉背侧部的网状结构而出现短暂嗜睡。

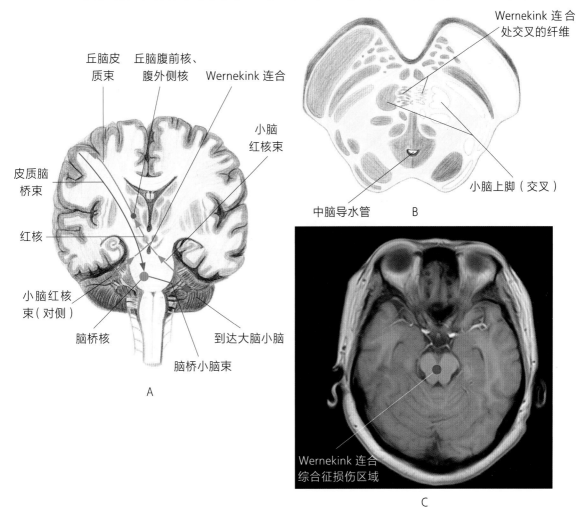

图 4-23 Wernekink 连合综合征

A. Wernekink 连合（冠状位） B. Wernekink 连合（小脑上脚交叉处，中脑下部层面－轴位）

C. Wernekink 连合损伤区域（头颅 MRI 轴位影像）

■【病案举隅】

病例摘要

患者男，45岁，以"头晕、恶心、呕吐伴言语不清20小时"为主诉入院。

患者昨天下午17：00左右和朋友玩牌时突然出现眩晕、恶心呕吐，非喷射状，伴言语含糊不清，视物重影，精细动作完成困难，无意识障碍、无肢体麻木无力、无头痛、无抽搐、无大小便障碍。自发病以来，患者神志清，精神差，不能进食，睡眠正常，大小便正常。近期体重无明显变化。

查体：神志清，言语增多，吐字不清。双侧瞳孔3mm，等大等圆，对光反射稍迟钝，双眼内收、外展受限，余脑神经（−）。四肢肌力、肌张力正常，双侧指鼻试验、轮替试验、跟−膝−胫试验欠稳准，闭目难立征不能配合，深浅感觉正常，自主神经正常，腹壁反射（−），四肢腱反射（＋＋＋），脑膜刺激征（−），双侧病理征（＋）。

辅助检查：头颅MRI示急性脑干梗死（图4-24）。

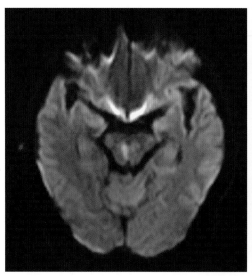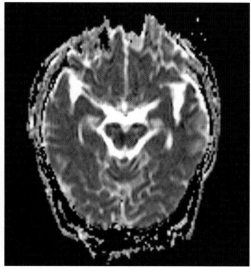

图 4-24　头颅 MRI 示中脑新发梗死灶

A. DWI序列中脑下部，右侧靠近中线处高信号，左侧靠近中线处稍高信号　B. ADC序列中脑下部，右侧靠近中线处低信号，左侧靠近中线处稍低信号

病例分析

该患者急性起病，DWI高信号、ADC低信号，符合动脉血供，考虑急性脑梗死，定位于中脑下部、脑桥上部，责任血管为基底动脉旁正中支。追问病史，患者诉半月前因咳嗽曾行胸部CT检查，疑似肺结核，考虑结核性脑膜炎继发急性脑梗死（结核菌素毒性刺激脑血管炎性痉挛形成的脑梗死），经过抗结核治疗后，患者症状好转。

该患者吐字不清，为小脑性构音障碍，双侧共济失调，为累及小脑或其纤维束所致，结合影像表现，为 Wernekink 连合区病变。中脑中线旁区域分布有小脑红核丘脑束的上行纤维通过小脑上脚交叉至对侧中脑的红核形成的 Wernekink 交叉，双侧纤维在中脑导水管前方中脑下部旁正中区交叉形成 Wernekink 连合，该区域病变后可导致双侧小脑性共济失调、共济失调性构音障碍，偶可伴有眼球运动障碍。该患者双侧瞳孔对光反迟钝，双眼内收、外展受限，考虑为中脑病变、结核性脑膜炎累及双侧动眼神经、双侧展神经及传导通路所致。

扩 展

◎ Guillain-Mollaret 三角（格莫三角）

1. Guillain-Mollaret 三角的作用

除上述路径外，小脑（齿状核）还通过 Guillain-Mollaret 三角与下橄榄核、红核相联系。

小脑齿状核发出小脑红核束，经同侧小脑上脚至中脑，经 Wernekink 连合交叉至对侧红核，对侧红核发出中央被盖束，下行至下橄榄核，下橄榄核发出橄榄小脑束，交叉回同侧并经小脑下脚回到小脑齿状核。以小脑齿状核、下橄榄核、红核为三个点，以齿状核红核束、中央被盖束、橄榄小脑束分别为三条边，可围成一个三角形，称为 Guillain-Mollaret 三角（图 4-25）。

此三角构成了小脑的一个重要反馈通路，具有调节肌张力、协调四肢躯干平衡等作用。

2. Guillain-Mollaret 三角病变

此三角构成了小脑的一个重要反馈通路，此通路中任何一环病变后均可出现小脑性共济失调、肌阵挛（尤其是软腭阵挛）等表现。由于此三角病变后常出现肌阵挛，故此三角又称为肌阵挛三角。

该环路受损后通过跨神经元变性机制导致肥大性下橄榄核变性。

在 Guillain-Mollaret 三角的路径中，小脑下脚接受对侧下橄榄核的传入纤维，此纤维经同侧小脑下脚到达小脑，故小脑下脚病变后可出现同侧小脑性共济失调，若病灶向前扩大并累及同侧下橄榄核时，可使小脑症状加重，并可出现双侧小脑性共济失调（下橄榄核发出的纤维交叉至对侧，经小脑下脚到达小脑，还有部分纤维不交叉，经同侧小脑下脚到达同侧小脑）。小脑下脚走行有前庭小脑纤维，故病变后还会出现躯干性共济失调、眩晕、眼震等表现（详见前庭小脑部分）。小脑下脚损害常见于小脑下后动脉血栓形成，小脑下后动脉闭塞后可出现延髓背外侧综合征（详见小脑下后动脉部分）。

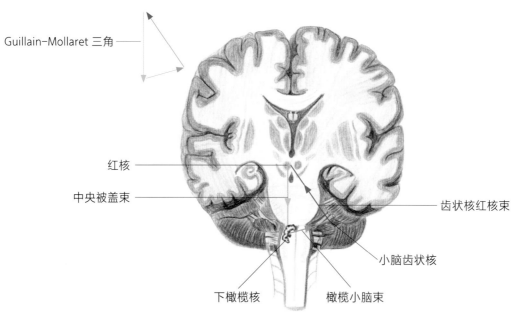

Guillain-Mollaret 三角

红核

中央被盖束

齿状核红核束

小脑齿状核

下橄榄核　　　橄榄小脑束

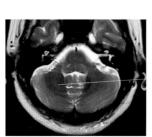
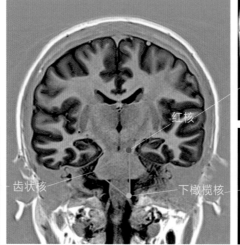
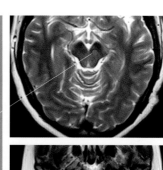
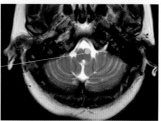

红核

齿状核

下橄榄核

图 4-25　Guillain-Mollaret 三角

■【病案举隅】

病例摘要

患者男，45岁，以"进行性行走不稳7年，伴言语含糊、视物成双3年"为主诉入院。

患者7年前无明显诱因出现行走不稳，如醉酒感，伴头晕（无视物旋转）、持物不稳，双手精细动作下降，言语含糊，语速减慢，偶有饮水呛咳。

查体：上肢肌张力轻度减弱，直立试验（＋），坐位不稳，双侧指鼻试验欠稳准，双侧跟-膝-胫试验欠稳准，双侧轮替试验欠灵活，双侧指鼻试验（＋），闭目难立征（＋）（睁眼闭眼均不稳）、辨距不良。

　　头颅MRI：患者小脑弥漫性萎缩，小脑表面沟裂增多，同时伴有脑干和大脑半球萎缩（图4-26）。

　　最终诊断：脊髓小脑共济失调3型。

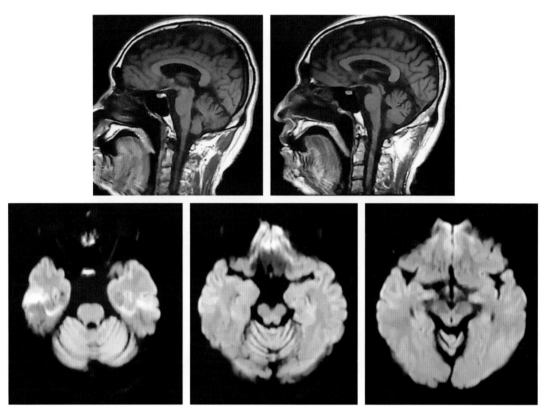

图 4-26　头颅 MRI 示患者小脑弥漫性萎缩，脑干和大脑半球萎缩

病例分析

　　直立试验阳性、坐位不稳提示躯干性共济失调（小脑蚓部病变）；双侧指鼻试验、跟-膝-胫试验、轮替试验均欠灵活，提示双侧小脑性共济失调。可引起小脑性共济失调的部位包括小脑半球、丘脑外侧、脊髓小脑束、皮质-桥-小脑束等，同时小脑性共济失调还易与深感觉性共济失调、额叶性共济失调等混淆，临床要注意鉴别（该患者闭目难立征检查时，睁眼与闭眼时均站立不稳，无深感觉障碍表现，故考虑为小脑性共济失调）。结合患者临床表现与影像，未见丘脑外侧、脑干等部位的病灶与临床表现，最终考虑为双侧小脑半球弥漫性病变导致的双侧小脑性共济失调。

三、小脑的血供

（一）供应小脑的主要血管

小脑主要由小脑下后动脉（posterior inferior cerebellar atery，PICA）、小脑下前动脉（anterior inferior cerebellar artery，AICA）和小脑上动脉（superior cerebellar artery SCA）三条动脉供血。此外，这三根血管还供应脑干（详见脑干部分）（图4-27）。

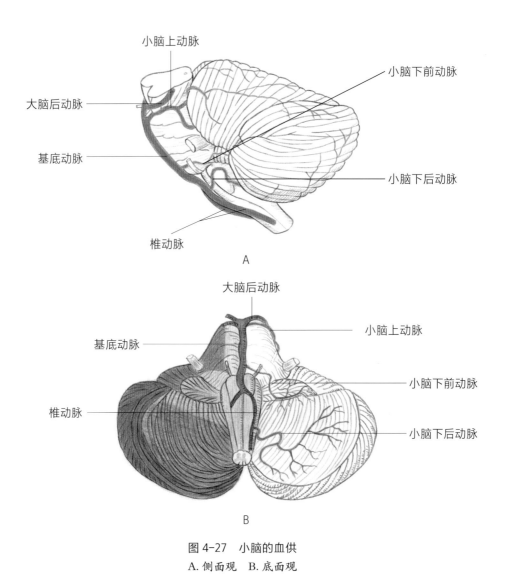

小脑上动脉

小脑下前动脉

大脑后动脉

基底动脉

小脑下后动脉

椎动脉

A

大脑后动脉

基底动脉

小脑上动脉

小脑下前动脉

椎动脉

小脑下后动脉

B

图 4-27　小脑的血供

A. 侧面观　B. 底面观

基底动脉发出小脑上动脉，供应小脑半球的上表面、同侧上蚓部、齿状核大部、小脑中脚上部、小脑上脚；还供应中脑下端被盖外侧和脑桥上端被盖外侧（图4-28）。

基底动脉发出小脑下前动脉，供应小脑前下部分，包括绒球、小脑中脚（桥臂）下部；脑桥下1/3的背外侧（可至脑桥中1/3）；多数小脑下前动脉还发出内听动脉供应前庭器、前庭蜗神经、耳蜗（图4-28）。

椎动脉发出小脑下后动脉，供应小脑下半球、下蚓部、小脑下脚、延髓背外侧（图4-28）。

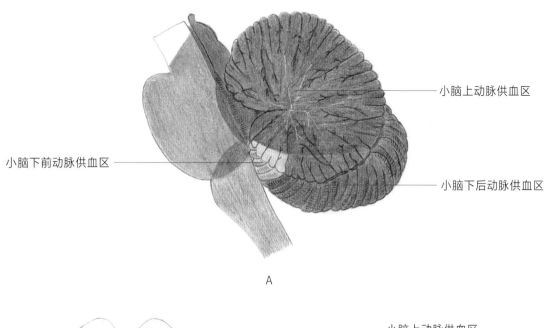

小脑上动脉供血区

小脑下前动脉供血区

小脑下后动脉供血区

A

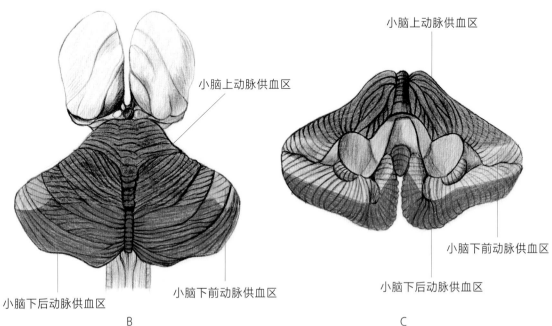

小脑上动脉供血区

小脑上动脉供血区

小脑下前动脉供血区

小脑下后动脉供血区

小脑下后动脉供血区

小脑下前动脉供血区

B

C

图4-28 小脑的血供分布

A. 矢状位切面 B. 小脑上面观 C. 小脑下面观

（二）不同横断面上小脑的血供分布

小脑各层面的血供分布（图4-29）。需要注意的是，不同人群的小脑血供区域可存在不同的变异。

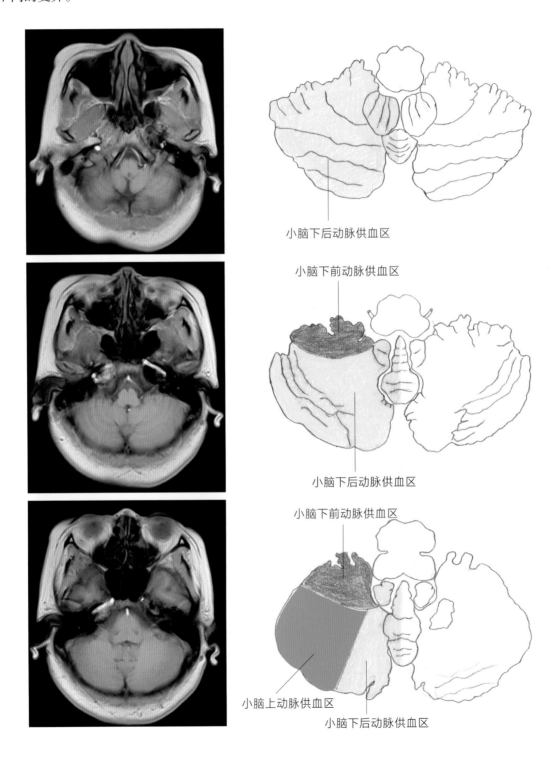

小脑下后动脉供血区

小脑下前动脉供血区

小脑下后动脉供血区

小脑下前动脉供血区

小脑上动脉供血区

小脑下后动脉供血区

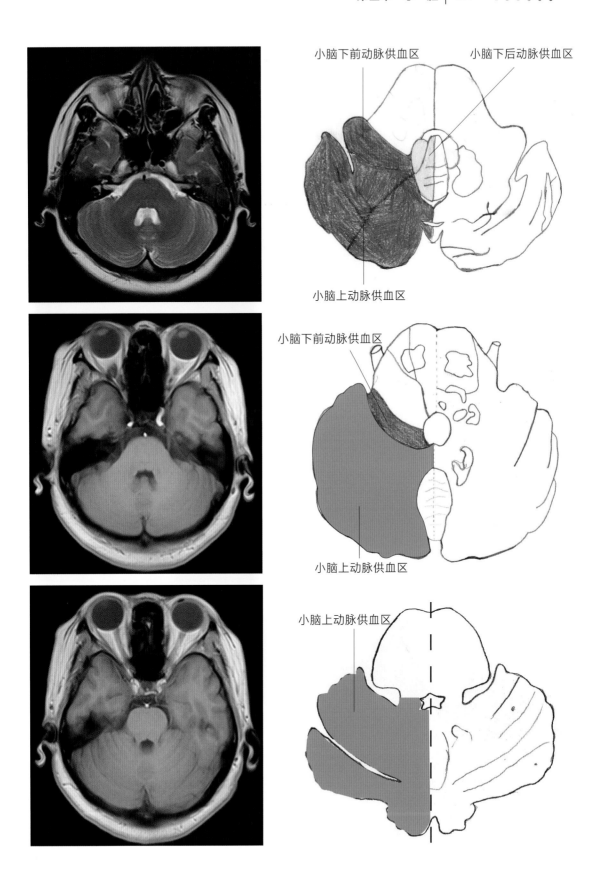

小脑下前动脉供血区　　　　小脑下后动脉供血区

小脑上动脉供血区

小脑下前动脉供血区

小脑上动脉供血区

小脑上动脉供血区

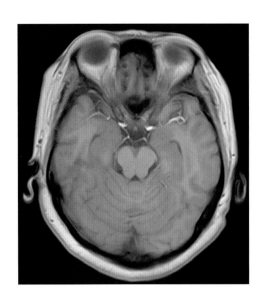
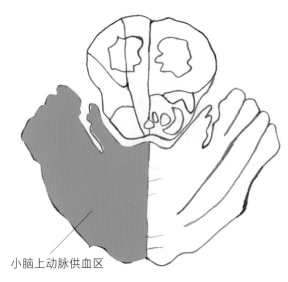

小脑上动脉供血区

图 4-29　小脑轴位各层面的血供分布

■ 【病案举隅】

病例摘要

　　患者男，50岁，以"头晕伴站立不稳2天"为主诉入院。

　　患者2天前外出行走时突发头晕，静止站立时身体不稳，行走困难并向右倾倒，体位变化时头晕加重，休息后可缓解，头晕严重时伴有伴恶心、大量出汗、心慌，无头痛、饮水呛咳、吞咽困难、肢体活动不利、耳鸣、耳堵及听力下降。2天前就诊查头颅MRI示小脑新发脑梗死（图4-30）。

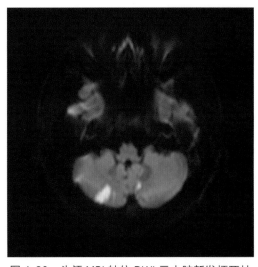

图 4-30　头颅 MRI 轴位 DWI 示小脑新发梗死灶

查体：患者右侧指鼻试验欠稳准、轮替试验欠灵活，跟－膝－胫试验稳准，闭目难立征（＋），睁眼时或闭眼时均会不稳，其余检查均无异常。

病例分析

根据患者头颅 MRI，提示小脑下后动脉与小脑上动脉分水岭梗死。患者表现为右侧指鼻试验欠稳准，走路向右侧倾倒，提示小脑性共济失调。小脑半球病变后，可出现患侧指鼻试验、轮替试验及跟－膝－胫试验欠稳准、走路向患侧倾倒，患者除右侧小脑半球病灶外未见其他病灶，结合患者临床表现与影像，可用右侧小脑半球病灶来解释患者的临床表现。

（三）小脑梗死

1. 小脑下后动脉闭塞

小脑下后动脉起自椎动脉或基底动脉下1/3段，供应小脑下面后部（小脑蚓部和小脑半球下部）和延髓背外侧。

小脑下后动脉闭塞后可导致同侧小脑蚓部和小脑半球下部受损（图4-31），表现为同侧小脑性共济失调。

小脑下后动脉闭塞后还可出现瓦伦贝格综合征（详见延髓部分），表现为眩晕、恶心呕吐、眼球震颤（前庭神经核病变所致）；交叉性感觉障碍（三叉神经脊束核及对侧交叉的脊髓丘脑束受损，感觉障碍可存在变异型，详见延髓部分）；同侧霍纳综合征（下行交感神经纤维受损）；饮水呛咳、吞咽困难和声音嘶哑（疑核受损）；同侧小脑性共济失调（绳状体或小脑受损）。

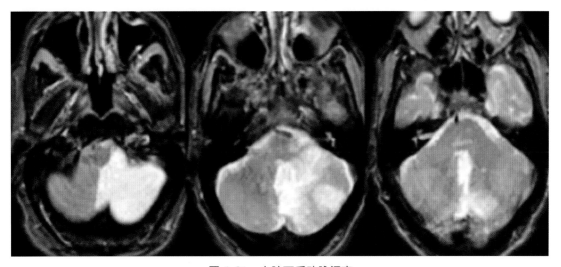

图 4-31　小脑下后动脉闭塞

■ 【病案举隅】

病例摘要

患者男，44岁，以"因眩晕伴走路不稳4天"为主诉入院。

查体：可引出中枢性凝视诱发眼震，坐位不稳，站立时易向后倾倒，闭目难立征（+）（睁闭眼均不稳），双上肢指鼻试验及双侧跟－膝－胫试验均正常。

头颅MRI：小脑梗死，主要累及小脑下后动脉供血区（图4-32）。

病例分析

中枢性凝视诱发性眼震与眩晕提示前庭小脑病变。坐不稳、闭目难立征阳性、走路不稳且易向后倾倒，均为躯干性共济失调的表现，提示小脑蚓部病变，双上肢指鼻试验及双侧跟－膝－胫试验正常提示无四肢性共济失调，说明病变以小脑蚓部为主。

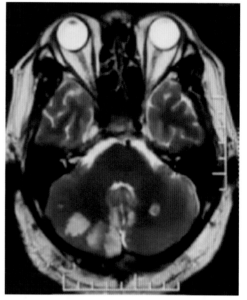

图4-32 头颅MRI示小脑多发脑梗死，累及小脑蚓部与小脑半球

病例摘要

患者男，67岁，以"眩晕伴恶心呕吐1天"为主诉入院。

患者眩晕持续不缓解，查体无复视，走路不稳，右侧指鼻、轮替及跟－膝－胫试验欠稳准。

既往高血压、糖尿病病史。

头颅MRI示右侧小脑梗死，累及小脑下后动脉供血区（图4-33）。

病例分析

当前庭小脑、小脑下脚、小脑中脚、脑干的小脑相关纤维病变后，均可出现眩晕。脑梗死导致的眩晕有如下特点：多为持续性，无论躺下或是休息均无明显改善；多伴有脑血管病的相关危险因素，如高龄、糖尿病、高血压、高脂血症、

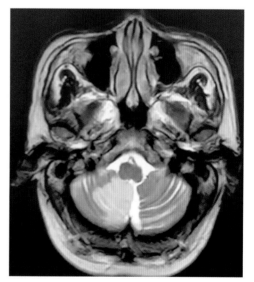

图4-33 头颅MRI示右侧小脑梗死

长期吸烟饮酒等；多伴有小脑、脑干的相关症状与体征，如复视、中枢性眼震、头脉冲试验阴性等，但孤立的前庭神经核病变后可出现孤立性眩晕、周围性眼震，且头脉冲试验阳性，临床需重点鉴别。该患者走路不稳，右侧指鼻、轮替及跟－膝－胫试验欠稳准，提示小脑右侧半球病变。

2. 小脑下前动脉闭塞

小脑下前动脉是基底动脉发出的第一个分支，供应小脑下面前部（包括绒球和小脑中脚下部）；脑桥下部的背外侧，多数小脑下前动脉还发出内听动脉供应耳蜗和前庭。小脑下前动脉供血区与小脑下后动脉供血区可相互补给。

小脑下前动脉闭塞可表现为眩晕、呕吐、眼球震颤，同侧肢体小脑性共济失调、小脑性语言（前庭神经核、绳状体受损）；病灶侧周围性面瘫（面神经核及其根受累）；同侧耳鸣、耳聋（蜗神经核受累）；病灶同侧面部和对侧肢体及躯干痛温觉障碍（三叉神经脊髓束及核受累）；同侧霍纳综合征（网状结构交感神经下行纤维受损）；可波及皮质脊髓束、脑干旁正中网状结构、延髓。小脑下前动脉闭塞影像见图4-34。

内听动脉多起源于小脑下前动脉，由于内听动脉供应前庭蜗神经和内耳，故小脑下前动脉闭塞后，可出现突发性周围性眩晕和感音神经性耳聋，由于内耳或脑干前庭结构对缺血的耐受性相对更差，突聋和眩晕可能会出现在小脑、脑干症状之前，临床上要注意鉴别。

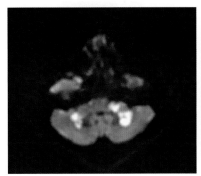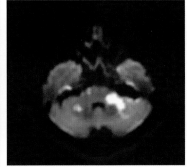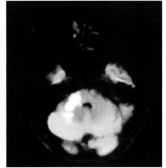

图 4-34　小脑下前动脉闭塞

■ 【病案举隅】

病例摘要

患者女，67岁，以"眩晕5小时"为主诉入院。

突发性眩晕伴右耳听力下降。查体自发性快向向左水平眼震，向左及向右凝视时快相方向均向左，无其他神经系统定位体征，病理征（-），治疗7天后患者症状加重。

7天后复查磁共振提示脑梗死（图4-35）。

病例分析

患者梗死部位为桥臂，属于小脑下前动脉供血区。根据前述，桥臂走行有脑桥－小脑束及部分前庭小脑的纤维，故病变后可出现同侧小脑性共济失调及眩晕的表现。

患者无病理征，存在周围性眼震的表现，同时伴有突发性耳聋，病变位置考虑外周前庭及内耳，两者均由迷路动脉供血。多数迷路动脉由小脑下前动脉发出，小脑下前动脉的供血区域中，

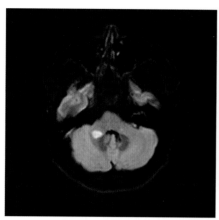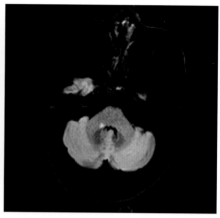

图 4-35 头颅 MRI 示右侧小脑中脚高信号

内耳对缺血最为敏感，故耳聋症状常较早出现，此时患者与迷路卒中症状类似，早期 MRI 可无病灶，易混淆。故需要重点关注患者是否有小脑及脑桥表现，及时复查磁共振。

病例摘要

患者女，66 岁，以"口眼歪斜 1 个月"为主诉就诊。

患者 1 个月前无诱因出现左侧口角歪斜，鼓腮漏气，刷牙漏水，伴左眼闭目无力，眩晕。

既往史：高血压病史 20 年，糖尿病病史 10 年。

神经系统查体：神清，双眼自发性下跳眼震，左侧额纹浅，左眼睑闭合不全，贝尔征（＋），左侧鼻唇沟变浅，示齿口角向右偏斜，左口角低，左上肢肌力 5 级，右侧肢体肌力 5 级，左侧指鼻试验（＋），跟 - 膝 - 胫试验（＋）。余无阳性体征。

头颅 MRI：T_1WI 示左侧小脑、脑桥、桥臂低信号，混少量高信号，T_2WI 示左侧小脑、脑桥、桥臂低高信号（图 4-36）。

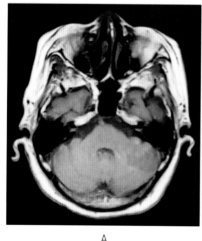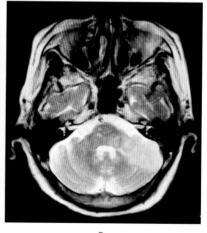

A   B

图 4-36 头颅 MRI
A. T_1WI 示左侧小脑、脑桥、桥臂低信号，混少量高信号　B. T_2WI 示左侧小脑、脑桥、桥臂高信号

病例分析

患者双眼自发性下跳眼震，左侧指鼻试验阳性，跟－膝－胫试验阳性，提示左侧小脑病变。患者左侧周围性面瘫，可能为左侧面神经或脑桥面神经核病变所致。眩晕、眼球震颤、同侧肢体小脑性共济失调提示中枢病变，单纯面神经炎则不会出现这些表现。同侧周围性面瘫及小脑病变提示小脑下前动脉病变可能。该患者存在脑血管病危险因素，急性起病，头颅 MRI 示病损部位符合小脑下前动脉供血区，累及脑桥面神经核、左侧小脑，综合考虑为小脑下前动脉闭塞致脑梗死。

3. 小脑上动脉闭塞

小脑上动脉起自于基底动脉，供应小脑半球的上表面、同侧上蚓部、齿状核大部、小脑中脚上部、小脑上脚、中脑下端被盖外侧和脑桥上端被盖外侧（图4-37）。

小脑上动脉闭塞后可出现同侧小脑性共济失调、协调不良和肌张力减低，小脑性语言、病侧舞蹈样运动（红核联系纤维病变），眩晕、眼震等，为同侧小脑及小脑上脚病变所致，病侧舞蹈样运动也可因累及红核联系纤维所致。

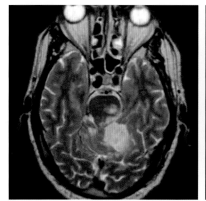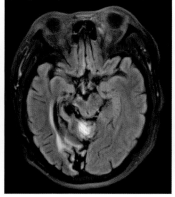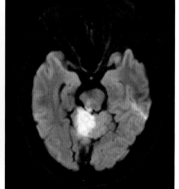

图 4-37 小脑上动脉闭塞

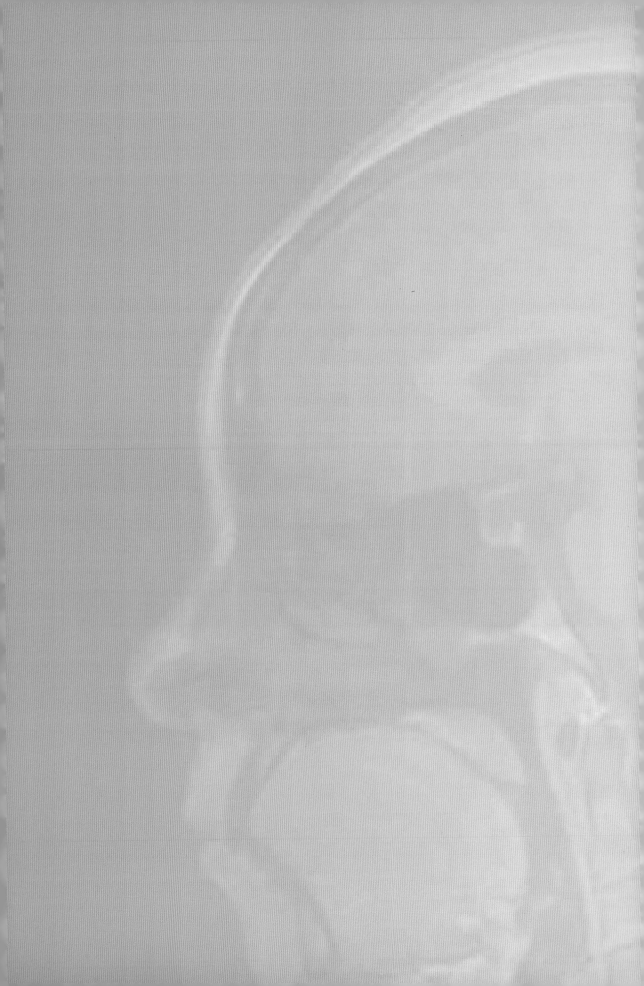

第五章

脑室系统和脑脊液

第一节　脑室系统

脑室系统定义：脑内部的腔隙称为脑室。

脑室系统组成：左侧脑室、右侧脑室、第三脑室、第四脑室（图5-1-1），各脑室间均有小孔或管道相通。脑室及孔道内壁衬以室管膜上皮；室管膜上皮是由单层室管膜细胞组成，室管膜细胞为立方形或柱形，游离面有微绒毛，属于神经胶质细胞。

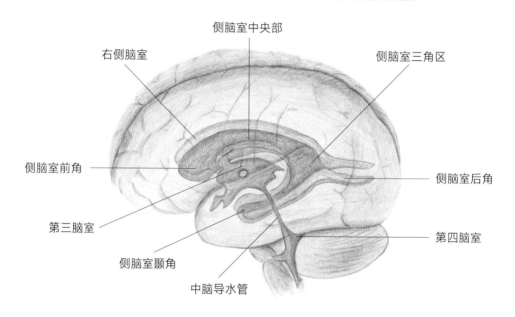

图 5-1-1　脑室系统的组成（半球侧面观）

一、侧脑室

侧脑室左右各一，分别位于左右大脑半球内，并延伸到半球的各个脑叶内（图5-1-2）。

前角伸向额叶，又称为额角，中央部（体部）位于顶叶内（图5-1-2、图5-1-3）。后角伸入枕叶内，又称为枕角（图5-1-3，E）。下角最长，伸至颞叶内，又称颞角（图5-1-3，D）。三角区最宽，前方为侧脑室体部，后方为枕角，前下方为颞角，是中央部、颞角、枕角的会合处，又称房部（图5-1-2、图5-1-3）。轴位影像上，三角区似三角形，向后伸出枕角并向枕叶延伸。三角部内侧可见球状最丰富的脉络丛强化，即脉络球，也是最易钙化的位置，易被误认为蛛网膜下腔出血（subara chnoid hemorrhage，SAH）（图5-1-3，B、C）。

两个侧脑室各自经左右室间孔与第三脑室相通。 室间孔同时是前角与中央部的分界线（图5-1-2）。

在轴位上，穹隆柱与丘脑前端之间可见两侧的室间孔，室间孔前方为侧脑室前角（图5-1-4）。

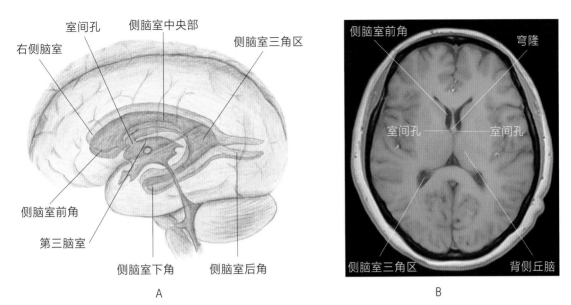

图 5-1-2　侧脑室前角（额角）、三角区的位置

A. 半球侧面观　B. 头颅 MRI 轴位影像

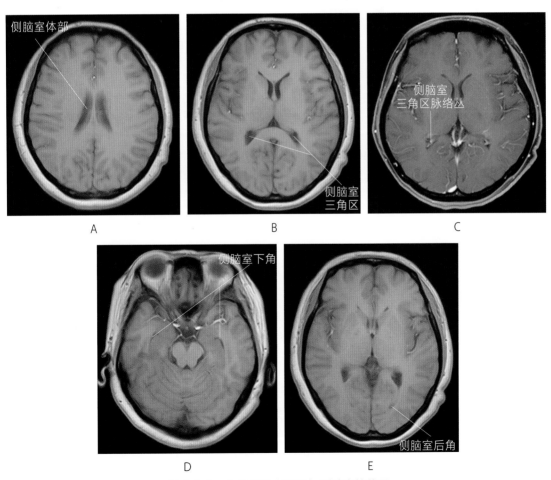

图 5-1-3　头颅 MRI（轴位）侧脑室的位置

A. 侧脑室体部　B. 侧脑室三角区　C. 三角区脉络丛　D. 侧脑室下角（颞角）　E. 侧脑室后角（枕角）

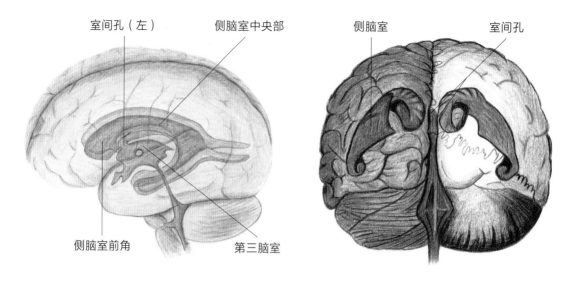

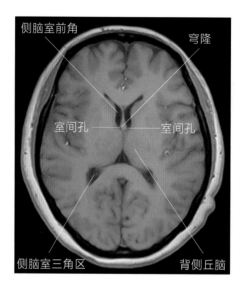

图 5-1-4　侧脑室前角、室间孔、侧脑室中央部的位置关系

二、第三脑室

　　第三脑室是位于两侧间脑之间的矢状窄裂，前方通过两侧室间孔与左、右侧脑室相通，向后以中脑导水管与第四脑室相通。

　　第三脑室前壁由终板、前连合及穹隆柱组成。后壁由松果体、后连合及下方的导水管构成。侧壁上部由丘脑内侧前2/3构成（两侧丘脑的内侧即为第三脑室），下部由下丘脑构成，两侧壁之间由中间块相连接。第三脑室的底由从前部的视交叉到后部的导水管组成，底的前半部是由交叉池、下丘脑结构（灰结节、乳头体）、脚间池组成（室腔向下延伸入漏斗并形成漏斗隐窝），底的后半部是由中脑结构构成。

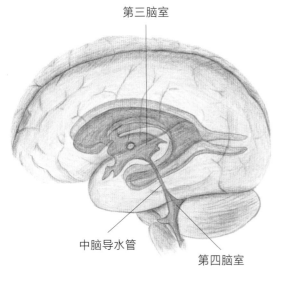
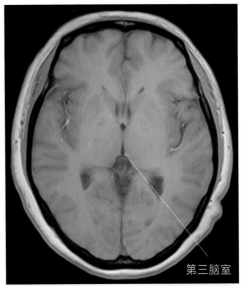

第三脑室

中脑导水管

第四脑室

第三脑室

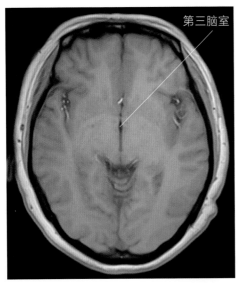
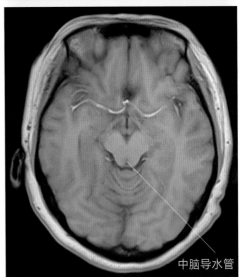

第三脑室

中脑导水管

图 5-1-5　第三脑室的位置

■【病案举隅】

病例摘要

　　患者女，47岁，以"走路不稳2月"为主诉入院。

　　患者2月前出现走路不稳、右手持物无力，时有小便失禁、头痛及恶心。

　　头颅CT：第三脑室低密度占位性病变。

　　考虑诊断：畸胎瘤。

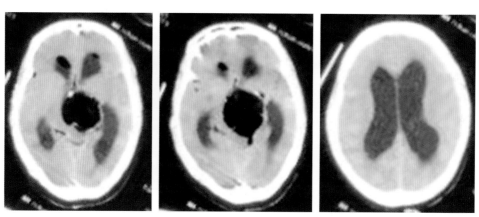

图 5-1-6 头颅 CT 可见第三脑室占位，双侧侧脑室扩大

病例分析

患者头颅 CT 示第三脑室占位、双侧侧脑室扩大，为第三脑室梗阻致脑积水。占位部分为密度低于脑脊液，考虑为脂肪组织，综合应考虑畸胎瘤，鉴别皮样囊肿、脂肪瘤等。

三、第四脑室

第四脑室位于延髓、脑桥和小脑间，形状如尖端向上的帐篷，室腔内有脉络丛。向上通中脑导水管；向下通延髓中央管（图5-1-7）。

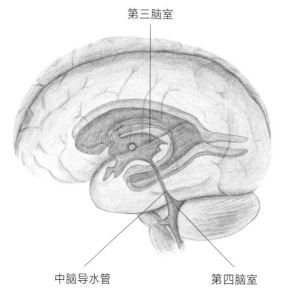

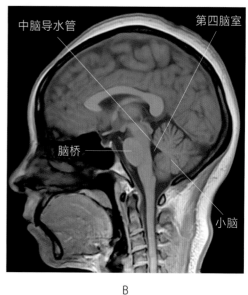

A

B

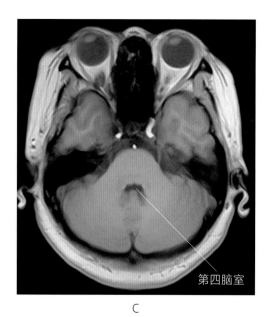

第四脑室

C

图 5-1-7　第四脑室的位置
A. 大脑侧面观　B. 头颅 MRI 矢状位影像　C. 头颅 MRI 轴位影像

■【病案举隅】

病例摘要

患者男，50 岁，以"突发头痛、走路不稳、意识模糊 7 小时"为主诉入院。患者于 7 小时前无明显诱因出现头痛、走路不稳，向右侧倾倒，意识模糊，逐渐表现为嗜睡状态。

头颅 CT：右侧小脑大面积梗死（图 5-1-8）。

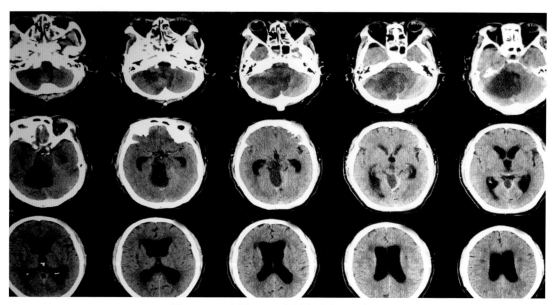

图 5-1-8　头颅 CT 示右侧小脑大面积梗死

病例分析

患者突发头痛、走路不稳，结合头颅 CT，诊断为右侧小脑急性梗死。头颅 CT 示第四脑室受压，第三脑室、双侧侧脑室扩大，脑室周围水肿带，考虑为梗死灶压迫第四脑室，导致梗阻性脑积水。

扩 展

◎第五脑室与第六脑室

第五脑室与第六脑室均为解剖变异。

第五脑室：即透明隔间腔，正常胎儿在生后 2 个月双侧透明隔小叶融合，透明隔间腔消失，但有 12%~15% 直到成年仍存在，从而形成第五脑室。图 5-1-9，A 可见正常透明隔，图 5-1-9，B、C 可见透明隔腔增宽，透明隔的两壁呈前后平行排列，边界清晰，或内凹，对周围组织无压迫，为正常生理变异，临床一般无症状。

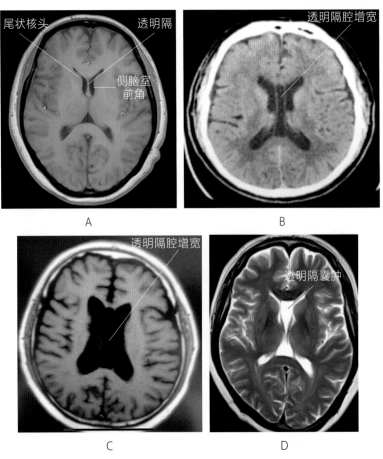

图 5-1-9　透明隔增宽与透明隔囊肿

A. 正常透明隔　B、C. 透明隔增宽　D. 透明隔囊肿

　　双侧壁平行的透明隔腔发生囊性扩张称为透明隔囊肿，颇似胶样囊肿，其横径大于0.3~0.5cm，大者可堵塞孟氏孔或累及第六脑室，造成一侧或双侧脑积水，使侧脑室不对称性扩大（图5-1-9，D），临床症状引起头位性间歇性头痛、呕吐及高颅压，甚至会有癫痫发作。

　　第六脑室（Verga腔）：又称穹隆状腔，由海马连合闭合不全所致，通常为第五脑室向后扩延，与第五脑室并存，亦可单独存在（图5-1-10）。上方是胼胝体体部与压部，前方和侧方是穹隆柱和体部，向后下延伸终止于穹隆脚附近。两者均不属于脑室系统，没有室管膜上皮被覆。第六脑室属发育的一种异常，一般不影响智力。

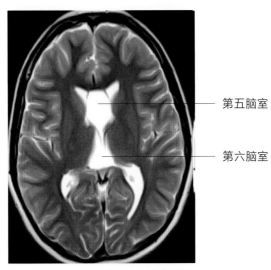

图 5-1-10　第六脑室与第五脑室

第二节 脑脊液循环

一、脑脊液

脑脊液由脉络丛分泌而来，是血浆透过脉络丛的微细血管丛产生的清晰液体。正常人每天产生约550ml脑脊液，而成人总脑脊液容量仅为135ml（35ml在脑室内），说明脑脊液是一种流动的介质，处于不断循环更新，动态平衡的状态。脑脊液循环路径见图5-2-1。

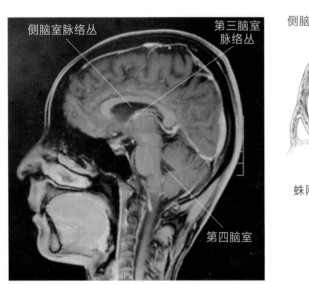

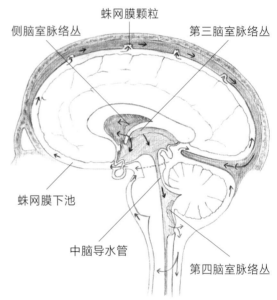

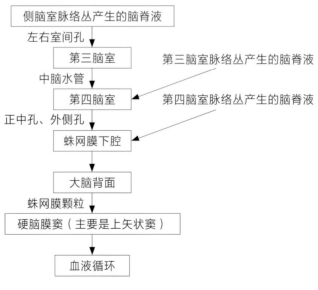

图 5-2-1　脑脊液循环

产生脑脊液的主要结构软脑膜及其上的血管与室管膜上皮结构共同组成脉络组织，其中有些部位血管反复分支成丛，连同其表面的软脑膜和室管膜上皮一起突入脑室，形成脉络丛。侧脑室脉络丛最为复杂，自体部一直延伸到颞角（前角和后角没有脉络丛），在三角区极为发达。脉络丛可分泌脑脊液，脑脊液处于不断产生、循环和回流的状态。脉络丛没有血脑屏障，增强易强化（图5-2-2）。

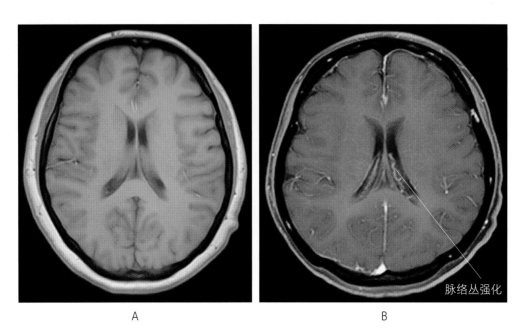

脉络丛强化

A　　　　　　　　　　　　　　　B

图 5-2-2　侧脑室
A. 头颅 MRI 平扫　B. 头颅 MRI 正常脑室增强影像

二、脑积水

脑积水（hydrocephalus）多见于各种颅脑外伤后或颅内肿物，使得脑脊液吸收障碍、循环受阻或分泌过多而致脑室系统进行性扩张或（和）蛛网膜下腔扩张，脑积水并不是一种单一的病。

脑积水按压力可分为高颅压性脑积水和正常颅压脑积水，根据脑脊液动力学可分为交通性脑积水和梗阻性脑积水。早期CT表现为脑室系统进行性扩张或（和）蛛网膜下腔扩张。

其典型症状为头痛、下肢无力、起步或步态站立不稳、尿失禁、共济失调、反应迟钝、进行性自主语言躯体活动减少，腰穿观察后可确诊。中度与重度脑积水通过CT扫描可见脑室普遍扩大，并伴有大小便失禁、进行性痴呆、卧床不起、便秘、视力模糊，视神经乳头水肿，偶伴复视，眩晕及癫痫发作，即可确诊。未经治疗的脑积水，也可因脑室系统进行性扩大，继发脑组织萎缩变性。

（一）阻塞性脑积水的影像学改变

阻塞性脑积水影像学通常可见阻塞平面以上的脑室异常扩大，阻塞平面以下的脑室缩小，脑沟变浅或消失，或可同时见相应肿瘤、出血等表现。

1.第四脑室平面阻塞

第四脑室受压变形移位，第三脑室、双侧的侧脑室、中脑导水管均扩大（图5-2-3）。

最常见于后颅窝肿瘤，成人常见为听神经瘤、血管母细胞瘤、转移瘤等；儿童多见于星形细胞瘤、髓母细胞瘤，此外脑室内出血铸型也可引起脑积水。

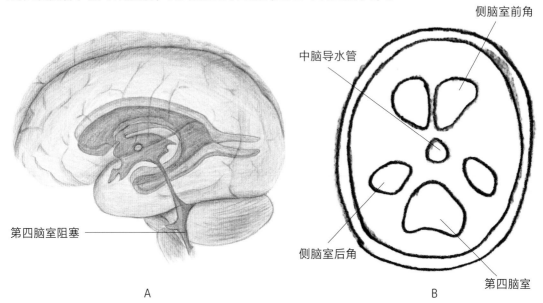

图 5-2-3　第四脑室平面阻塞
A. 大脑侧面观　B. 大脑水平切面

2.中脑导水管平面阻塞

第三脑室及双侧的侧脑室扩大，第四脑室缩小（或改变不明显）（图5-2-4）。

最常见于先天性脑积水，主要为中脑导水管先天闭锁或狭窄，其次为炎症或脑干肿瘤。

3.第三脑室平面阻塞

第三脑室受压变形、移位，双侧侧脑室显著扩大，第四脑室缩小。

最常见于丘脑及基底节区血肿、丘脑区、松果体区肿瘤。

4.侧脑室平面阻塞

若一侧室间孔阻塞，则该侧侧脑室扩大，另一侧的侧脑室往往受压变小，第三脑室、中脑导水管、第四脑室不受影响或缩小（图5-2-5）。

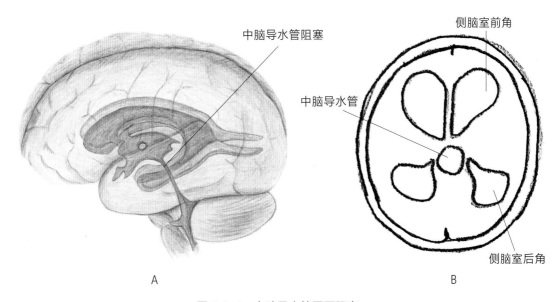

中脑导水管阻塞

侧脑室前角

中脑导水管

侧脑室后角

A

B

图 5-2-4　中脑导水管平面阻塞

A. 大脑侧面观　B. 大脑水平切面

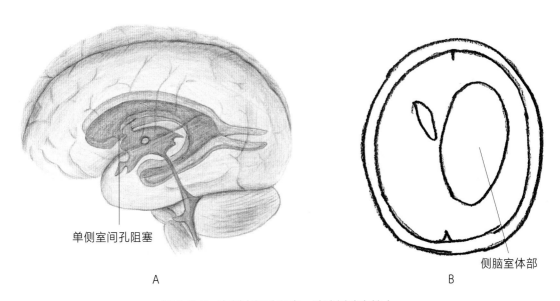

单侧室间孔阻塞

侧脑室体部

A

B

图 5-2-5　左侧室间孔阻塞，致该侧脑室扩大

A. 大脑侧面观　B. 大脑水平切面

若双侧室间孔阻塞，则双侧侧脑室均扩大，第三脑室、中脑导水管、第四脑室不受影响或缩小（图5-2-6）。

最常见于脑室内血肿、室管膜瘤。

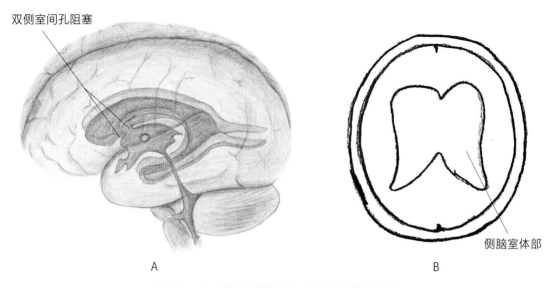

图 5-2-6　双侧室间孔阻塞，致双侧侧脑室扩大

A. 大脑侧面观　B. 大脑水平切面

（二）交通性脑积水的影像学改变

交通性脑积水表现为脑室系统普遍扩大，以第四脑室扩大为特征性改变，脑沟变浅、变平或消失，但灰白质界限清楚。脑膜炎引起的交通性脑积水常常可见鞍上池、环池等脑池粘连变窄，或增强后被强化。

交通性脑积水的脑室旁白质的间质水肿发生率40%，较阻塞性脑积水低，程度相对轻，慢性者往往这一征象不出现，一是由于代偿后脑室内外压力趋于平衡，二是由于室管膜胶质增生阻止脑脊液外漏。

■【病案举隅】

病例摘要

患者男，缅籍，32岁，以"头痛、发热伴意识障碍1天"为主诉入院。

查体：体温37.9℃，谵妄，烦躁，颈抵抗（4指）。入院后体温一直波动在37~39.0℃，考虑病毒性脑炎，给予"阿昔洛韦、头孢曲松"治疗，症状一过性好转，正常对答，今晨再次出现谵妄，右侧肢体肌力0级，巴宾斯基征（＋）。

脑脊液检查：糖及氯下降明显。头颅MRI：脑室扩张，左基底节区脑梗死（图5-2-7）。

最终诊断：结核性脑膜炎。

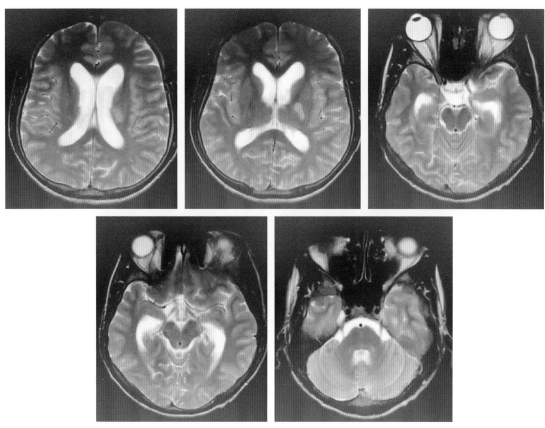

图 5-2-7　头颅 MRI 示脑室扩张，左基底节区脑梗死

病例分析

　　该患者发热、头痛、颈抵抗，提示脑膜炎，影像学示脑室系统普遍扩大，为交通性脑积水的表现。由于颅底粘连导致蛛网膜颗粒阻塞，脑脊液虽可以到达蛛网膜下腔，但不能通过蛛网膜颗粒被吸收，导致交通性脑积水（脑室之间各个孔道都是通的，问题出在蛛网膜下腔）。该患者的梗死灶为结核性血管炎所致。

三、蛛网膜

　　脑的被膜有3层，最外层的是硬脑膜，中间的是蛛网膜，最内层的是软脑膜。蛛网膜位于硬脑膜和软脑膜之间，在硬脑膜下方并紧贴于硬脑膜内面（硬脑膜与蛛网膜之间的间隙称为硬膜下隙）（图5-2-8）。

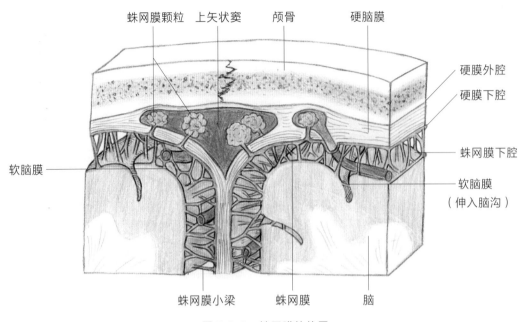

蛛网膜颗粒 上矢状窦 颅骨 硬脑膜

硬膜外腔
硬膜下腔

蛛网膜下腔

软脑膜
（伸入脑沟）

软脑膜

蛛网膜小梁 蛛网膜 脑

图 5-2-8　蛛网膜的位置

（一）蛛网膜下腔

　　蛛网膜与软脑膜之间的腔隙称为蛛网膜下腔（其内含脑脊液）（图5-2-8）。由于软脑膜伸入各个脑沟之中，故蛛网膜下腔的空间变化较大，较大空间的蛛网膜下腔称为蛛网膜下池（图5-2-9）；蛛网膜下腔在大脑凸面的空间则较为均匀（蛛网膜并不伸入脑的沟回及其他裂隙之中）（图5-2-10）。此外，蛛网膜与软脑膜之间由许多蛛网膜小梁支撑，由于存在这些小梁支撑，浸于脑脊液内的大脑处于一个比较稳定的状态（图5-2-8）。

鞍上池

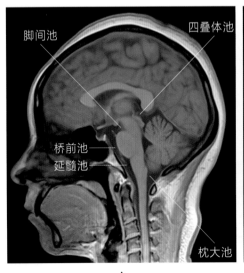

脚间池 四叠体池

桥前池
延髓池

枕大池

A

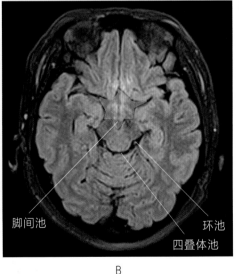

脚间池 环池

四叠体池

B

图 5-2-9　蛛网膜下池

A. 矢状位　B. 轴位

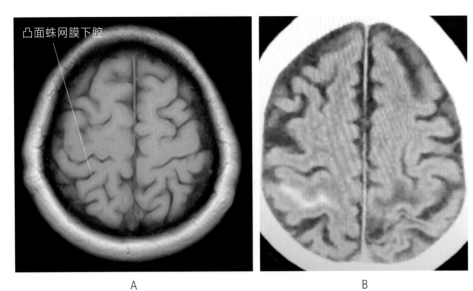

图 5-2-10　凸面蛛网膜下腔

A. 凸面蛛网膜下腔　B. 凸面蛛网膜下腔出血（见于外伤、血管淀粉病、静脉窦血栓等）

■【病案举隅】

病例摘要

患者男，50岁，以"突发剧烈头痛伴恶心，呕吐2小时"为主诉入院。

查体：脑膜刺激征（+）。

头颅CT：蛛网膜下腔出血（图5-2-11）。脑脊液检查：脑脊液压力300mmHg，细胞数120，以单核细胞为主，性质为血性（三管血为均匀一致血性液体）。

最终诊断：蛛网膜下腔出血。

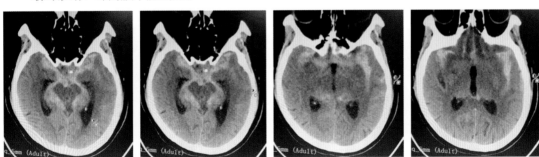

图 5-2-11　头颅 CT 显示蛛网膜下腔（鞍上池、环池、外侧裂池等）内高密度影

病例分析

蛛网膜下腔出血指脑底部或脑表面的病变血管破裂，血液直接流入蛛网膜下腔引起的一种临床综合征，又称为原发性蛛网膜下腔出血，蛛网膜下腔出血典型临床表现为突然发生的剧烈头痛、恶心、呕吐和脑膜刺激征，伴或不伴局灶体征。CT显示蛛网膜下腔内高密度影可以确诊蛛网膜下腔出血。

扩展

◎蛛网膜下腔与血管周围间隙

脑蛛网膜位于脑表面，在大脑纵裂及横裂处随硬脑膜隔走行，但并不伸入脑的沟回及其他裂隙之中（这一点与软脑膜不同，软脑膜紧贴于脑，当沟回出现时，伸入沟回走行）（图5-2-12）。

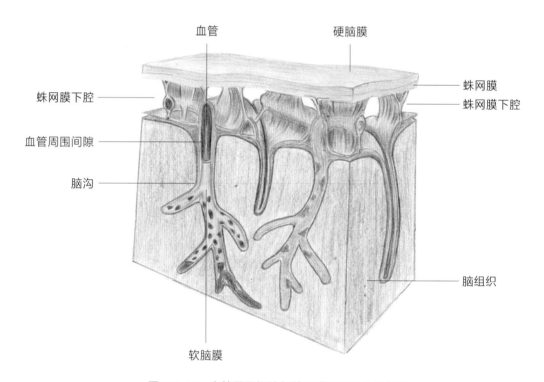

图 5-2-12　血管周围间隙与蛛网膜下腔的位置关系

蛛网膜下腔中穿行有许多血管，这些血管穿过蛛网膜下腔后，随软脑膜一同伸入脑的沟回之中，软脑膜与这些血管之间的间隙称为血管周围间隙（VR 间隙）。血管周围间隙不与蛛网膜下腔相通，内含组织液（图5-2-12）。

血管周围间隙一般很难在影像上显示，但扩大的血管周围间隙可以在影像上看到。间隙的形状取决于扫描的层面与该小血管是否平行，若是平行关系，可表现为线条样，不平行则表现为点状。由于血管周围间隙内是自由水（组织液），故所有序列的信号均与脑脊液相同，这需要与陈旧性腔隙性脑梗死鉴别。腔隙性脑梗死的病灶信号随时间改变，早期表现为 T_2 及 FLAIR 高信号，一个月后病灶中心高信号减低，周围反应性胶质增生呈高信号，而 VR 间隙信号不随时间改变；其次，腔隙性脑梗死病灶一般认为大于 5 mm，小于 3 mm 的多为血管周围间隙（但并不能作为唯一鉴别标准）。

扩大的血管周围间隙也是脑小血管病的影像学标志之一，但并非所有扩大的血管周围间隙均与脑小血管病有联系。一般认为，基底节区中上区域扩大的血管周围间隙多与脑小血管病有关系。血管周围间隙扩大多为偶然发现，一般无症状，少数可有多种非特异性临床改变，如头疼、眩晕、注意力或记忆力减退、视觉改变等，其严重程度与血管周围间隙扩大程度、位置及占位效应有关。由于其形态表现多样，有时和囊性脑肿瘤表现类似。

扩大的血管周围间隙（图5-2-13）。

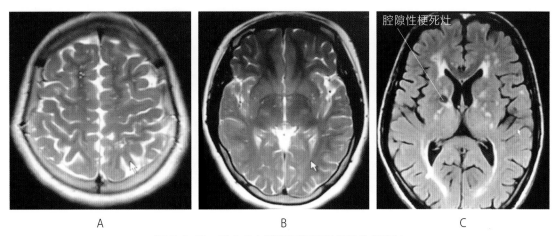

图 5-2-13 扩大的血管周围间隙及腔隙性梗死灶
A. 头颅 MRI T₂ 像示皮质下扩大的血管周围间隙 B. 头颅 MRI T₂ 像示基底节区扩大的血管周围间隙
C. 头颅 MRI 压水像可见右侧基底节区腔隙性梗死灶（周围可见胶质增生高信号）

（二）蛛网膜颗粒

蛛网膜向硬脑膜窦内伸入许多蛛网膜颗粒，脑室脉络丛产生的脑脊液经脑室到蛛网膜下腔循环后（详见脑脊液循环部分），经蛛网膜颗粒被回收至硬脑膜窦中，随硬脑膜窦中的静脉血注入到颈内静脉中（图5-2-8）。

扩 展

◎脑膜强化

脑膜异常强化可分为三种类型：硬脑膜−蛛网膜强化、蛛网膜−软脑膜强化及全脑膜强化。

1. 硬脑膜强化

硬脑膜强化也称为硬脑膜−蛛网膜强化。

硬脑膜位于大脑表面，紧贴颅骨内板或沿大脑镰和小脑幕走行，不伸入脑沟以及基底部脑池。故硬脑膜的强化形式为颅骨内面高密度影、大脑镰高密度影或小脑幕高密度影，当大脑镰与小脑幕同时强化时，冠状位可出现埃菲尔铁塔征、奔驰征（图5-2-14）。

硬脑膜内层含有丰富的毛细血管网，这些微血管缺乏紧密连接，故正常的硬脑膜也可被强化，但表现为光滑不连续地线样强化，若强化长度超过3cm，应高度怀疑异常的硬脑膜强化。

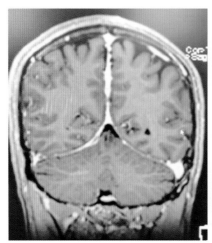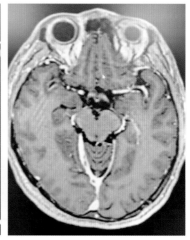

图 5-2-14　肥厚性硬脑膜炎大脑镰、小脑幕强化

2. 软脑膜强化

软脑膜强化又称蛛网膜－软脑膜强化。蛛网膜缺乏血管，软脑膜丰富的小血管和毛细血管的基底膜连接紧密并伸入到脑组织内，正常情况下蛛网膜－软脑膜不强化，当脑沟、脑裂及脑池部位出现强化即为异常。

软脑膜紧贴于脑，当沟回出现时，伸入沟回并紧贴脑组织表面走行，故软脑膜的强化形式为紧贴大脑表面的脑膜强化、伸入脑沟内并勾画出脑沟的轮廓的曲线样强化。

■ 【病案举隅】

病例摘要

患者男，40岁，以"间断头痛、发热伴呕吐3月余，加重7天"为主诉入院。

患者3月前无明显诱因出现间断性全头胀痛，伴有寒战及发热，体温最高为37.6℃，头痛加重时可有呕吐，呕吐后可缓解。近7天持续发热、盗汗，体温在37.0~37.6℃波动。

查体：颈强（+）。

辅助检查：钠133.6mmol/L；脑脊液常规检查　外观无色透明，镜检白细胞30×10⁶/L，镜检红细胞114×10⁶/L，脑脊液生化氯117.4mmol/L，葡萄糖3.69mmol/L，总蛋白0.7g/L，涂片培养见抗酸杆菌。患者夜间发热，脑膜刺激征阳性，脑脊液低糖，低氯，高蛋白，涂片培养见抗酸杆菌，考虑颅内结核感染。头颅MRI示软脑膜异常强化、脑内多发环形强化（图5-2-15）。

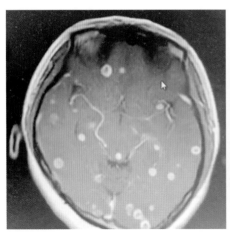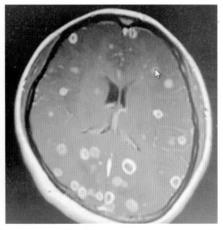

图 5-2-15　头颅 MRI 增强示脑室脑膜异常强化

病例分析

患者有低热、盗汗等结核毒血症状、脑膜炎表现，头颅MRI增强提示软脑膜强化、颅内多发环形强化，结合脑脊液糖与氯化物低、涂片检查见抗酸杆菌，考虑为结核感染，环形强化灶为结核肉芽肿形成的干酪样坏死灶。

3. 全脑膜强化

即硬脑膜、蛛网膜和软脑膜均强化。